Dr. Devon Price

VERSTECKTER AUTISMUS

entmaskiert

Dr. Devon Price

VERSTECKTER AUTISMUS entmaskiert

Von der Befreiung, die eigene Neurodivergenz zu akzeptieren und autistische Symptome nicht länger zu unterdrücken

YES

3. Auflage 2025

Türkenstraße 89, 80799 München
info@yes-publishing.de

Die amerikanische Originalausgabe erschien 2022 bei Harmony, einem Imprint von Random House, einer Division von Penguin Random House LLC, New York, unter dem Titel *Unmasking Autism: Discovering the New Faces of Neurodiversity.*

Übersetzung: Max Limper
Redaktion: Caroline Kazianka
Umschlaggestaltung: Marija Džafo
Abbildung Cover: Tartila/Stock.adobe.com
Layout und Satz: Daniel Förster
Druck: CPI
Printed in Germany

ISBN Print 978-3-96905-384-3
ISBN E-Book 978-3-96905-385-0

Für alle Autist:innen, die mir im Internet begegnet sind, bevor ich wusste, wer ich bin. Eure Freundschaft war mir eine Oase, als ich elend und verloren war.

Hinweis: In diesem Buch kommen mehrere nonbinäre Personen vor, die im englischen Original die Pronomen »they/them« tragen. Für die deutsche Übersetzung haben wir die Neopronomen »sier, sieser, siem« usw. gewählt. Das ist beim ersten Lesen etwas irritierend, aber man gewöhnt sich schnell daran.

INHALT

EINLEITUNG

ENTFREMDUNG

Als ich im Sommer 2009 von Cleveland nach Chicago zog, war mir nicht klar, dass ich damit auch neue Freunde finden musste. Ich war ein ernster, verschlossener Einundzwanzigjähriger und glaubte wirklich, keine anderen Menschen zu brauchen. Da ich für ein Aufbaustudium in die Stadt gezogen war, dachte ich, ich könnte meine ganze Energie in die Seminare und die Forschungsarbeit stecken und an nichts anderes denken.

Bis zu diesem Zeitpunkt war mein Einzelgängertum kein Problem für mich gewesen. Meine Studienleistungen waren hervorragend, und mein »reiches Geistesleben« ließ mir nicht viel Raum für Grübeleien über meine zahlreichen Probleme. Wegen einer Essstörung war mein Verdauungssystem ruiniert, und wegen einer Geschlechtsdysphorie störte mich das Bild, das andere von mir hatten, obwohl ich noch nicht genau verstand, warum. Ich wusste nicht, wie man auf Menschen zugeht und Gespräche beginnt, und ich hatte auch keine Lust, es zu lernen, weil ich mich nach den meisten Begegnungen verstört und missverstanden fühlte. Die wenigen Beziehungen, die ich hatte, waren eher Verstrickungen: Ich übernahm Verantwortung für fremde Probleme, arbeitete mich an den Emotionen anderer ab und konnte zu unangemessenen Forderungen nie Nein sagen. Was ich vom Leben wollte, wusste ich nicht, nur, dass ich Professor werden wollte. Ich wollte keine Familie, hatte keine Hobbys und glaubte, dass es unmöglich für mich sei, wirklich geliebt zu werden. Aber da ich gute Noten und viel Lob für meinen Intellekt bekam, blendete ich alles außer diesen Stärken aus. Ich tat so, als wäre nichts weiter von Belang.

Nachdem das Semester begonnen hatte, ging ich selten mit meinen neuen Kommiliton:innen aus. An den wenigen Abenden, an denen ich es doch tat, brauchte ich einigen Alkohol, um meine Hemmungen zu überwinden und »lustig« zu sein. Ansonsten verbrachte ich meine Wochenenden meist allein in meiner Wohnung, las Fachartikel und stromerte durch das Internet. Ich gestattete mir keine Hobbys, machte kaum Sport und kochte selten. Hin und wieder traf ich mich mit jemandem, wenn ich Sex haben wollte oder auch nur ein wenig Aufmerksamkeit, aber diese Begegnungen waren leidenschaftslos und routiniert. Ich hatte kein Gefühl für mich selbst als facettenreiches Individuum.

Im Winter dieses Jahres war ich schließlich ein einsames, kraftloses Wrack. Manchmal saß ich stundenlang unter der Dusche, ließ heißes Wasser über mich laufen und brachte es nicht fertig aufzustehen. Mir fiel es immer schwerer, mit anderen zu sprechen. Ich hatte keine Forschungsideen mehr und verlor jedes Interesse an meinem Studium. Eine meiner Promotionsbetreuerinnen stauchte mich zusammen, weil ich in einer Besprechung mit ihr die Augen verdreht hatte. Abends überfielen mich dann Überforderung und Verzweiflung, ich lief wimmernd im Zimmer auf und ab und schlug die Handballen gegen die Schläfen. Meine Einsamkeit war zu einem Gefängnis geworden, aber mir fehlten die sozialen Fähigkeiten oder die emotionale Selbstsicherheit, um mich daraus zu befreien.

Mir war nicht klar, wie ich in diese elende Lage geraten war. Woher hätte ich wissen sollen, dass ich Freundschaft, dass ich ein soziales Leben brauchte? Wie sollte ich Leute kennenlernen, wenn jeder Versuch so unbefriedigend war? Was machte mir überhaupt Freude, was bedeutete mir etwas? In Gesellschaft anderer fühlte ich mich immer genötigt, jeden eigenen Impuls zu zensieren und »normale« Interessen und Gefühle vorzutäuschen. Außerdem empfand ich andere Menschen als extrem anstrengend. Sie waren alle so laut und unberechenbar und durchbohrten mich mit ihren Blicken wie mit scharfen Laserstrahlen. Dabei wollte ich einfach nur im Dunkeln sitzen und nicht gestört oder beurteilt werden.

Letztlich war ich überzeugt, dass mit mir irgendetwas überhaupt nicht stimmte. Offenbar war ich auf eine Weise kaputt, die ich selbst nicht begreifen, alle anderen aber auf den ersten Blick erkennen konnten. In diesem Elendszustand befand ich mich noch einige Jahre, ich arbeitete bis zum Burnout, erlitt Nervenzusammenbrüche, bezog menschliche Nähe und Selbstwertgefühl aus Liebesbeziehungen und googelte mitten in der Nacht Dinge wie »Wie schließt man Freundschaften?«. Und während all dieser Zeit kam ich nie auf die Idee, mir Hilfe zu suchen oder mit irgendjemandem über meine wahren Gefühle zu sprechen. Ich lebte nach sehr strikten Regeln, und die wichtigste war, unabhängig und damit unverwundbar zu bleiben.

All das änderte sich erst im Jahr 2014, als ich im Freizeitpark Cedar Point in Sandusky, Ohio, Urlaub machte. Meine Familie, die Routine schätzte, fuhr jedes Jahr dorthin. Während ich mit meinem Cousin, der gerade mit dem College begonnen hatte und den Übergang sehr schwierig fand, im Whirlpool saß, gestand er mir, dass er kürzlich auf Autismus untersucht worden sei. Da ich gerade meinen Doktor in Sozialpsychologie gemacht hatte, wollte er wissen, ob ich etwas über die Autismus-Spektrum-Störung wüsste.

»Tut mir leid, damit kenne ich mich nicht aus«, antwortete ich. »Ich befasse mich nicht mit psychischen Erkrankungen, ich forsche zum Sozialverhalten von ›normalen‹ Menschen.«

Dann erzählte mir mein Cousin von den Problemen, mit denen er zu kämpfen hatte: wie schwer ihm die Kontaktaufnahme mit Kommiliton:innen fiel, wie orientierungslos und überreizt er sich oft fühlte. Als Erklärung dafür hatte ein Therapeut Autismus ins Spiel gebracht. Mein Cousin wies mich zudem auf einige autistische Merkmale hin, die ihm in unserer Familie aufgefallen waren. Wir mochten alle keine Veränderungen. Niemand von uns konnte über Gefühle sprechen und die meisten interagierten in oberflächlichen Mustern. Einige von uns hatten Aversionen gegen Speisen mit einer bestimmten Konsistenz oder einem starken Geschmack. Wir redeten endlos über Themen, die uns interessierten, auch wenn es andere zu Tode langweilte. Veränderungen überforderten uns schnell, und wir suchten selten in der Außenwelt nach neuen Erfahrungen oder Freundschaften.

Als mein Cousin all das aufzählte, war ich erst einmal entsetzt und wollte es nicht wahrhaben, denn in meiner Vorstellung war Autismus eine mit Scham und Schande verbundene Krankheit. Dabei fielen mir Leute ein wie Chris, der ungelenke, »peinliche« autistische Junge an meiner Schule, zu dem niemand nett gewesen war. Oder ich dachte an verschlossene, eigenwillige Serienhelden wie Benedict Cumberbatchs Sherlock und Sheldon aus *The Big Bang Theory*. Ich dachte an Kinder, die nicht sprachen, im Supermarkt klobige Kopfhörer trugen und einem so unbeteiligt und gar nicht menschlich vorkamen. Trotz meiner psychologischen Ausbildung hatte ich in puncto Autismus nur pauschale, entwürdigende Klischees im Kopf. Autistisch zu sein, hieß daher für mich, irgendwie komplett defekt zu sein.

Defekt fühlte ich mich allerdings schon seit Jahren.

Sobald ich nach dem Urlaub wieder zu Hause war, warf ich mein Gepäck hin, setzte mich mit dem Laptop auf den Knien auf den Boden und informierte mich wie besessen über Autismus. Ich verschlang Fachartikel, Blogbeiträge, YouTube-Videos und diagnostische Bewertungsmaterialien. Vor meinem damaligen Partner hielt ich diese obsessive Lektüre größtenteils geheim, so wie ich alle meine fixen Ideen vor den Menschen in meinem Leben geheim hielt. Bald sollte ich erfahren, dass genau dies eine bei Autist:innen weit verbreitete Eigenschaft ist; wir beißen uns gerne an Themen fest, die uns faszinieren, und können uns mit einer Inbrunst darin vertiefen, die andere befremdlich finden. Wir werden wegen unserer Leidenschaften verspottet und verbergen infolgedessen unsere *Spezialinteressen*. Bald schon dachte ich über das Thema Autismus in Unterscheidungen wie *wir* und *die anderen* nach. Ich erkannte mich in der Community klar wieder, was mich gleichermaßen erschreckte und begeisterte.

Je mehr ich über Autismus las, desto mehr Dinge ergaben auf einmal einen Sinn. Laute Geräusche und grelles Licht hatten mich schon immer überfordert. In Menschenmengen wurde ich seltsam wütend. Gelächter und Geschwätz konnten mich in Rage versetzen. Wenn ich zu gestresst oder traurig war, fiel es mir schwer zu reden. Ich hatte all das jahrelang gut verborgen, weil ich nicht als humorloser, unsympathischer Idiot erscheinen wollte. Doch jetzt begann ich mich zu fragen, warum ich eigentlich so schlecht über mich selbst dachte.

Autismus war also meine neueste Obsession, ich konnte nicht mehr aufhören, darüber zu lesen und nachzudenken. In der Vergangenheit hatte ich schon viele andere solche Spezialinteressen gehabt. Ich weiß noch, dass ich als Kind leidenschaftlich gerne Fledermäuse beobachtet und Horrorgeschichten gelesen hatte. Kinder und Erwachsene hatten mein Interesse daran als »befremdlich« und »übertrieben« bemängelt. Ich war in vielerlei Hinsicht »zu sehr«. Für die anderen waren meine Tränen unreife Tobsuchtsanfälle und meine Meinungsäußerungen herablassende Tiraden. Mit dem Erwachsenwerden lernte ich, weniger heftig, weniger peinlich zu sein – weniger ich selbst. Dafür studierte ich die Verhaltensweisen anderer. Gespräche zergliederte ich im Nachhinein ausgiebig in meinem Kopf, und ich las viel über Psychologie, um Menschen besser zu verstehen. So kam ich zu meinem Doktortitel in Sozialpsychologie. Die sozialen Normen und Denkmuster, die für alle anderen offenbar selbstverständlich waren, musste ich sorgfältig studieren.

Nachdem ich mich etwa ein Jahr lang privat mit Autismus befasst hatte, stieß ich auf die pro-autistische Community. Da existierte tatsächlich eine von Autist:innen angeführte Bewegung, die dafür eintrat, diese Behinderung als eine ganz normale Facette des Menschseins zu betrachten. Diese Denker:innen und Aktivist:innen behaupteten, dass unsere Wesensart überhaupt nicht falsch sei. Unser Gefühl, kaputt zu sein, gründe nur darauf, dass die Gesellschaft mit unseren Bedürfnissen nicht klarkomme. Menschen wie Rabbi Ruti Regan (Autorin des Blogs *Real Social Skills*) und Amythest Schaber (Schöpfer:in der Videoserie *Neurowonderful*) klärten mich über den Begriff der Neurodiversität auf. Mir wurde klar, dass viele Störungen durch soziale Ausgrenzung geschaffen oder verschlimmert werden. Mit diesem Wissen und einem wachsenden Selbstbewusstsein ausgestattet, begann ich, andere autistische Menschen kennenzulernen, online über Autismus zu schreiben und an Treffen für neurodivergente Menschen teilzunehmen.

Ich fand heraus, dass es Tausende von Autist:innen wie mich gab, die ihre Behinderung erst im Erwachsenenalter nach Jahren voller Verwirrung und Selbsthass entdeckt hatten. Als Kinder waren sie alle in der sozialen Interaktion eingeschränkt gewesen, hatten dafür aber nur Spott anstatt Hilfe erhalten. Wie ich hatten sie Strategien entwickelt, um sich anzupassen, so etwa, einer Person auf die Stirn zu starren, um Augenkontakt vorzutäuschen, oder im Gespräch auswendig gelernte Dialogteile zu verwenden, die man sich im Fernsehen abgeguckt hatte.

Viele dieser heimlich autistischen Menschen nutzten ihren Intellekt oder andere Talente, um Akzeptanz zu erlangen. Andere wurden unglaublich passiv, denn wenn sie ihre Persönlichkeit dämpften, sank das Risiko, zu »intensiv« zu sein. Hinter der harmlosen und seriösen Fassade, die sie sich aufgebaut hatten, brach aber oft ihr Leben zusammen. Zahlreiche von ihnen litten unter selbstverletzendem Verhalten, Essstörungen und Alkoholismus. Sie waren in missbräuchlichen oder unerfüllten Beziehungen gefangen und kannten das Gefühl nicht, gesehen und geschätzt zu werden. Fast alle von ihnen waren depressiv und von einem tiefen Gefühl der Leere geplagt. Ihr gesamtes Leben war vom Misstrauen gegen sich selbst geprägt, vom Hass auf den eigenen Körper und von der Furcht vor den eigenen Wünschen.

Mir fielen deutliche Muster auf, nach denen bestimmte Autist:innen diesem Schicksal erlagen. Bei autistischen Frauen, Transpersonen und People of Color waren die autistischen Züge in jungen Jahren oft ignoriert, Notsignale als »manipulativ« oder »aggressiv« ausgelegt worden. Das Gleiche galt für autistische Menschen, die in Armut aufgewachsen waren und keinen Zugang zu psychologischer Betreuung hatten. Homosexuelle und nicht genderkonforme Männer bekamen oft keine Diagnose, weil sie dem maskulinen Autismusklischee nicht entsprachen. Viele ältere Autist:innen hatten gar keine Möglichkeit gehabt, untersucht zu werden, weil das Wissen über diese Störung in ihrer Kindheit noch so gering gewesen war. Diese strukturellen Ausgrenzungen hatten eine große und vielfältige Masse an Menschen mit Behinderung dazu gezwungen, im Verborgenen zu leben. Dies hat zu dem geführt, was ich heute als *maskierten Autismus* bezeichne – eine getarnte Version der Autismusstörung, die von der Forschung, vom Gesundheitssystem und von Autismusverbänden, die nicht von Autist:innen geleitet werden (wie die viel kritisierte Organisation Autism Speaks), immer noch stark vernachlässigt wird.

Wenn ich den Begriff *maskierter Autismus* verwende, beziehe ich mich auf alle Erscheinungsbilder der Behinderung, die von der in den meisten Diagnoseinstrumenten und fast allen Mediendarstellungen zu findenden

Standardvorstellung abweichen. Denn Autismus ist eine ziemlich komplexe und vielschichtige Störung, die zahlreiche unterschiedliche Merkmale umfasst und sich auf viele verschiedene Arten manifestieren kann. Ich beziehe mich auch auf alle autistischen Menschen, deren Leiden aus Gründen der Klasse, der Ethnie, des Geschlechts, des Alters, des fehlenden Zugangs zur Gesundheitsversorgung oder des Vorliegens anderer Erkrankungen nicht ernst genommen wurde.

Gewöhnlich sind es weiße Jungen mit konventionell »männlichen« Interessen und Hobbys, die in jungen Jahren als potenziell autistisch eingestuft werden. Selbst innerhalb dieser relativ privilegierten Gruppe werden fast ausschließlich Kinder der Oberschicht und der oberen Mittelschicht als autistisch identifiziert.[1] Diese Gruppe war schon immer der Prototyp für den Autismus, wie er in der Medizin oder in den Medien beschrieben wird. Alle diagnostischen Kriterien basieren darauf, wie sich die Störung in dieser Gruppe äußert. Dieser enge Blick auf die Störung schadet jeder autistischen Person, auch den weißen, reichen Cis-Jungen, die er am ehesten miteinbezieht. Viel zu lange wurden wir nur über die »Mühe« definiert, die weiße autistische Jungen ihren wohlhabenden Eltern bereiteten. Unser komplexes Innenleben, unsere Bedürfnisse, unser Gefühl der Entfremdung und die Tatsache, dass neurotypische Menschen uns verwirrt, überfordert und sogar misshandelt haben – all das wurde aufgrund dieser Blickverengung jahrzehntelang ignoriert. Wir wurden nur anhand dessen definiert, was uns zu fehlen schien, und unsere Störung sah man vor allem als ein Problem für Betreuer:innen, Lehrer:innen, Ärzt:innen und andere Menschen, die Macht über unser Leben hatten.

Seit Jahren streitet man in der Psychologie und Psychiatrie über die Existenz des »weiblichen Autismus«, einer angeblichen Unterart, die viel milder und sozial angepasster erscheinen soll als »männlicher« Autismus.[2] Menschen mit sogenanntem weiblichem Autismus können unter Umständen Augenkontakt herstellen, ein Gespräch führen oder ihre Tics und sensorischen Empfindlichkeiten verbergen. Womöglich verbringen sie die ersten Jahrzehnte ihres Lebens, ohne zu wissen, dass sie überhaupt autistisch sind. Stattdessen halten sie sich einfach nur für schüchtern oder hochsensibel. In den letzten Jahren hat sich die Öffentlichkeit jedoch langsam an die Vorstellung gewöhnt, dass es auch Frauen mit Autismus gibt. Einige ausgezeichnete Bücher wie Jenara Nerenbergs *Divergent Mind* und Rudy Simones *Aspergirls: Die Welt der Frauen und Mädchen mit Asperger* haben dazu beigetragen, diese Bevölkerungsgruppe ins öffentliche Bewusstsein zu rücken. Geholfen hat auch, dass sich prominente autistische Frauen wie die Komikerin Hannah Gadsby und die Schriftstellerin Nicole Cliffe öffentlich geoutet haben.

Es gibt jedoch ein erhebliches Problem mit dem Begriff »weiblicher Autismus«. Dieses Etikett erklärt nämlich nicht richtig, warum manche Autist:innen ihre autistischen Eigenschaften verbergen oder warum ihre Bedürfnisse jahrelang ignoriert werden. Keineswegs haben alle Frauen mit Autismus den Subtyp »weiblicher Autismus«. Viele autistische Frauen zeigen *selbststimulierendes Verhalten* (auch *Stimming* genannt), kommen nur schwer mit anderen in Kontakt und erleben Zusammenbrüche und autistisches Abschalten (*Meltdown* und *Shutdown*). Die autistische Wissenschaftlerin und Aktivistin Temple Grandin ist ein gutes Beispiel dafür. Sie spricht mit monotoner Stimme, meidet Augenkontakt und hatte schon als kleines Kind ein Verlangen nach sensorischer Stimulation und Druckgefühl. Obwohl sie nach heutigen Maßstäben ganz offensichtlich und typisch autistisch ist, wurde die Diagnose bei Grandin erst im Erwachsenenalter gestellt.[3]

Autistische Frauen werden nicht übersehen, weil ihre »Symptome« milder sind. Selbst Frauen mit wirklich klassisch autistischen Verhaltensweisen werden manchmal jahrelang nicht diagnostiziert, einfach weil sie Frauen sind und ihre Selbstauskunft von Fachleuten weniger ernst genommen wird als die eines Mannes.[4] Doch nicht alle, deren Autismus ignoriert und heruntergespielt wird, sind Frauen. Auch bei vielen Männern und nicht binären Menschen wird er geleugnet. Indem man die verborgene, sozial besser maskierte Form des Autismus als »weibliche« Version der Störung bezeichnet, macht man das *Maskieren* (auch als *Masking* bezeichnet) zu einem Phänomen des Genders oder gar des bei der Geburt zugewiesenen Geschlechts und verkennt es als ein viel breiteres Phänomen der sozialen Ausgrenzung. Frauen haben keinen »milderen« Autismus aufgrund ihrer Biologie. Nein: Marginalisierten Menschen wird aufgrund ihres peripheren gesellschaftlichen Status ihr Autismus abgesprochen.

Wenn autistischen Menschen die nötigen Mittel oder die Möglichkeiten der Selbsterkenntnis verwehrt werden und ihnen beigebracht wird, dass bestimmte stigmatisierte Eigenschaften sie zu störenden, überempfindlichen oder nervigen Kindern machen, bleibt ihnen nichts anderes übrig, als sich eine neurotypische Fassade zu bauen. Diese neurotypische Maske aufrechtzuerhalten, fühlt sich aber zutiefst unauthentisch an und ist extrem anstrengend.[5] Es ist auch nicht unbedingt eine bewusste Entscheidung. Masking ist ein Zustand der Ausgrenzung, der einem von außen aufgezwungen wird. Eine im Verborgenen homosexuelle Person beschließt nicht einfach eines Tages, sich zu tarnen, sondern wird im Grunde genommen in die Geheimhaltung hineingeboren, weil Heterosexualität als Norm gilt und Homosexualität als seltsame Schrulle oder als Normabweichung. Ebenso wird autistischen Menschen bei der Geburt die Maske des Neurotypischen übergezogen. Man nimmt einfach an, dass alle Menschen mehr oder weniger gleich denken, fühlen, sich ausdrücken, mit anderen umgehen, sensorische Informationen verarbeiten und kommunizieren. Von uns allen wird erwartet, dass wir uns an die Regeln unserer jeweiligen Kultur halten und uns nahtlos in sie einfügen. Denjenigen von uns, die für Selbstdarstellung und Selbstverständnis andere Mittel benötigen, werden diese verweigert. Wenn wir uns selbst als Person in der Welt zu erfahren beginnen, ist dies daher eine Erfahrung des Ausgegrenztseins und der Verwirrung. Erst wenn wir erkennen, dass es auch andere Arten des Seins gibt, haben wir die Möglichkeit, die Maske abzulegen.

Ich habe festgestellt, dass mein gesamtes Leben und fast alles, womit ich zu kämpfen hatte, auf Grundlage des maskierten Autismus verstanden werden kann. Meine Essstörung war ein Mittel, um meinen Körper für seine ungewöhnlichen autistischen Manierismen zu bestrafen, ihn an konventionelle Schönheitsideale anzupassen und mich so vor negativer Aufmerksamkeit zu schützen. Meine soziale Isolation war eine Möglichkeit, andere abzulehnen, bevor sie mich zurückweisen konnten. Meine Arbeitssucht war ein Zeichen autistischer Hyperfixierung und eine akzeptable Ausrede, um mich von öffentlichen Orten fernzuhalten, die mich sensorisch überforderten. Ich ging ungesunde Beziehungen ein, weil ich Bestätigung brauchte und nicht wusste, wie ich sie sonst bekommen konnte.

Also verbog ich mich einfach zu dem, was meine jeweilige Bezugsperson erwartete.

Nachdem ich mich einige Jahre lang mit Autismus befasst und Masking als soziales Phänomen begriffen hatte, begann ich, online darüber zu schreiben. Schnell stellte ich fest, dass sich Tausende von Menschen mit dem, was ich zu sagen hatte, identifizieren konnten. Mir wurde auch klar, dass Autismus gar nicht so selten ist (heute wird bei etwa zwei Prozent aller Menschen Autismus diagnostiziert, und viele weitere haben subklinische Anzeichen oder können keine Diagnose erhalten).[6] Auch viele Personen in meinem beruflichen und sozialen Umfeld haben sich mir gegenüber als neurodivergent geoutet. Ich traf autistische Menschen mit Vollzeitjobs in den Bereichen visuelles Design, Schauspiel, Musiktheater und Sexualerziehung – alles keine Berufe, die man mit unserem logischen, vermeintlich »roboterhaften« Verstand in Verbindung bringen würde. Ich lernte immer mehr nicht weiße Autist:innen kennen, die vom Psychiatriebetrieb lange Zeit entmenschlicht worden waren. Ich traf Autist:innen, denen zunächst Dinge wie Borderline-Persönlichkeitsstörung, oppositionelles Trotzverhalten oder narzisstische Persönlichkeitsstörung attestiert worden waren. Ich begegnete auch zahlreichen autistischen Transpersonen und Nichtbinären wie mir, die sich aufgrund ihres Genders und ihres Neurotyps schon immer »anders« gefühlt hatten.

Für alle diese Menschen stellte ihr Autismus auch eine Form der Besonderheit und Schönheit dar. Doch die ihnen entgegengebrachten Diskriminierungen hatten zu Entfremdung und Schmerz in unglaublichen Ausmaßen geführt. Die meisten waren jahrzehntelang auf der Suche, bis sie herausfanden, wer sie wirklich waren. Und fast allen fiel es schließlich sehr schwer, ihre lang getragenen Masken abzunehmen. Allein diese Tatsache sorgte dafür, dass ich mich in meiner Haut wohler fühlte, weniger kaputt und allein. So vielen von uns war beigebracht worden, dass wir uns tarnen müssen. Doch je mehr wir uns zu einer Gemeinschaft zusammenschlossen, desto weniger Druck verspürten wir, unser Inneres zu verbergen.

Durch den Kontakt mit anderen Autist:innen wurde mir langsam klar, dass das Leben nicht nur aus stillem Leid bestehen musste. Wenn ich mit anderen Betroffenen zusammen war, konnte ich offener und direkter sein.

Ich konnte bestimmte Dinge verlangen, beispielsweise dass das Licht gedimmt oder ein Fenster geöffnet wird, um den Geruch eines Parfüms abzumildern. Je mehr sich andere um mich herum entspannten, leidenschaftlich über ihre Spezialinteressen sprachen und vor Erregung vor und zurück wippten, desto weniger schämte ich mich dafür, wer ich war und wie mein Gehirn und mein Körper funktionierten.

Seit Jahren versuche ich mithilfe meiner Kenntnisse als Sozialpsychologe die wissenschaftliche Literatur über Autismus zu verstehen. Ich treffe mich mit autistischen Aktivist:innen, Forscher:innen, Coaches und Therapeut:innen, um unseren gemeinsamen Neurotyp zu ergründen. Ich habe auch an meinem eigenen *Entmaskieren* (auch als *Unmasking* bezeichnet) gearbeitet und bin mit der verletzlichen, unberechenbaren, seltsamen Version von mir in Kontakt getreten, die ich aufgrund sozialer Konditionierung lange versteckt hielt. Ich habe viele Führungsfiguren der pro-autistischen Community kennengelernt und mich darüber schlaugemacht, was autistische Therapeut:innen, Coaches und Aktivist:innen an Strategien entwickelt haben, um sich selbst und andere beim Abbau ihre Hemmungen und beim Lüften ihrer Masken zu unterstützen.

Heute mache ich keinen Hehl mehr daraus, dass mich laute Geräusche und grelles Licht stören. Ich bitte mein Gegenüber sofort um eine Erklärung, wenn Worte oder Körpersprache keinen Sinn ergeben. Traditionelle Maßstäbe des »Erwachsenseins« wie der Besitz eines Autos oder das Zeugen von Nachwuchs haben für mich keinerlei Reiz, und ich habe gelernt, dass das völlig in Ordnung ist. Ich schlafe jede Nacht mit einem Stofftier und einem lauten Ventilator ein, der die Hintergrundgeräusche meiner Nachbarschaft übertönt. Wenn ich aufgeregt bin, kann es durchaus sein, dass ich mit den Händen wedle und mich winde. An guten Tagen finde ich nicht, dass ich deswegen kindisch, peinlich oder schlimm bin. Ich liebe mich so, wie ich bin, und auch andere sehen und lieben mein wahres Ich. Offen zu zeigen, wie ich bin, hat mich zu einem besseren Dozenten und Autor gemacht. Wenn meine Studierenden Schwierigkeiten haben, kann ich mich mit ihnen darüber austauschen, wie schwer es sein kann, ein normales Leben zu führen. Schreibe ich mit meiner eigenen Stimme und aus meiner eigenen Perspektive, kann ich eine viel tiefere Verbindung zu meinem

Publikum herstellen, als wenn ich versuche, wie ein seriöser Profi zu wirken. Bevor ich mit dem Unmasking anfing, fühlte ich mich elend und innerlich fast tot. Meine Existenz kam mir vor wie ein endloses, mühsames Vortäuschen von Enthusiasmus. Heute kann das Leben immer noch schwierig sein, aber ich fühle mich unglaublich lebendig.

Ich wünsche mir, dass alle autistischen Menschen die enorme Erleichterung und das Gemeinschaftsgefühl erleben, die ich empfand, als ich mich selbst erkannte und meine Maske abzulegen begann. Ich glaube auch, dass es für die Zukunft der autistischen Community sehr wichtig ist, dass wir alle daran arbeiten, authentischer zu leben und die *Teilhabemaßnahmen* einzufordern, die wir brauchen. Mit diesem Buch kann ich hoffentlich anderen Autist:innen dabei helfen, sich selbst zu verstehen, sich mit weiteren neurodivergenten Menschen zusammenzuschließen und allmählich genug Selbstvertrauen zu erlangen, um sich offen zu zeigen.

Unmasking kann die Lebensqualität autistischer Personen radikal verbessern. Untersuchungen haben wiederholt gezeigt, dass es emotional und körperlich verheerend ist, das wahre Selbst wegzusperren.[7] Die Anpassung an neurotypische Standards kann uns zwar eine zögerlich gewährte Akzeptanz einbringen, aber sie fordert einen hohen existenziellen Preis. Masking ist anstrengend und führt zu körperlicher Erschöpfung, seelischem Burnout, Depressionen, Angstzuständen[8] und sogar Selbstmordgedanken[9]. Es verschleiert auch die Tatsache, dass die Welt für uns weitgehend unzugänglich ist. Wenn Allist:innen (Nichtautist:innen) nie zu hören bekommen, was wir eigentlich bräuchten, und nie erkennen können, wie wir uns abplagen, dann haben sie keinen Grund, sich so anzupassen, dass wir dazugehören können. Wir müssen die Behandlung verlangen, die wir verdienen, und aufhören, es denjenigen recht zu machen, die uns übersehen.

Die Weigerung, neurotypisch zu performen, ist ein revolutionärer Akt im Kampf um Behindertenrechte. Es ist auch ein radikaler Akt der Selbstliebe. Aber damit wir autistischen Menschen unsere Masken ablegen und der Welt unser wahres, authentisches behindertes Selbst zeigen können, müssen wir uns wieder mit unserem wahren Selbst vertraut machen, und das erfordert ein Gefühl der Sicherheit. Selbstvertrauen und Selbstmitgefühl zu entwickeln, ist dann noch eine ganz eigene Aufgabe.

Dieses Buch ist für alle gedacht, die neurodivergent sind (oder vermuten, dass sie neurodivergent sind) und eine bessere Selbstakzeptanz erreichen wollen. Neurodiversität ist ein weiterer Begriff, der die Vielfalt unter Autismus- und ADHS-Betroffenen bezeichnet, aber auch Menschen mit Schizophrenie, Hirnverletzungen oder einer narzisstischen Persönlichkeitsstörung umfasst. Obwohl der Schwerpunkt des Buches auf dem maskierten Autismus liegt, habe ich festgestellt, dass es erhebliche Überschneidungen zwischen Autist:innen und anderen neurodiversen Gruppen gibt. Viele von uns haben ähnliche psychische Symptome und Merkmale, viele haben überlappende oder komorbide Diagnosen. Wir alle haben das Stigma der psychischen Erkrankung verinnerlicht und empfinden die Scham, die mit der Abweichung von der »Norm« einhergeht. Die meisten Menschen mit einer psychischen Erkrankung oder Behinderung werden von dem Gewicht neurotypischer Erwartungen erdrückt und haben immer wieder vergeblich versucht, akzeptiert zu werden, indem sie die Regeln eines Spiels befolgt haben, das ihnen nur schaden kann. Und so ist für beinahe alle neurodivergenten Menschen das Unmasking ein Schritt auf dem Weg zur Selbstakzeptanz.

In den folgenden Kapiteln stelle ich dir einige autistische Menschen vor, die sich über die gängigen Stereotypen hinweggesetzt haben. Ich zeichne auch die Geschichte unseres Autismusbegriffs nach und erläutere, wie er uns in die Düsternis und Entfremdung gebracht hat, in der wir uns heute befinden. Anhand von echten Geschichten autistischer Menschen sowie zahlreicher psychologischer Forschungsarbeiten veranschauliche ich, wie vielfältig sich maskierter Autismus äußert, und erkläre, warum so viele von uns erst relativ spät im Leben erkennen, dass sie eine schwerwiegende Behinderung haben. Außerdem spreche ich darüber, wie schmerzhaft ein Leben mit Maske sein kann, und liefere Belege dafür, dass dies auf Kosten unserer psychischen sowie physischen Gesundheit und zwischenmenschlichen Beziehungen geht.

Das Wichtigste ist jedoch, dass dieses Buch Strategien aufzeigt, die es einer maskiert autistischen Person ermöglichen, ihre neurodivergenten Züge zu offenbaren, und dass es eine Welt entwirft, die Neurodiversität stärker akzeptiert. Ich habe die Hoffnung, dass wir uns eines Tages alle als die wunderbar weirden und unzähmbaren Individuen akzeptieren können, die wir sind, und dass wir ohne Angst vor Ausgrenzung oder Gewalt als wir selbst leben können. Ich habe diese Hilfestellungen im Austausch mit vielen autistischen Pädagog:innen, Therapeut:innen, Coaches und Autor:innen entwickelt, in meinem eigenen Leben getestet und autistische Menschen interviewt, die sie genutzt haben, um ihr Leben zu verbessern. Meine und ihre Erfahrungen liefern konkrete Beispiele dafür, wie eine entmaskierte (oder weniger maskierte) Existenz in der Realität aussehen kann. Wenn man aufhört, sich mit neurotypischen Augen zu beurteilen, kann man alles ändern: von Beziehungsnormen über Alltagsgewohnheiten und Kleidungsstil bis hin zur Wohnungseinrichtung.

Ein authentischeres Leben ist für jede und jeden von uns möglich, aber es kann schwer sein, sich ein solches Leben aufzubauen. Wenn wir darüber nachdenken, warum wir mit dem Masking angefangen haben, holt das oft schmerzvolle Erinnerungen hervor. Die Trainerin und Behindertenrechtsaktivistin Heather R. Morgan, deren Arbeit in dieses Buch eingeflossen ist, hat mir gegenüber betont, dass wir zuallererst begreifen müssen, dass wir der Version unseres Selbst, die wir vor der Welt verborgen halten, vertrauen können – erst dann können wir unsere Maske erkennen und lernen, sie abzulegen.

»Ich glaube, es kann gefährlich sein, wenn Menschen darüber nachdenken, woher ihre Maske kommt, und sie abzunehmen versuchen, bevor sie überhaupt verstanden haben, dass sich darunter jemand verbirgt, der keine Gefahr ist«, sagt sie. »Wenn man sich nicht sicher fühlt, kann es schon Angst machen, auch nur über das Abnehmen der Maske zu sprechen.«

In meinem eigenen Leben und im Leben der autistischen Menschen, die ich für dieses Buch interviewt habe, habe ich viele Beweise dafür gefunden, dass sich der Prozess des Unmaskings lohnt. Doch wenn du erst am Anfang deiner Entwicklung stehst und dich in Bezug auf dein wahres Wesen orientierungslos und verwirrt fühlst, wirst du kaum glauben können, dass am Ende eine Version von dir wartet, die die Mühe wert ist. Vielleicht verfolgen dich negative Bilder von Autist:innen aus den Medien. Oder du hast Angst, dass du durch das Ablegen deiner Maske weniger funktionsfähig, liebenswert oder aber irgendwie sonderbar erscheinst. Wahrscheinlich ist dir auch bewusst, dass es reelle, materielle Risiken birgt, deine Behinderung sichtbar werden zu lassen, besonders wenn du dich in einer gesellschaftlichen Randposition befindest. Womöglich verbindet sich für dich aus ganz rationalen Gründen Authentizität mit dem Gefühl von Gefahr und du bist dir daher nicht sicher, wie und wann sich ein Unmasking für dich lohnen könnte. Nehmen wir uns also erst einmal ein bisschen Zeit, um dessen positive Seiten zu betrachten und zu überlegen, wie ein weniger gehemmtes Leben für dich aussehen könnte.

Auf der nächsten Seite findest du eine von Heather R. Morgan entwickelte Übung, die sie ihren Klient:innen beim allerersten Termin an die Hand gibt. Sie soll maskierten Menschen helfen, mehr Vertrauen in sich selbst zu entwickeln und die Existenz von etwas Schönem, das sich hinter der Maske verbirgt, in Betracht zu ziehen.

Es kann einige Zeit dauern, bis du diese Übung abgeschlossen hast. Du kannst tage- oder sogar wochenlang darüber nachdenken, um dich auch wirklich an Erlebnisse aus verschiedenen Situationen und Zeiträumen zu erinnern. Wir werden später im Buch auf diese Momente zurückkommen, aber für den Augenblick kannst du einfach nur genießen, wie gut sich die Erinnerung an diese Beispiele anfühlt.

Während wir die strukturellen Kräfte erörtern, die so viele von uns in die Selbstmaskierung drängen, und uns anschauen, wie sich Masking auf das Leben autistischer Menschen auswirkt, kann es für dich hilfreich sein, zwischendurch auf diese Erinnerungen zurückzukommen und daraus Kraft zu schöpfen. Diese Erinnerungen sollen dir zeigen, dass du nicht kaputt bist und dass die Anlagen für eine lebenswerte, authentische Existenz bereits in dir stecken.

Wertebasierte Integration

Schritt 1: Finde dein Warum

Anleitung: Denke an fünf Schlüsselerlebnisse in deinem Leben, in denen du dich GANZ UND GAR LEBENDIG gefühlt hast.

Versuche, Erlebnisse aus deiner ganzen Lebensspanne und aus allen Bereichen zu finden (Kindheit, Jugend, Erwachsenenalter; Schule, Arbeit, Urlaub, Hobbys).

Einige dieser Erlebnisse rufen vielleicht ein Gefühl von Ehrfurcht und Staunen hervor: *»Wow, wenn das ganze Leben so wäre, wäre es fantastisch!«*

Manche dieser Erinnerungen lassen dich vielleicht gestärkt zurück und machen dich bereit für die nächste Herausforderung oder geben dir ein Gefühl von Zufriedenheit und Erfüllung.

Schreibe jedes dieser Schlüsselerlebnisse auf. Erzähle die Geschichte jedes einzelnen Erlebnisses so detailliert, wie es geht. Überlege dir möglichst genau, *warum* dir dieses Erlebnis so stark in Erinnerung geblieben ist.

Erlebnis Nr. 1:	
Erlebnis Nr. 2:	
Erlebnis Nr. 3:	
Erlebnis Nr. 4:	
Erlebnis Nr. 5:	

KAPITEL 1

WAS IST AUTISMUS EIGENTLICH?

Als Crystal noch klein war, zeigte sie viele Verhaltensweisen, die Psychologen heute als typisch autistisch bezeichnen würden: Sie reihte ihr Spielzeug genau auf, anstatt damit zu spielen, kaute auf ihrer Decke herum und starrte dabei an die Wand und sie tat sich schwer damit, Witze und Neckereien zu verstehen. Aber sie »wirkte nicht autistisch genug«, um in den 1990er-Jahren, als sie aufwuchs, leicht diagnostiziert zu werden.

»Meine Mutter fand, dass ich untersucht werden sollte«, erzählte sie. »Aber mein Großvater hat das verhindert. Er sagte: ›Nein, auf keinen Fall, Crystal ist so ein braves Mädchen! Mit ihr ist alles in Ordnung. An so was darfst du nicht einmal denken.‹«

Crystals Großvater wollte sie wahrscheinlich vor einer Stigmatisierung bewahren, die ihr Leben lang zu Diskriminierungen hätte führen können. Damit ist er sicherlich nicht allein. Stigmavermeidung (das aktive Umgehen einer Diagnose) ist bei Behinderungen und psychischen Krankheiten eine häufige Erscheinung.[1] Sich offen als behindert zu bekennen, bedeutet, von vielen Menschen als weniger kompetent angesehen zu werden – und als weniger menschlich. So schädlich und selbstzerstörerisch es auch sein mag, den eigenen Zustand zu verschleiern, es ist kein paranoides Handeln. Es ist vielmehr eine vernünftige Reaktion auf die Vorurteile, mit denen behinderte Menschen konfrontiert sind. Dieses Vorgehen gibt es auch nicht nur bei Autismus; viele Menschen mit psychischen Erkrankungen[2] und nicht sichtbaren körperlichen Behinderungen[3] entscheiden sich gegen die mit einer Diagnose verbundene Schande.

Mein Vater hat seine Zerebralparese und seine Epilepsie sein ganzes Leben lang verheimlicht. Außer meiner Großmutter, meiner Mutter und später auch mir wusste niemand davon. Er hat nie studiert, weil er dann mit den Behindertenbeauftragten des Campus über das Thema Barrierefreiheit hätte sprechen müssen. Damit seine eingeschränkte Feinmotorik nicht auffiel, bewarb er sich nur für Stellen, bei denen er nicht schreiben oder tippen musste. Die Flyer für seinen Rasenmäh-Service habe ich als Kind für ihn getippt, weil er selbst nicht am Computer arbeiten konnte. Erst als Teenager erfuhr ich von seiner Krankheit. Er beichtete sie mir schluchzend, als wäre es ein schreckliches Geheimnis, nachdem seine Ehe mit meiner Mutter bereits gescheitert war. Er sagte mir, dass seine Mutter ihn dazu gezwungen habe, seine Behinderung zu verheimlichen, weil diese in dem Dorf in den Appalachen, in dem er aufgewachsen war, nicht akzeptiert worden wäre. Scham und Selbsthass haben ihn bis zu dem Tag verfolgt, an dem er an Diabetes starb (an dem er als Erwachsener erkrankte und den er ebenfalls nicht behandeln lassen wollte).

Ich habe erst viele Jahre nach seinem Tod erfahren, dass ich autistisch bin, aber bei ihm habe ich zum ersten Mal gesehen, wie qualvoll und selbstzerstörerisch es sein kann, eine Behinderung zu verheimlichen. Er baute sein ganzes Leben darauf auf, sein wahres Ich zu verbergen, und seine Abwehrmechanismen haben ihn nach und nach umgebracht.

In den 1990er-Jahren war Stigmavermeidung unter den Eltern potenziell autistischer Kinder weit verbreitet, weil die Krankheit so wenig verstanden war und verteufelt wurde.[4] Man hielt autistische Menschen für geistig behindert, und da geistig Behinderte nicht wertgeschätzt oder geachtet wurden, setzten viele Familien alles daran, ihren Kindern die Diagnose zu ersparen. Einerseits wollte Crystals Großvater sie also vor Diskriminierung und Entmündigung schützen, aber andererseits verwehrte er ihr auch wesentliches Wissen über sich selbst, eine adäquate schulische Förderung und einen Platz in der autistischen Community. Ohne Crystal zu fragen, entschied ihre Familie, dass es besser für sie wäre, zu leiden und ihre Neurodivergenz zu verbergen, als ein Etikett für ihre Randposition in der Welt aufgedrückt zu bekommen. Die Last dieser Entscheidung macht Crystal, bei der die Diagnose erst in ihren späten Zwanzigern gestellt wurde, noch heute zu schaffen.

»Jetzt weiß ich, dass ich Autistin bin, aber ich habe es irgendwie zu spät herausgefunden«, meinte sie. »Wenn ich es anderen sage, wollen sie es mir nicht glauben. Ich habe mein Leben so sehr im Griff, dass niemand erkennt, wie schwer mir das alles fällt. Niemand will jetzt hören, wie schwierig es immer war und, ehrlich gesagt, immer noch ist.«

Inzwischen haben mir Hunderte von autistischen Menschen eine Variante von Crystals Geschichte erzählt. Sie unterscheiden sich in Einzelheiten, aber der Erzählbogen ist immer derselbe: Ein Kind zeigt früh Anzeichen von Schwierigkeiten, aber Familie und Lehrpersonal schrecken vor dem Wort *Behinderung* zurück. Eltern oder Großeltern, die selbst Merkmale des Autismusspektrums aufweisen, tun die Beschwerden des Kindes ab und behaupten, unter dem sozialen Stress, den sensorischen Empfindlichkeiten, den Magenproblemen oder den kognitiven Problemen, die sie selbst erleben, litte ja jeder Mensch. Das gesamte Umfeld des Kindes sieht eine Behinderung nicht als Erklärung dafür, wie jemand funktioniert (und welche Hilfen er zum Funktionieren benötigt), sondern als einen Schaden. Also wischen sie den Begriff vom Tisch und sagen dem Kind, es solle nicht so viel Aufhebens machen. Sie möchten ihrem Kind helfen, über seine Defizite »hinauszuwachsen« und stark zu sein, und darum drängen sie es dazu, nicht offen sonderbar zu sein oder jemals Unterstützung einzufordern.

Ein maskiertes autistisches Kind kann unmöglich erklären, warum es das Leben so schwierig findet, und trotzdem leidet es. Gleichaltrige bemerken etwas unbestimmbar »Komisches« an ihm und schließen es aus, trotz aller bemühten Freundlichkeit. Wenn sich das Kind klein und unauffällig macht, wird ihm etwas von der Zuneigung gewährt, nach der es sich verzweifelt sehnt und von der es nie genug bekommt. Also tut es das immer öfter und bringt die Stimme in sich zum Schweigen, die sagt, dass es nicht fair behandelt wird. Es leistet viel, verlangt wenig und hält sich so genau wie möglich an die Regeln der Gesellschaft. Solche Kinder werden zu Erwachsenen, die sich noch mehr zurücknehmen und noch weniger in der Lage sind, ihre Gefühle zu äußern. Nachdem sie sich jahrzehntelang in die enge neurotypische Schublade gezwängt haben, kommt es irgendwann zu einer Art Zusammenbruch und es wird unmöglich, all die unter der Oberfläche brodelnden Turbulenzen zu ignorieren. Erst dann merken sie, dass sie Autist:innen sind.

In Crystals Fall kam der Bruch in Form eines monatelangen *autistischen Burnouts*. Ein autistischer Burnout ist ein Zustand chronischer Erschöpfung, bei dem die Fähigkeiten einer autistischen Person nachlassen und ihre Stresstoleranz stark abnimmt.[5] Der Burnout traf Crystal mit der Wucht eines Hammers, nachdem sie die Abschlussarbeit für das College fertiggestellt hatte. Für ihre Ausbildung hatte sie ein paar Jahre länger gebraucht als ihre Freund:innen, wobei sie nicht genau wusste, warum. Sie musste immer wieder Kurse abbrechen, um ihr Leben auf die Reihe zu bekommen. Das volle Studienpensum war einfach nicht machbar. Wenn man sie danach fragte, log sie und behauptete, nebenbei in Vollzeit zu arbeiten.

Im letzten Studienjahr war Crystal im Theaterinstitut für die Ausstattung der größten Produktion des Jahres verantwortlich. Sie hatte Dutzende Requisiten zu entwerfen, Materialien zu beschaffen, den Bühnenbau zu leiten und musste alles in einer riesigen Tabelle verwalten. Das war einfach zu viel Stress, zumal sie dazu noch ihre restlichen Kurse absolvieren musste. Trotzdem hielt sie durch, sie verlor Haare und Gewicht, aber als das Projekt vorbei war, brach sie zusammen.

»Nach meinem Abschluss lag ich drei Monate lang bei meiner Mutter flach«, berichtete sie. »Hab mich nicht auf Jobs beworben. Hab kaum geduscht, überall im Zimmer lagen Hamburger-Schachteln, aber meine Familie fand nur, ich wäre einfach faul.«

Schließlich wurde Crystal so lethargisch, dass sie nicht mal mehr fernsehen oder mit dem Hund spielen wollte. Das bereitete ihrer Mutter schließlich so viel Sorgen, dass sie vorschlug, sich professionelle Hilfe zu holen. Kurz darauf wurde Autismus diagnostiziert.

»Erst mal konnte ich es nicht glauben«, erinnerte sich Crystal. »Meine Eltern glauben es immer noch nicht. Sie hatten alle Anzeichen dafür mein ganzes Leben lang vor den Augen, aber sie wollen sie einfach nicht sehen.«

Endlich hatte Crystal eine Erklärung dafür, warum sie nicht so viel schaffte wie andere und warum sie nach einfachen Tätigkeiten wie einem Bankbesuch oder einer zweistündigen Vorlesung zu erschöpft war, um zu denken oder zu sprechen. Das normale Leben erforderte tatsächlich mehr Willenskraft von ihr. Autist:innen fällt es häufig schwer, eine Tätigkeit zu beginnen[6] und ein komplexes Vorhaben in eine logische Abfolge von Einzelschritten zu unterteilen.[7] So kann jede Aufgabe, sei es eine einfache Haushaltstätigkeit, die Bewerbung um einen Arbeitsplatz oder die Abgabe der Steuererklärung, zu einer unglaublichen Herausforderung werden, die ohne Hilfe vielleicht gar nicht zu schaffen ist.

Zusätzlich zu den vielen kognitiven und sensorischen Herausforderungen, die der Autismus ohnehin für Crystal mit sich brachte, musste sie auch viel Energie darauf verwenden, immer »normal« zu wirken. Sie widersetzte sich ständig dem Drang, an den Fingern zu lutschen, und in Gesprächen musste sie ihre Aufmerksamkeit mit Gewalt auf die Worte und das Gesicht ihres Gegenübers richten. Das Lesen eines Buches dauerte bei ihr doppelt so lange wie beim Durchschnittsmenschen. Am Ende des Tages hatte sie dann nur noch so viel Energie, um im Bett zu sitzen und Pommes zu essen. Crystals Mutter und Großvater waren mit der neu gefundenen Erklärung jedoch nicht zufrieden. Denn wenn Crystal ihr ganzes Leben lang wirklich so gelitten hätte, dann hätten sie es ihrer Meinung nach doch bemerken müssen.

»Ich wünschte, ich könnte es ihnen begreiflich machen«, sagte sie. »Autismus ist nicht das, was die Leute glauben.«

Autismus definieren

Ein Grund, warum Autismus bei Frauen wie Crystal oft übersehen wird, ist die sowohl bei Fachleuten als auch in der Öffentlichkeit weit verbreitete fundamentale Falscheinschätzung, was Autismus überhaupt ist. Bis vor relativ kurzer Zeit glaubten die meisten Leute, Autismus sei selten, nur kleine Jungen seien davon betroffen, und er sei immer leicht zu erkennen. Ein Beispiel dafür ist etwa der im Film *Rain Man* von

Dustin Hoffman dargestellte Autist: Er kommt als Kind ins Heim, weil er schwerbehindert und zu »schwierig« ist, um zu Hause aufzuwachsen. Er meidet Blickkontakt, verirrt sich, sobald man nicht auf ihn aufpasst, und hat ein übermenschliches Rechentalent, aus dem sein nicht behinderter Bruder Vorteil schlägt. Dieses Bild der Behinderung wurde uns allen beigebracht: Sie ist eine schreckliche Geisteskrankheit, die Betroffene zu hilflosen Freaks macht und ihr Leben entwertet, es sei denn, die jeweiligen genialen Fähigkeiten sind für andere nützlich.

Mitte der 1990er-Jahre, als Crystal ein Kind war, hatte man mitunter auch eine vage Vorstellung vom damals sogenannten Asperger-Syndrom. Asperger wurde als eine »funktionstüchtigere« Form von Autismus etikettiert, die bei hochintelligenten, sozial eher unbeholfenen und meist unhöflichen Männern auftrat, die in der IT-Branche oder ähnlichen Bereichen arbeiteten. In beiden Erscheinungsformen stellte man sich Autist:innen als sozial gehemmt und empathielos (und männlich) vor und unterstellte ihnen einen Sinn für Zahlen. Man hatte wenig bis gar keine Ahnung von den Ursachen des Autismus oder davon, wie es sich anfühlt, autistisch zu sein, oder davon, dass die Behinderung Gemeinsamkeiten mit anderen Störungen wie Epilepsie, Sozialphobie, Aufmerksamkeitsdefizit-Hyperaktivitäts-Störung (ADHS) oder posttraumatischer Belastungsstörung (PTBS) aufweist.

Entgegen der landläufigen Meinung haben Unhöflichkeit, Männlichkeit oder irgendwelche mathematischen Künste nichts mit der Definition von Autismus zu tun. Die Forschungsliteratur wirft zudem die Frage auf, ob man die Behinderung überhaupt anhand von bestimmten Verhaltensmerkmalen wie beispielsweise dem schlechten Erkennen zwischenmenschlicher Signale oder einer gehemmten Kontaktaufnahme definieren sollte.[8] Statt auf die von außen wahrnehmbaren und wahrgenommenen Anzeichen von Autismus zu setzen, könnte man auch auf die neurobiologischen Marker und auf das innere Erleben und Leiden schauen, von denen autistische Menschen selbst berichten.

Autismus ist neurologisch bedingt. Er ist eine Entwicklungsstörung, die familiär gehäuft auftritt[9] und offenbar zu großen Teilen vererbbar ist.[10] Die Störung ist jedoch auch *multifaktoriell bedingt*, das heißt, es gibt keine einzelne Ursache: Eine ganze Reihe von Genen scheint mit Autismus in Verbindung zu stehen[11] und das Gehirn jedes autistischen Menschen ist einzigartig und weist seine ganz eigenen Konnektivitätsmuster auf.[12] Autismus ist eine *Entwicklungsstörung*, weil er mit Verzögerungen im Vergleich zum neurotypischen Phasenablauf einhergeht: Im Leben vieler autistischer Menschen braucht die Entfaltung der sozialen und emotionalen Fähigkeiten viel länger als bei Nichtautist:innen.[13] (Dies kann jedoch daran liegen, dass autistische Menschen ihre sozialen und emotionalen Fähigkeiten von Grund auf neu entwickeln müssen, weil die antrainierten neurotypischen Bewältigungsmethoden nicht zur autistischen Informationsverarbeitung passen – dazu später mehr.) Autismus geht mit bestimmten tief im Gehirn sitzenden Unterschieden einher, die in der Art, wie das Gehirn Informationen filtert und interpretiert, Abweichungen vom neurotypischen Standard verursachen.

Bei Autist:innen entwickelt sich der anteriore cinguläre Cortex anders,[14] eine an der Regulierung von Aufmerksamkeit, Entscheidungsfindung, Impulskontrolle und Emotionsverarbeitung beteiligte Hirnregion. Im gesamten Gehirn ist die Entwicklung der Von-Economo-Neuronen (VEN) verzögert und eingeschränkt. Diese Gehirnzellen helfen bei der schnellen, intuitiven Verarbeitung komplexer Situationen.[15] Zudem unterscheiden sich autistische Gehirne von allistischen darin, wie erregbar die Neuronen sind.[16] Sehr einfach ausgedrückt: Unsere Neuronen sind leicht zu erregen und unterscheiden nicht gut zwischen »Störgrößen«, die das Gehirn ruhig ignorieren darf (wie das Tropfen eines Wasserhahns im Nebenraum), und wichtigen Informationen, die unsere volle Aufmerksamkeit verdienen (wie das leise Weinen einer Bezugsperson im Nebenraum). Das bedeutet, dass uns geringfügige Reize ablenken können, während uns starke, wichtige Reize entgehen.

Autistische Gehirne haben einzigartige Verknüpfungsmuster, die von dem abweichen, was normalerweise bei neurotypischen Menschen vorliegt. Das Gehirn eines Neugeborenen ist in der Regel übermäßig vernetzt; ein Großteil der menschlichen Entwicklung besteht darin, unnütze Verbindungen zu kappen und auf der Grundlage von Erfahrenem und Erlerntem effizienter auf die Umwelt zu reagieren. Bei autistischen

Gehirnen hat man jedoch festgestellt, dass einige Regionen während der gesamten Lebensspanne übermäßig vernetzt bleiben, während andere Regionen (relativ gesehen) untervernetzt sein können. Es ist schwierig, diese Verknüpfungsmuster auf einen Nenner zu bringen, da jedes autistische Gehirn ein anderes Muster aufweist, wie Neurobiolog:innen am Weizmann Institute of Science herausgefunden haben. In unseren Gehirnen scheint es tatsächlich mehr Diversität in der Verdrahtung zu geben als in neurotypischen Hirnen, bei denen die Forschung von einem einheitlichen Zurückschneidungsmuster ausgeht.[17] Die Forschenden am Weizmann Institute schließen daraus, dass autistische Gehirne anders auf die Umwelt reagieren. Während neurotypische Gehirne sich leicht an die sensorischen und sozialen Einflüsse der Außenwelt anpassen, scheint die Entwicklung und Beschneidung autistischer Gehirne »gestört« zu sein.[18]

Wir Autist:innen zeigen auch weniger von der in der Neurowissenschaft so genannten *global-to-local interference*[19]: Wir konzentrieren uns gerne auf kleine Details, auch wenn diese nicht mit dem Gesamtbild übereinstimmen, das die nicht autistische Person im Blick hat. Eine Reihe von Studien hat beispielsweise ergeben, dass Autist:innen das Bild eines verzerrten 3-D-Objekts, das in der Realität nicht existieren könnte, viel besser abzeichnen können als Allist:innen.[20] Letztere verwirrte es, dass das Gesamtbild unmöglich und unlogisch war, während sich die Autist:innen einfach auf die einzelnen Linien und Formen konzentrierten, aus denen das Bild bestand, und vom Kleinsten zum großen Ganzen hinarbeiteten. Dieser ausgeprägte Sinn fürs Detail bestimmt die Art und Weise, wie wir uns in sozialen Situationen zurechtfinden: Wir konzentrieren uns auf kleinste Merkmale im Gesicht einer Person, anstatt ihr Aussehen oder ihren emotionalen Ausdruck als Ganzes wahrzunehmen.[21] Dies erklärt, warum viele autistische Menschen an Prosopagnosie leiden (der Unfähigkeit, Gesichter zu erkennen)[22] und Emotionen in den Gesichtern von neurotypischen Menschen nicht gut erkennen können.

Zusammenfassend lässt sich sagen, dass autistische Menschen in der Regel die folgenden Eigenschaften aufweisen:

- Wir reagieren selbst auf kleine Umgebungsreize übermäßig stark.
- Uns fällt es schwer, zwischen Informationen oder Sinneseindrücken, die ignoriert werden müssten, und Daten, die sorgfältig geprüft werden sollten, zu unterscheiden.
- Wir konzentrieren uns stark auf Details und nicht auf das »große Ganze«.
- Wir denken mit Absicht stark analytisch.
- Unser Entscheidungsprozess ist eher methodisch als effizient; wir verlassen uns nicht auf vage Annahmen oder Bauchgefühle.
- Die Verarbeitung einer Situation kostet uns mehr Zeit und Energie als eine neurotypische Person.

Nachdem ich nun einige der neurologischen Marker erwähnt habe, die mit Autismus in Zusammenhang stehen, ist mir folgende Klarstellung wichtig: Dass eine Behinderung biologische Marker aufweist, bedeutet nicht, dass sie »echter« oder legitimer ist als eine Behinderung, die man nur am Verhalten erkennen kann. Und Autismus wird immer noch anhand des Verhaltens und der Schwierigkeiten, mit denen autistische Personen konfrontiert sind, diagnostiziert, nicht anhand eines Gehirnscans. Die Tatsache, dass Autismus neurologische Anzeichen hat, macht ihn nicht zu einer angenehmeren Behinderung als beispielsweise eine Essstörung oder eine Suchterkrankung. Man kann daraus auch nicht schließen, dass Autist:innen dazu verdammt sind, auf eine bestimmte Art zu funktionieren oder immer zu kämpfen.

Zwar ist es in vielerlei Hinsicht hilfreich, die biologischen Gründe für das Anderssein bestimmter Menschen zu verstehen, aber wenn man eine Behinderung auf ihre physischen »Ursachen« reduziert, wird es gefährlich. Es kann Menschen dazu verleiten, unsere biologische Disposition als schicksalhaft gegeben zu erachten und zu glauben, wir wären weniger wert als neurotypische Menschen, ohne daran etwas ändern zu können. Tatsächlich deuten Forschungsergebnisse darauf hin, dass Menschen, die Behinderungen wie Depressionen und ADHS als rein biologisch ansehen, Betroffene stärker diskriminieren und nicht weniger.[23] Die Vorstellung, dass Menschen mit einer bestimmten Behinderung *nicht anders sein können, als sie sind,* ist entmenschlichend und einengend, selbst wenn manche darin auch etwas Befreiendes und Bestätigendes sehen.

Wenn die Gesellschaft sich damit auseinandersetzt, eine marginalisierte Gruppe zu akzeptieren, wird diese Akzeptanz oft mit dem Argument des Angeborenseins ummantelt. So setzten sich in den frühen 2000er-Jahren etwa viele Heterosexuelle vor allem deshalb für homosexuelle Menschen ein, weil Homosexualität ja keine bewusste Entscheidung sei, sondern Betroffene eben nicht anders könnten, als so zu sein. Zu dieser Zeit gab es viele populärwissenschaftliche Artikel über die Suche nach dem »Homo-Gen«[24] oder über die These, dass bestimmte hormonelle Einflüsse den Fötus im Mutterleib für Homosexualität prädisponieren könnten. Heute sind die biologischen Ursachen von Homosexualität kein großes Thema mehr. Zumindest in den Vereinigten Staaten ist sie inzwischen so weit akzeptiert, dass queere Menschen ihr Wesen nicht mehr damit rechtfertigen müssen, dass sie nichts dafürkönnen. Sollte sich jemand frei dafür entscheiden, homosexuell zu sein, wäre das kein Problem, weil diese Lebensform als gut akzeptiert ist. Und genauso verdienen wir Autist:innen nicht deshalb Akzeptanz, weil wir nichts für die Beschaffenheit unserer Gehirne können, sondern weil es okay ist, Autist:in zu sein.

Autismus geht mit einer deliberativen Verarbeitungsweise einher. Wenn wir Autist:innen die Welt verstehen wollen, verlassen wir uns in der Regel eher auf Logik und Vernunft als auf Emotionen oder Intuition. Wir vertiefen uns in sämtliche Vor- und Nachteile, und zwar mitunter exzessiv, weil wir nicht wissen, wo die Grenze zwischen wichtigen und unwichtigen Variablen zu ziehen ist. Wir gewöhnen uns nicht so schnell an bestimmte Situationen oder Reize wie andere Menschen. Darum durchdenken wir selbst bekannte Situationen oft so, als wären sie für uns völlig neu.[25] Weil all dies viel Energie, Konzentration und Zeit erfordert, sind wir schnell erschöpft und überfordert. Allerdings macht uns dies auch weniger anfällig für Fehler. Experimente haben ergeben, dass autistische Menschen sich weitaus weniger zu Vorurteilen verleiten lassen als allistische Menschen.[26] Nehmen wir zum Beispiel dieses relativ einfache Problem:

Schläger und Ball kosten zusammen 1,10 Dollar. Der Schläger kostet 1 Dollar mehr als der Ball. Wie viel kostet der Ball?

In experimentellen Studien beantworten über 80 Prozent der nicht autistischen Menschen die Frage falsch. Sie nehmen die Frage schnell auf, verlassen sich auf ihr Bauchgefühl und geben an, dass der Ball 10 Cent kosten muss.[27] Dabei lautet die richtige Antwort, dass der Ball 5 Cent kostet und der Schläger 1 Dollar mehr, also 1,05 Dollar, was zusammen 1,10 Dollar ergibt. Man braucht einen Augenblick länger, um durch gründliches Nachdenken die naheliegende (und falsche) Lösung zu verwerfen und die richtige herauszufinden. Die Denkweise der meisten allistischen Menschen bevorzugt im Normalfall aber das Naheliegende. Autistische Menschen dagegen verarbeiten Informationen nicht intuitiv und neigen nicht zu naheliegenden Lösungen. Stattdessen müssen sie die gestellte Frage sorgfältig aufschlüsseln. Und dadurch ist die Wahrscheinlichkeit höher, dass sie auf die richtige Lösung stoßen.

Diese langsame, bedächtige, *deliberative* Art der Verarbeitung hat jedoch auch ihre Nachteile. Nicht immer erkennen wir Ironie oder implizite Botschaften, die nicht explizit ausgesprochen werden, weil sie »selbstverständlich« sind. Allistische Menschen werfen uns oft vor, dass wir zu viel nachdenken oder zu langsam und zögerlich antworten. Was uns auch überfordert, sind Berge von Informationen, die neurotypische Menschen viel einfacher ignorieren können.

Autist:innen verarbeiten ihre Umwelt vom Detail her. Wenn ich Autismus als Behinderung und menschliche Eigenart in einem Satz zusammenfassen müsste, dann am besten so: Wir verarbeiten Informationen sorgfältig, systematisch und vom Detail her zum Ganzen. Im Gegensatz dazu erfassen allistische Menschen die Welt eher vom Ganzen her. Sie betreten eine neue Umgebung, beispielsweise ein unbekanntes Restaurant, werfen einen kurzen Blick in die Runde und ziehen daraus vernünftige Schlüsse darüber, wie man dort bestellt, wo man Platz nimmt, was von der Bedienung zu erwarten ist und sogar wie laut man sprechen sollte. Ihr Gehirn bewertet sofort Geräusche, Lichter und andere Reize und passt sich entsprechend an. Sie bemerken den lärmenden Flipperautomaten in der Ecke vielleicht kurz, gewöhnen sich aber sogleich daran und können ihn ignorieren. Wenn die Bedienung kommt, können sie wahrscheinlich ohne große Schwierigkeiten mit ihr reden, selbst wenn diese etwas Unerwartetes sagt oder die gewählte Speise ausverkauft ist. Sie sind nicht auf auswendig gelernte Dialoge angewiesen und müssen nicht jede einzelne Information, auf die sie stoßen, erst sorgfältig analysieren, um sie zu verstehen. Sie können improvisieren.

Wir Autist:innen hingegen verlassen uns bei unseren Entscheidungen nicht auf vorschnelle Annahmen oder Vermutungen. Wir verarbeiten jede Einzelheit unserer Umgebung separat und bewusst und halten nur sehr wenig für selbstverständlich. Wenn wir noch nie in einem bestimmten Restaurant waren, kann es sein, dass wir einige Zeit brauchen, um zu verstehen, wie es aufgebaut ist oder wie die Bestellung funktioniert. Wir benötigen eindeutige Hinweise darauf, ob man sich in diesem Lokal einfach hinsetzt und bedient wird oder ob man am Tresen bestellen muss, was man haben möchte. (Viele von uns verschleiern diesen Umstand, indem sie vor dem Betreten eines Restaurants erst einmal eingehend darüber recherchieren.) Unser sensorisches System nimmt jede Lichtquelle, jedes Lachen und jeden Geruch in dem Lokal einzeln wahr, anstatt alles zu einem zusammenhängenden Ganzen zu verschmelzen. Um mit Unvorhersehbarkeiten zurechtzukommen, klopfen wir unsere Erfahrungen auf Muster ab und prägen uns Regeln ein: *Wenn die Bedienung X sagt, antworte ich mit Y.* Passiert etwas Unerwartetes, müssen wir erst genau durchdenken, wie wir am besten darauf reagieren. Zu viel Veränderung kann dazu führen, dass wir vollkommen erschöpft sind oder Angst bekommen.

Autismus betrifft jeden Bereich im Leben. Natürlich können viele Nichtautist:innen einige der Gefühle und Empfindungen, die ich gerade beschrieben habe, nachempfinden. Es gibt einen Unterschied zwischen *allistisch*, also nicht-autistisch, und *neurotypisch*, was bedeutet, dass keine psychische Erkrankung oder kognitive Einschränkung vorliegt. Eine allistische Person mit Sozialphobie fühlt sich in vollen Bars und Restaurants womöglich ebenso überfordert wie Autist:innen. Jemand mit posttraumatischer Belastungsstörung kann durch einen lauten Flipperautomaten ähnlich aus der Fassung gebracht werden. Der Unterschied zwischen diesen Störungen und Autismus besteht darin, dass Autismus eine kognitive und sensorische Anomalie ist, die jeden Lebensbereich betrifft. Bei einer Person mit Sozialphobie ist beispielsweise jedoch nicht davon auszugehen, dass sie das Klopfen des Heizkörpers nicht aushält, wenn sie allein zu Hause ist (es sei denn, sie ist auch autistisch oder hat eine Sinnesverarbeitungsstörung).

Weil die neuronalen und kognitiven Merkmale des Autismus so tiefgreifend sind, betreffen sie fast jeden Aspekt von Körper und Hirn. Sie haben Einfluss auf Koordination und Muskeltonus, auf die Fähigkeit, Emotionen vom Gesicht eines Menschen abzulesen, auf die Kommunikationsfähigkeiten, die Reaktionszeit und sogar auf die Wahrnehmung von Schmerz oder Hunger.[28] Wenn ich zum Beispiel jemandem ins Gesicht sehe, merke ich nicht einfach, dass es »Fröhlichkeit« oder »Trauer« ausstrahlt. Ich erkenne winzige Veränderungen in den Augen, auf der Stirn, um den Mund, in der Atmung und in der Körperhaltung, die ich dann mühsam zusammensetzen muss, um aus der Faktenlage darauf zu schließen, wie sich mein Gegenüber wohlfühlt. Doch oft sind es zu viele widersprüchliche Daten. Wenn ich nicht die Energie habe, den emotionalen Ausdruck anderer sorgfältig zu verarbeiten, dann sind sie für mich unergründlich und machen mir Angst.

Autismus kann einen Einfluss darauf haben, wie intensiv wir uns auf eine Aktivität konzentrieren und wie wir Texturen, Geschmäcker und Geräusche wahrnehmen.[29] Er kann mit einer Neigung zu fanatischem Interesse für bestimmte Themen (oft als *Spezialinteressen* bezeichnet)[30] und zur strengen Einhaltung von Regeln einhergehen. Viele von uns können nur schwer Sarkasmus erkennen oder nonverbale Signale deuten. Störungen unserer Gewohnheiten oder Erwartungen können uns in Panik versetzen. Das Erlernen neuer Fähigkeiten kann bei uns viel länger dauern als bei anderen Menschen.

Autismus prägt das Verhalten. Autismus geht mit repetitivem, selbststimulierendem Verhalten einher,[31] das von harmlosem Händewedeln bis zum Blutigkauen der Finger reichen kann. Dieses selbststimulierende Verhalten oder Stimming ist ein wichtiges Mittel zur Selbstregulierung. Es beruhigt bei Angst- oder Stressgefühlen und hilft, Freude und

Begeisterung auszudrücken. Es gibt vielerlei Möglichkeiten, Stimming zu betreiben, und es lassen sich damit alle fünf Sinne ansprechen. Einige von uns stimulieren sich durch *Echolalie*, das Wiederholen von Wörtern, Lauten oder Phrasen, die sich gut anfühlen, wenn sie in der Kehle vibrieren. Andere aktivieren ihr *propriozeptives System* (das Nervensystem, das die Körperbewegungen wahrnimmt), indem sie auf und ab springen oder vor und zurück schaukeln, Lollis lutschen, an Duftkerzen riechen, Lavalampen anstarren, Aufnahmen von Regen und Donner hören. Bis zu einem gewissen Grad stimulieren sich alle Menschen (sonst wären Fidget Spinner vor einigen Jahren nicht so beliebt geworden), aber autistische Menschen stimulieren sich häufiger, repetitiver und intensiver als neurotypische Menschen.

Repetitivität ist laut dem Leitfaden *Diagnostic and Statistical Manual of Mental Disorders* (DSM) ein wesentliches Merkmal autistischen Verhaltens. Und es stimmt, dass viele von uns ein Verlangen nach der Beständigkeit haben, die in Wiederholungen liegt. Da wir die Außenwelt als so unberechenbar empfinden, schätzen wir gleichbleibende Routinen. Wir essen gerne immer wieder die gleichen Gerichte oder mögen nur eine begrenzte Auswahl an Lebensmitteln (in der Community manchmal als *samefoods* bezeichnet). Wir fixieren uns übermäßig auf Aktivitäten, die uns Freude bereiten, und können uns so sehr darein vertiefen, dass wir Essen oder Bewegung darüber vergessen. Wir sprechen Sätze aus Film und Fernsehen nach, weil sie uns helfen, »normales« Sozialverhalten nachzuahmen, weil uns eigene Worte für unsere Gefühle fehlen oder weil sich die Schwingung der Stimmbänder einfach angenehm anfühlt. Auch unsere Spezialinteressen können als repetitives Verhalten angesehen werden. Viele von uns schauen ständig dieselben Filme an oder sammeln weit mehr Fakten über ihre Lieblingsthemen, als eine allistische Person es tun würde.

Für viele maskierte Autist:innen ist ihr repetitives Verhalten jedoch etwas, das geheim bleiben muss. Wenn jemand viel an den Fingern kaut oder immer wieder dieselben drei Töne vor sich hin summt, fällt das auf und die Person wird ausgelacht. Wirkt jemand allzu besessen von einem seltsamen Thema (wie etwa Bestattungswesen), kann dieser Enthusiasmus andere abschrecken, sodass sie auf Distanz gehen. Die meisten von uns müssen ihr Stimming und ihre Spezialinteressen also irgendwie verbergen. So können wir beispielsweise heimlich einen Blog über unser Interessengebiet führen oder unsere Energie auf sozial akzeptierte Weise loswerden, indem wir eine Langstrecke laufen oder ständig am Handy herumspielen.

Autistische Menschen sind gefährdet. Der autistische Forscher und Aktivist Timotheus Gordon Jr. ist der Gründer der Initiative Autistics Against Curing Autism Chicago. Er berichtete mir, dass er die Entscheidung, ob und wie er sich stimuliert, stark davon abhängig macht, in welchem Stadtviertel er sich befindet und wie die Menschen dort wahrscheinlich reagieren würden. »Wenn ich in bestimmten Gegenden in Chicago oder im Großraum Chicago bin, kann ich meine Kopfhörer nicht aufsetzen, um Musik zu hören«, sagte er, »sonst werde ich womöglich ausgeraubt. Oder wenn ich auf der Straße mein Fidget-Spielzeug benutze, könnten Polizisten oder Leute in meiner Nähe mich für ziemlich sonderbar halten oder glauben, dass ich etwas Illegales tue, und dann könnte ich verhaftet, getötet oder verprügelt werden.«

Timotheus maskiert sein Bedürfnis nach Stimming in bestimmten Situationen durch ein sozial akzeptableres Ventil wie das Titschen eines Basketballs. Als schwarzer Autist muss er oft genau abschätzen, wie die Atmosphäre gerade in seiner Umgebung ist und wie andere auf sein Verhalten reagieren könnten, und sich dann entsprechend verhalten. Einfach er selbst zu sein, geht mit Risiken einher, die er nicht unbedingt in Kauf nehmen möchte.

Autistische Menschen sind einem hohen Gewaltrisiko ausgesetzt und müssen auch negative psychische Folgen fürchten. Wenn selbststimulierendes Verhalten oder andere repetitive Verhaltensweisen nicht offen gezeigt werden können, greifen manche maskierte Autist:innen zwecks Stressabbau zu schädlichen Bewältigungsstrategien. Daher haben Autist:innen ein erhöhtes Risiko für Essstörungen[32], Alkoholismus und Drogenabhängigkeit[33] sowie unsichere Bindungen zu anderen[34]. Sie neigen zur Aufrechterhaltung oberflächlicher Beziehungen, aus Angst, dass andere nicht damit klarkämen, ihr »wahres Selbst« kennenzulernen. Darum ziehen sich manche von anderen Menschen zurück, mit negativen emotionalen und psychologischen Folgen. Und je isolierter sie sind, desto weniger üben sie sich im Umgang mit Menschen, was zu einer Rückkopplungsschleife von sozialer Gehemmtheit und Scham führt.

Autismus korreliert auch stark mit körperlichen Symptomen wie Magen-Darm-Beschwerden[35], Bindegewebserkrankungen[36] und epileptischen Anfällen[37]. Auch ADHS (Aufmerksamkeitsdefizit-Hyperaktivitätsstörung)[38] und Legasthenie[39] treten bei Autist:innen gehäuft auf. Viele haben eine traumatische Vorgeschichte und daher posttraumatische Stresssymptome, außerdem erhöht, wie ich bereits erwähnt habe, lebenslanges Masking das Risiko für Depressionen und Angstzustände.[40] Dies sind einige der häufigsten Erkrankungen, die zusammen mit Autismus auftreten, und später im Buch werden wir weitere Störungen besprechen, die sich mit ihm überschneiden (oder mit ihm verwechselt werden).

Autismus ist eine Neurodivergenz. Autismus ist eine Art des Funktionierens (oder ein *Neurotyp*), die sich von dem unterscheidet, was die Psychologie als normativ oder neurotypisch (NT) definiert. Er ist zudem eine besonders vielfältige und variantenreiche Form der Neurodivergenz; es gibt also viele Möglichkeiten, wie wir für das Abweichen von der Norm bestraft werden. Jeder Fall von Autismus ist ein bisschen anders, und die autistischen Merkmale können sogar sehr gegensätzlich erscheinen. Manche Autist:innen können gar nicht sprechen, andere sind von klein auf unglaublich wortgewandt und verfügen über einen riesigen Wortschatz. Einige können die Emotionen anderer Menschen so leicht erkennen, dass es schon wieder über das Normalmaß hinausschießt, andere sind zwar in der Lage, sich in Tiere oder Gegenstände einzufühlen, aber nicht in Menschen. Und wieder anderen fehlt jegliches emotionale Einfühlungsvermögen.[41] Gemeinsam ist uns aber allen, dass wir voll entwickelte Menschen sind mit der Fähigkeit, für andere zu sorgen und sich ethisch zu verhalten. Es gibt auch Autist:innen ohne Spezialinteressen, dafür sind andere besessen von Dutzenden von Themen. Einige beherrschen allerlei Fertigkeiten, während manche für jede Kleinigkeit in ihrem Dasein Hilfe brauchen. Was uns, ganz allgemein gesprochen, alle verbindet, sind die Verarbeitungsweise vom Detail her zum Ganzen, die sich auf jeden Aspekt unseres Lebens und unseres Umgangs mit der Welt auswirkt, sowie die unzähligen mit dem Anderssein verbundenen praktischen und sozialen Probleme.

Da die gängigen Verhaltensstandards so eng gefasst sind, gibt es viele Möglichkeiten, davon abzuweichen – und eben dafür bestraft zu werden. Häufige Panikattacken sind eine Neurodivergenz, ebenso die Anzeichen einer Essstörung. Wer aufgrund eines Bindungstraumas oder einer unüberwindbaren Angst vor Ablehnung Probleme mit engen Beziehungen hat, ist genauso neurodivergent (und bekommt möglicherweise ein besonders stigmatisierendes Etikett wie Borderline-Persönlichkeitsstörung).

Nach den gültigen, medizinisch geprägten Vorgaben für psychische Erkrankungen kann fast jeder Mensch als gestört oder abnorm angesehen werden – besonders in schweren Lebensphasen mit Depressionen oder versagenden Bewältigungsmechanismen. So gesehen, ist Neurotypik eher eine repressive kulturelle Norm als eine privilegierte individuelle Identität. Im Grunde genommen erfüllt niemand zu jeder Zeit die neurotypischen Normen, und die Starrheit dieser Normen schadet allen.[42] So wie Heteronormativität für heterosexuelle und queere Menschen gleichermaßen schädlich ist, ist Neurotypik für alle Menschen unabhängig von ihrem psychischen Gesundheitszustand von Nachteil.

Autismus ist in unserer Welt nur eine Quelle von *Neurodiversität*. Der Begriff *neurodivers* bezeichnet das breite Spektrum von Menschen, deren Gedanken, Emotionen oder Verhaltensweisen als ungesund, abnorm oder gefährlich stigmatisiert wurden. Das Wort wurde 1999 von der Soziologin Judy Singer geprägt. In ihrer Abschlussarbeit beschrieb sie, wie schwer es ihr gefallen sei, die Behinderungen ihrer Tochter zu verstehen, die sie an ähnliche Merkmale bei ihrer eigenen Mutter erinnert hätten. Als Singer ihre Arbeit verfasste, war wenig über Autismus bekannt, und Erwachsene mit autistischen Zügen wie Singers Mutter (und Singer selbst) erhielten selten eine Diagnose. Singers Tochter bewegte sich offenbar irgendwo zwischen Autismus, ADHS und diversen anderen Behinderungen. Auf jeden Fall passten alle drei Frauen in keine eindeutige Kategorie, was nur verschleierte, wie marginalisert und sozial isoliert sie alle waren. Und obwohl ihre Beschwerden nicht einfach zu benennen waren, bedeutete das ja nicht, dass sie nicht existierten.

Singer schreibt: »Mein Leben als Mutter war ein ständiger Kampf gegen unterschiedliche Glaubenssätze, die alle eines gemeinsam hatten: die Unfähigkeit, sich mit der menschlichen Verschiedenheit abzufinden.«[43]

Singer und ihre Angehörigen waren auf eine Weise behindert, für die niemand eine Bezeichnung hatte, also schuf sie eine: Sie waren neurodivergent und litten darunter, weil die Welt von ihnen verlangte, *neurotypisch* zu sein. Beide Begriffe wurden einige Jahre später vom Journalisten Harvey Blume weiter verbreitet und von zahlreichen Behindertengruppen übernommen. Die Kategorie »neurodivergent« umfasst also unter anderem Menschen mit ADHS, mit Down-Syndrom, mit Zwangsstörungen und mit Borderline-Persönlichkeitsstörung. Ebenso zählen dazu Menschen, die Hirnverletzungen oder Schlaganfälle hinter sich haben, die man als »kognitiv beschränkt« abgestempelt hat oder die keine formelle Diagnose aufweisen können, aber ihr Leben lang als »verrückt« oder »inkompetent« pathologisiert wurden. Wie Singer richtig bemerkte, handelt es sich bei Neurodivergenz nicht wirklich um einen bestimmten, festgeschriebenen, psychiatrisch erklärbaren »Defekt«. Es geht dabei vielmehr um ein Anderssein, das viele Menschen nur schwer verstehen können oder nicht akzeptieren wollen.

Autismus ist vielfältig. Die neurologischen und mentalen Merkmale des Autismus treten bei vielen Menschen auf, äußern sich aber bei allen ein wenig anders. Tatsächlich können sich autistische Züge auf geradezu paradoxe Weise manifestieren. Ich kann mich manchmal so intensiv auf eine Tätigkeit (wie Lesen oder Schreiben) konzentrieren, dass der Rest der Welt völlig in den Hintergrund tritt. Wenn ich hyperfixiert bin, bemerke ich nicht, dass jemand mit mir spricht oder sich Qualm im Zimmer ausbreitet, weil ich vergessen habe, den Ofen auszuschalten. Zu anderen Zeiten bin ich allerdings ein nervöses und leicht ablenkbares Wrack, das nicht einen einzigen Satz in einem Buch zu Ende lesen kann, weil mein Chinchilla im Käfig herumhüpft und die Gitterstäbe klappern. Diese beiden sehr unterschiedlichen Reaktionen haben dieselbe Ursache: die (zumindest im Vergleich zu Nichtautist:innen) Übererregbarkeit der Neuronen und die Wechselhaftigkeit beim Filtern von Reizen. Wir lassen uns leicht durch Umgebungsgeräusche stören, können aber auch schlecht einordnen, wann ein Geräusch tatsächlich unsere Aufmerksamkeit verdient.[44] Ich zwinge mich oft zur

Konzentration auf etwas, indem ich den Rest der Welt ausblende. Vermutlich hat mich das lebenslange Masking auch *hypervigilant* (extrem wachsam) gemacht, ähnlich einer Traumareaktion. Mein sensorisches System scannt gewohnheitsmäßig meine Umgebung, um festzustellen, ob ich allein und damit »sicher« genug bin, um ich selbst zu sein. Traumatisierte Menschen werden oft hypervigilant, was mit erheblichen Sinnesstörungen einhergeht.[45] In der Forschung gibt es auch die Theorie, dass die sensorischen Probleme von Autist:innen zumindest teilweise durch Angst und Hypervigilanz verursacht werden, die wiederum in einer Welt entstehen, die ihre Bedürfnisse verkennt und ihnen oft feindselig begegnet.[46]

Die meisten Menschen wissen, dass es im Fall von Autismus ein breites Spektrum gibt, und das stimmt wirklich: Jeder und jede von uns hat eine einzigartige Konstellation von autistischen Zügen und Merkmalen, die alle unterschiedlich stark ausgeprägt sind. Manche Menschen sind auch subklinisch autistisch, das heißt, sie erfüllen in den Augen von Psychiater:innen vielleicht nicht die Kriterien für eine ärztliche Diagnose, haben aber so viele ähnliche Probleme und Erfahrungen, dass sie in die Community gehören. So werden beispielsweise bei Angehörigen von Menschen mit diagnostiziertem Autismus häufig subklinische Merkmale festgestellt.[47] Was als »subklinisch« gilt, hängt dabei natürlich oft eher vom Vermögen einer Person ab, einer Erwerbstätigkeit nachzugehen und sich an gesellschaftliche Regeln zu halten, als davon, wie sehr sie leidet.

»Jeder Mensch ist ein bisschen autistisch«, bekommen maskierte Autist:innen oft zu hören, wenn sie sich anderen gegenüber outen. Der Satz kann Unbehagen hervorrufen, weil er das Gefühl vermittelt, dass persönliche Erfahrungen heruntergespielt werden. Es ist ähnlich wie bei bisexuellen Menschen, denen gesagt wird: »Ein bisschen bi sind wir ja alle.« Solche Bemerkungen implizieren, dass die Andersartigkeit ja so universell ist, dass niemand deshalb diskriminiert werden kann oder groß darüber reden sollte. Doch unabhängig davon stehen meines Erachtens allistische Menschen mit der Erklärung, jeder und jede sei ein bisschen autistisch, kurz vor einer gravierenden Erkenntnis in ihrem Verständnis von psychischen Störungen: Warum gelten manche Menschen als gestört und andere als völlig normal, obwohl sie genau die gleichen Merkmale aufweisen? Wo ziehen wir die Grenze, und warum tun wir das überhaupt? Wenn mehr Flexibilität am Arbeitsplatz und soziale Toleranz autistischen Menschen zugutekommt, warum sollten wir diese Vorteile dann nicht auch allen anderen gewähren? Autist:innen sind ein normaler Teil der Menschheit und haben Eigenschaften, die auch bei nicht autistischen Menschen beobachtet werden. Also ja, jeder Mensch ist ein bisschen autistisch. Und das ist ein Grund mehr, die Definition dessen, wem wir Würde und Akzeptanz zugestehen, weiter auszuweiten.

Autismus kann bei allen Menschen auftreten, unabhängig von Alter, Klasse, Geschlecht, Ethnie oder anderen Behinderungen. Trotz der unglaublichen Vielfalt im Erscheinungsbild des Autismus und unter Autist:innen hat der Durchschnittsmensch (und sogar viele psychotherapeutische Fachleute) ein bestimmtes Bild im Kopf. Manchmal wird dabei vom »typischen Erscheinungsbild« des Autismus gesprochen, obwohl dies eigentlich eine Fehlbezeichnung ist. Es ist eher ein *stereotyper* Autismus.

»Typischer« Autismus

Der »typische« Autismus zeigt sich bereits in jungen Jahren und führt in der Regel zu einer Diagnose, wenn das Kind ins Grundschulalter kommt. Typische Autist:innen kommunizieren nicht so, wie es die neurotypische Gesellschaft von ihnen erwartet. Manche sind nonverbal oder lernen nur langsam sprechen, oder sie vermeiden es, andere Menschen anzublicken oder sich ihnen zu nähern. Sie offenbaren erkennbar repetitives Verhalten: Sie schaukeln vor und zurück, schlagen sich an den Kopf oder schreien und quieken. Ihre sensorischen Qualen und ihr soziales Überfordertsein bestehen dauerhaft, und sie können ihr Leiden nicht verbergen. Ihre Eltern können mit ihren Meltdowns und Reizüberflutungen nur schwer umgehen und sehen in diesen Reaktionen »Verhaltensprobleme« oder »Ungehorsam«. Sie klagen womöglich darüber, dass ihnen der Autismus ihr einst braves Baby »geraubt« habe. Typische Autist:innen sind wahrscheinlich Jungen, weiß und stammen aus wohlhabenden oder bürgerlichen Familien, die Zugang zu diagnostischen Maßnahmen und therapeutischer

Unterstützung haben (und die oft ziemlich restriktiven Normen für »angebrachtes« Verhalten in der Öffentlichkeit ausgesetzt sind).

In Wirklichkeit sind typische Autist:innen gar nicht so typisch. Die überwiegende Mehrheit verstößt auf die eine oder andere Weise gegen diese unheimlich starren Kriterien.[48] Und das, obwohl alle für Autismus eingesetzten Diagnoseverfahren mit Blick auf wohlhabende, weiße, geschlechtskonforme Jungen entwickelt wurden. Wenn man bedenkt, dass Autismus bei Mädchen nachweislich unterdiagnostiziert ist, ebenso in der schwarzen, indigenen, asiatischen und lateinamerikanischen Bevölkerung,[49] bei von Armut Betroffenen[50] und noch weiteren Gruppen, liegt der Schluss nahe, dass der »typische« Autismus eher noch weniger typisch ist, als die offiziellen Zahlen uns glauben machen wollen.

Die Grenze zwischen »typischem« und »atypischem« Autismus ist ziemlich durchlässig und hat oft mehr mit der gesellschaftlichen Stellung der Betroffenen zu tun als mit der vermeintlichen Ausgeprägtheit ihrer autistischen Züge. Crystal etwa wies alle klassischen Anzeichen von Autismus auf: repetitives Spiel, mangelhaftes Sozialverhalten, selbststimulierendes Verhalten, Konzentrationsschwierigkeiten in der Schule. Aber weil sie nicht wie eine »typische« Autistin wirkte, wurde sie von den meisten Leuten nicht als behindert wahrgenommen. Trotz ihrer Nöte wurde dies von Lehr- und Betreuungskräften nie als Möglichkeit in Betracht gezogen.

»In den Zeugnissen wurde ich als sehr angenehme Schülerin und als *sensibel* beschrieben«, erzählte sie. »Das klang nett, aber gemeint war, dass ich zu viel weinte und schnell gekränkt war, wenn andere Kinder gemein zu mir waren. Dass ich im Matheunterricht abschaltete, sah man nicht als Alarmzeichen dafür, dass ich mich in einen Shutdown zurückzog. Ich war einfach ein verträumtes Mädchen, das manchmal weinte, was für viele der männlichen Lehrer womöglich das weibliche Ideal darstellte.«

Ein *autistischer Shutdown* tritt auf, wenn eine autistische Person so überreizt und gestresst ist, dass sie ihre Umgebung nicht mehr verarbeiten kann.[51] Es ist das stillere, nach innen gekehrte Gegenstück zum *autistischen Meltdown*, der eher mit Weinen, Selbstverletzung oder nach außen gerichteter Aggression einhergeht. Shutdowns sind im Wesentlichen eine Möglichkeit, sich von der Umgebung zu dissoziieren. Das kann so aussehen, dass die Person plötzlich einzuschlafen scheint, nicht mehr reagiert oder irgendwie weggetreten wirkt (so wie im Fall von Crystal). Crystal vermutet, dass ihre Shutdowns bei ihr anders bewertet worden wären, wenn sie ein autistischer Junge gewesen wäre. Von Jungen wird erwartet, dass sie handlungsfähig und selbstsicher sind und sich aktiv mit der Welt auseinandersetzen. Wäre Crystal als Junge unansprechbar und depressiv geworden, hätte dies möglicherweise zu einer frühzeitigen Intervention geführt und wäre nicht zu einem Familiengeheimnis geworden, das nie jemand ansprach. Stattdessen ermahnten Crystals Eltern sie, sie solle »nicht so komisch« sein, gerade sitzen und »freundlich schauen«. Wenn sie vor Verwirrung und Frustration zusammenzubrechen drohte und weinen wollte, wurde sie ebenfalls aufgefordert, diesen Drang zu unterdrücken.

»Ich machte mich ganz klein und verlangte nie etwas, so konnte ich verhindern, dass man mich zu oft als sehr sensibel bezeichnete«, sagte sie. »Und wenn ich in irgendwas schlecht war, dann ging ich einfach davon aus, dass ich nie gut darin sein würde. Lieber nicht um Rat fragen.«

Jetzt, da sie weiß, dass sie Autistin ist, versucht Crystal, diese tief sitzenden Glaubenssätze zu verändern. Sie möchte so weit kommen, dass sie sich nicht mehr dafür entschuldigt, wenn sie weint, und dass sie Stress nicht mehr nur durch Abschottung bewältigt. Sie möchte sich ein Leben aufbauen, das dazu passt, dass eine 20- oder 30-Stunden-Woche das Äußerste ist, was sie schaffen kann. Und sie möchte sich wieder der Mathematik zuwenden und mit jemandem lernen, der nicht wertet und der ihr alles klar und geduldig erklärt, ohne Andeutungen, versteckte Bedeutungen oder latenten Sexismus.

»Ob ich eines Tages rückblickend sagen kann, dass die ganzen Eigenschaften, die ich an mir hasse, eigentlich meine größten Stärken sind?«, überlegte sie. »Ich weiß es nicht. Irgendjemand hätte mir das schon früher sagen sollen. Aber ich muss akzeptieren lernen, was passiert ist. Noch kann ich es nicht wirklich. Noch bin ich zu wütend.«

Wie viele, die erst vor Kurzem erfahren haben, dass sie Autist:innen sind, ist Crystal erst einmal mit ihrer neu entdeckten Identität beschäftigt und kämpft damit, wie unfair sie in der Vergangenheit behandelt worden ist. Es gibt eine ganze Menge autistischer Menschen, die auf diese Weise ausgegrenzt und entfremdet werden, und in den nächsten Kapiteln werden wir noch viele kennenlernen. Aber zuerst müssen wir uns damit befassen, warum es dieses Bild des typischen Autismus gibt.

Warum gelten vor allem weiße Jungs mit Eisenbahnfimmel als Autisten?

Die Autist:innen, die sich am meisten verstellen müssen, sind in der Regel diejenigen, bei denen aufgrund von Geschlecht, ethischer Herkunft, sozioökonomischem Status oder anderen Faktoren keine Diagnose gestellt wird. Angehörige dieser Gruppen werden auch dazu erzogen, umgänglicher und netter zu sein als weiße männliche Vergleichspersonen. So hat die entwicklungspsychologische Forschung wiederholt festgestellt, dass Lehrkräfte und Eltern selbst kleine Akte von spielerischer Aggression bei Mädchen als »unangemessen« empfinden, sie unterbinden und bestrafen. Mädchen werden zum Beispiel getadelt, wenn sie Spielzeuge gegeneinanderschlagen. Den meisten Jungen ist es hingegen erlaubt, beim Spielen grob und manchmal sogar gewalttätig zu werden.[52] Weil Mädchen viel strengeren sozialen Normen unterliegen als Jungen, lernen sie auch früher, ihre schwierigen, »aggressiven« oder störenden autistischen Züge zu verbergen. Ähnliche Dynamiken spielen bei autistischen People of Color (PoC) und Transmenschen jeglicher Identität eine Rolle sowie bei anderen maskierten Autist:innen.[53]

Lange Zeit glaubte die Autismusforschung, dass die Erkrankung bei PoC und Mädchen weniger schwerwiegend und seltener sei. Auch heute nehmen noch einige an, dass »weiblicher Autismus« weniger gravierend ist, obwohl die meisten Fachleute anerkennen, dass Angehörigen dieser marginalisierten Gruppen einfach nicht so viel sozialer Spielraum eingeräumt wird, um sonderbar oder störend zu sein, und dass dieselben Eigenschaften bei einem Jungen anders bewertet werden würden.[54] Unabhängig davon bleiben die Folgen der Unsichtbarmachung von autistischen Mädchen, Transmenschen, Nichtbinären und anderen marginalisierten Bevölkerungsgruppen bestehen.

Die Vorstellung, Autismus sei eine »Jungenkrankheit«, reicht bis in die Zeit zurück, als die Erkrankung um die Wende zum 20. Jahrhundert erstmals beschrieben wurde. Hans Asperger und andere frühe Autismusforscher untersuchten zwar auch Mädchen, ließen sie aber in der Regel in ihren veröffentlichten Forschungsberichten außen vor.[55] Besonders Asperger vermied es, über autistische Mädchen zu schreiben, denn er wollte bestimmte intelligente und »hochfunktionale« autistische Menschen als »wertvoll« für die Nazis darstellen, die Österreich eingenommen hatten und mit der massenhaften Vernichtung Behinderter begannen. Wie Steve Silberman in seinem ausgezeichneten Buch *Geniale Störung. Die geheime Geschichte des Autismus und warum wir Menschen brauchen, die anders denken* beschreibt, wollte Hans Asperger die »hochfunktionalen« autistischen Jungen, die er kennengelernt hatte, vor den Todeslagern der Nazis bewahren. Silberman erwähnt dies durchaus anerkennend: Asperger habe als Wissenschaftler keine andere Wahl gehabt, als mit dem faschistischen Regime zu kollaborieren und dabei so viele Kinder wie möglich zu retten. In jüngerer Zeit entdeckte Dokumente belegen jedoch, dass Asperger weitaus mehr Mitschuld an der Tötung behinderter Kinder durch die Nazis trug als bisher angenommen.[56] Zwar hatte er ein Herz für intelligente Autist:innen vom Typ »kleiner Professor«, aber solche mit auffälligeren Beeinträchtigungen schickte er wissentlich in die Vernichtungslager.

Geprägt von eugenischen Ideen, die nur denjenigen Rechte zusprachen, die für die Gesellschaft »wertvoll« waren, beschrieb Asperger Autismus als ein Problem intelligenter, aber schwieriger Jungen, die in der Regel aus wohlhabenden Familien stammten. Mädchen mit Behinderungen galten als entbehrlicher und wurden daher in der Forschung nicht berücksichtigt.[57] Nicht weiße Autist:innen wurden von Asperger und den meisten seiner Zeitgenoss:innen überhaupt nicht untersucht, auch nicht von Forscher:innen, die in ethnisch vielfältigeren Ländern wie den Vereinigten Staaten tätig waren. Die Existenz von LGBTQ-Autist:innen wurde ebenfalls ignoriert. Tatsächlich war der Entwickler der ersten »Behandlung« für Autismus, nämlich der ABA-Methode (*Applied Behavior Analysis* oder *angewandte Verhaltensanalyse*), ausgerechnet Ole Ivar Lovaas, der auch die antischwule »Konversionstherapie« erfand.[58] Dieses Erbe macht

LGBTQ-Autist:innen noch immer das Leben schwer, die sich sowohl im queeren Mainstream als auch in Autismusgruppen oft fehl am Platz fühlen.[59]

Da in den frühen Publikationen in englischer wie in deutscher Sprache nur autistische Jungen beschrieben wurden, kamen damals einige Psychiater zu dem Schluss, dass die Störung durch ein »extrem maskulines Gehirn« verursacht würde.[60] Autist:innen seien angeblich zu analytisch, zu rational und zu individualistisch, um selbstständig in der Gesellschaft zu funktionieren. Diese Sichtweise floss in die Formulierung aller diagnostischen Richtlinien ein und führte zu einer Jahrzehnte andauernden Rückkopplungsschleife: Bei den diagnostizierten Autist:innen handelte es sich in erster Linie um wohlhabende weiße Jungen, und diese Jungen setzten weiterhin den Maßstab dafür, was als Autismus galt und wie er in den folgenden Studien betrachtet wurde.[61] Die wenigen weißen Mädchen, bei denen eine Diagnose gestellt wurde, wiesen einen deutlich »maskulin« wirkenden Autismus auf. Nicht weiße Autist:innen wurden stattdessen als aufsässig, asozial oder schizophren eingestuft – alles Störungen, mit denen man sie leichter einsperren oder zwangseinweisen konnte.[62]

Ein Jahrhundert später bestehen immer noch massive geschlechtsspezifische und ethnisch bedingte Unterschiede bei der Autismusdiagnose. Seit Jahrzehnten übersteigt die Zahl autistischer Jungen die der Mädchen um das Vierfache.[63] Mädchen wie Crystal werden nach wie vor gern übersehen. Ihnen werden Untersuchungen verweigert, weil sie zu brav und nett sind, um »wirklich« autistisch zu sein. Autistische Transpersonen und PoC werden ähnlich ausgegrenzt.[64] Wenn jemand aus diesen Gruppen die eigene Identität entdeckt und sich outet, bekommt er schnell gesagt, er »wirke nicht autistisch«.

In den Medien ist fast jede autistische Figur ein weißer Mann mit monotoner Stimme, schlechten Manieren und einem Hang zur Naturwissenschaft. Man denke an das jähzornige Genie Rick aus *Rick and Morty*[65], den superkompetenten, aber kühlen Shaun Murphy aus der ABC-Serie *The Good Doctor* oder den nerdigen und arroganten Sheldon Cooper aus *The Big Bang Theory*. In dieser kulturellen Landschaft gibt es wenig Platz für Autist:innen, die sensibel, emotional ausdrucksstark, künstlerisch begabt oder nicht an guten Noten interessiert sind. Autismus wird so sehr mit unangenehmen Charaktereigenschaften verknüpft, dass viele damit nichts zu tun haben wollen und ihre Diagnose durch übertriebene Nettigkeit und Konfliktscheue kompensieren. Erst nach jahrelangem Dazulernen und Begegnungen mit Gegenbeispielen erkennen sie, dass Autismus nicht die emotionslose, roboterähnliche Wesensart ist, als die er oft dargestellt wird.

Diese weit verbreiteten Fehlannahmen und oberflächlichen Klischees können einen starken Einfluss darauf haben, wie autistische Menschen sich selbst sehen und welche Eigenschaften sie zu verbergen suchen.

Für die folgende Übung sollst du darüber nachdenken, welche Botschaften über Autismus du als Kind gehört hast und wie diese deine Selbstwahrnehmung und deine Maske geprägt haben. Aus Gründen, auf die wir in den nächsten Kapiteln näher eingehen werden, wird die Maske autistischer Menschen in der Regel von den autistischen Zügen geprägt, die sie am meisten zu hassen oder zu fürchten gelernt haben.

Autismusklischees

Wie haben sie dich beeinflusst?

1. Denke an Darstellungen autistischer Personen, die du im Kino oder im Fernsehen gesehen hast. Nenne, wenn du kannst, ein paar dieser Figuren, die dir im Gedächtnis geblieben sind.
2. Suche dir ein paar autistische Figuren (oder als autistisch dargestellte Figuren) aus und beschreibe sie mit drei bis fünf Worten. Ich würde zum Beispiel Dustin Hoffmans Rain Man als distanziert, inselbegabt und hilfebedürftig beschreiben.

   Figur: ________________ Eigenschaften: ______________________

   Figur: ________________ Eigenschaften: ______________________

   Figur: ________________ Eigenschaften: ______________________
3. Vervollständige den Satz: Bevor ich mehr darüber erfahren habe, nahm ich an, alle autistischen Menschen seien __________, ___________ und ____________.
4. Inwiefern unterscheidest du dich von diesen Autismusdarstellungen?
5. Hat dir schon einmal jemand gesagt, dass du »gar nicht autistisch wirkst« oder dass du »unmöglich autistisch sein kannst«? Was hat dein Gegenüber wohl damit gemeint? Wie hat es sich angefühlt, das zu hören?

Heutzutage gibt es durchaus auch andere Darstellungen von autistischen Menschen. Abed Nadir in der Sitcom *Community* ist ein palästinensischer Muslim mit scharfem Witz und großer Filmleidenschaft, er tritt aber auch klischeehaft unterkühlt auf und lächelt selten. In dem beliebten Multiplayer-Spiel *Overwatch* ist Symmetra eine selbstbewusste autistische Inderin, die ihre Gegner mit von ihr erfundenen Geschütztürmen abschießt. Beth Harmon aus der Netflix-Serie *Das Damengambit* ist eine schöne, suchtkranke Schachspielerin mit autistischen Zügen. Mir sind erst ab Ende 20 solche Figuren aufgefallen, als ich bereits um meinen eigenen Autismus wusste, im wirklichen Leben viele Betroffene kennengelernt hatte und nach Darstellungen suchte, die nicht dem Bild des unglücklichen weißen Genies entsprachen. Dass ich mein Wissen darüber, was Autismus alles sein kann, erweiterte und vertiefte, war absolut notwendig, um mich selbst zu verstehen und langsam Selbstliebe und Akzeptanz aufzubauen. Für viele der maskierten Autist:innen, die ich für dieses Buch interviewt habe, war es ähnlich wichtig, solche »atypischen« Autist:innen unterschiedlicher Herkunft kennenzulernen, die mit den Klischee brechen.

Du glaubst, Autist:in zu sein?

Maskierte Autist:innen sind eigentlich überall zu finden – allerdings sind sie von Natur aus sozial eher unsichtbar. Man begegnet ihnen selbst in Bereichen, die man nicht unbedingt mit stereotypisch autistischem Verhalten in Verbindung bringen würde, etwa im Vertrieb, im Dienstleistungssektor und in der Kunst. Da sich so viele eher abgrenzen und zurückziehen, fallen sie nicht unbedingt als sozial unbeholfen auf, zumindest nicht so, dass es Verdacht erregen würde. Viele erleben sensorische Probleme, Angstzustände, Meltdowns und lähmende psychische Symptome, schieben davon jedoch so viel wie möglich in ihr Privatleben. So können die ausgeklügelten Bewältigungsmechanismen und Tarnmanöver die Illusion erzeugen, dass keine Hilfe nötig ist. Der Preis dafür ist allerdings oft, auf Lebensbereiche zu verzichten, in denen vielleicht Unterstützung gebraucht würde. Möglicherweise meiden sie Beziehungen, brechen anstrengende Studiengänge ab, umgehen Berufsfelder, die Networking und Geselligkeit erfordern, oder halten sich vollständig von körperlichen Aktivitäten fern, weil sie sich im Körper so fremd und unkoordiniert fühlen. Die meisten werden von dem Gefühl verfolgt, dass in ihrem Leben etwas »nicht stimmt« oder »fehlt« – dass sie, um bestehen zu können, viel mehr von sich selbst aufgeben müssen als andere Menschen und dafür viel weniger zurückbekommen.

Da Autismus so stark unterdiagnostiziert ist, lässt sich nur schwer abschätzen, wie weit verbreitet der Neurotyp wirklich ist. Wir wissen jedoch, dass die Diagnoserate kontinuierlich steigt, weil das allgemeine Bewusstsein für die Behinderung zugenommen hat und die Diagnoseverfahren ein kleines bisschen erweitert worden sind. Im Jahr 2020 wurde bei 1 von 54 Kindern in den USA Autismus diagnostiziert, vier Jahre zuvor war es noch 1 von 68. In den 1990er-Jahren gab es die Diagnose nur bei 1 von 2500 Kindern.[66] Der Aufwärtstrend scheint ungebrochen, denn alles deutet darauf hin, dass die Erkrankung bei Frauen, Transmenschen, People of Color, Armutsbetroffenen und Menschen ohne Zugang zu Vorsorgeuntersuchungen und Therapien immer noch stark unterschätzt wird. In den Vereinigten Staaten haben bis zu 50 Prozent aller Menschen, die psychologische Unterstützung benötigen, keinen Zugang dazu,[67] sodass von einem wirklich massiven Mangel an validen Diagnosen ausgegangen werden kann.

Prozentsatz der jährlichen Autismusdiagnosen
bei Kindern in den USA*

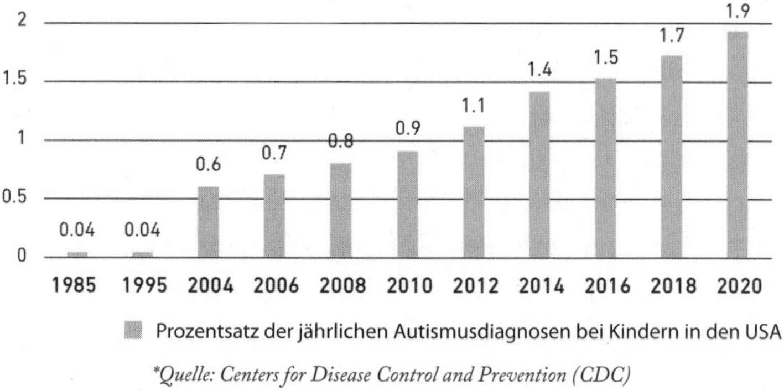

**Quelle: Centers for Disease Control and Prevention (CDC)*

Aus all diesen Daten lässt sich schließen, dass mindestens die Hälfte aller autistischen Menschen in den Vereinigten Staaten derzeit keine Diagnose bekommt. Und das ist eine vorsichtige Schätzung, die auf der Annahme basiert, dass jede autistische Person mit Zugang zu einem Therapieangebot tatsächlich eine korrekte Diagnose erhält – was erwiesenermaßen nicht der Fall ist. Zu bedenken ist auch, dass Autismus oft bereits in der Familie vorkommt und jedes in der Tabelle aufgeführte diagnostizierte autistische Kind wahrscheinlich Angehörige hat, die Merkmale des Autismusspektrums aufweisen. In meiner Familie haben fast alle Mitglieder irgendwelche autistischen Züge und können als zugehörig zur Autismuscommunity betrachtet werden, auch wenn manche von ihnen nach offiziellen Kriterien nicht als autistisch gelten oder sich lieber nicht als behindert identifizieren würden.[68]

Da du dieses Buch liest, vermutest du wahrscheinlich, dass du selbst oder jemand, den du kennst, maskiert autistisch oder anderweitig neurodivergent ist. Ich schreibe seit vielen Jahren über meinen Weg der autistischen Selbstfindung, und immer wenn ich online etwas darüber poste, werde ich mit Nachrichten von Menschen überschüttet, die sich fragen, ob sie zu den Betroffenen zählen, und die von mir wissen wollen, wie sie es herausfinden können. Meistens lautet die erste Frage: Wie kann ich mich auf eine Autismus-Spektrum-Störung testen lassen? Meine Antwort darauf besteht aus drei Fragen:

1. Übernimmt deine Krankenkasse einen Autismustest?
2. Gibt es in deiner Nähe Fachleute, die auf Autismusdiagnose spezialisiert sind und bereits nachweislich erfolgreich mit autistischen Erwachsenen arbeiten?
3. Was erhoffst du dir von einer Diagnose?

Die erste und zweite Frage sind leicht zu beantworten. Während in den Vereinigten Staaten viele Krankenversicherungen keine Autismusdiagnostik bei Erwachsenen bezahlen,[69] ist dies in Deutschland durchaus der Fall. Da der von spezialisierten Fachleuten begleitete Diagnoseprozess in der Regel mehrere Tests, Screenings und sogar Gespräche mit der Familie und dem Freundeskreis der autistischen Person umfasst, wäre dies ohne Übernahme durch eine Versicherung ein immens kostenintensives Vorgehen, das nur wenige sich leisten könnten.[70,71]

Doch auch wenn eine Untersuchung bezahlt wird, kann es (sogar in Deutschland[72]) schwierig bis unmöglich sein, eine Fachkraft zu finden, die weiß, wie man autistische Erwachsene diagnostiziert. Meine Freundesperson Seb (Mitte 20) hat sich in Großbritannien untersuchen lassen und wurde Tests unterzogen, die eindeutig für Kleinkinder konzipiert waren. So wurde Seb gebeten, Spielzeuge auf einem Tisch anzuordnen und sich Geschichten dazu auszudenken (dies ist Teil eines gängigen Diagnoseverfahrens namens ADOS *[Autism Diagnostic Observation Schedule]*, das für die Anwendung bei Kindern entwickelt wurde).[73] Sebs Mutter wurde ein Fragebogen ausgehändigt, und Seb durfte sich nicht ansehen, was sie ausgefüllt hatte. Sier wurde während der ganzen Prozedur völlig entmündigt. Einige Menschen, die ich für dieses Buch interviewt habe, berichten, dass sie von mehreren Gutachter:innen abgewiesen wurden, und zwar aus Gründen wie, dass sie eine Frau oder gut angezogen waren oder dass sie keine völlig monotone Stimme hatten. Oft wird auch lieber eine Diagnose wie »nonverbale Lernstörung« abgegeben, die als weniger stigmatisierend empfunden wird, anstatt explizit Autismus festzustellen.

»Ich musste zu zwei Spezialisten«, erzählte mir Crystal. »Der erste sagte im Grunde dasselbe, was mein Opa immer gesagt hat: Normalerweise sind Mädchen nicht autistisch. Du schaffst das schon. Mach dir keine Sorgen.«

Bis heute basieren die meisten Tests zur Feststellung von Autismus auf den jahrzehntealten Verfahren, die für weiße männliche Kinder aus wohlhabenden und bürgerlichen Familien entwickelt wurden.[74] Durch jahrelange klinische Erfahrung haben allerdings einige Expert:innen gelernt, Autismus auch bei Personen zu erkennen, die ihn verbergen. Sie wissen zum Beispiel, dass maskierte Autist:innen Augenkontakt herstellen können, auch wenn viele nach neurotypischen Maßstäben zu sehr oder zu lange starren. Und sie haben begriffen, dass autistische Frauen und PoC freundlich sein müssen, um zu überleben, und deshalb bemüht sind, keinen völlig monotonen Tonfall zu zeigen. Ebenso ist ihnen vielleicht bewusst, dass Autismus mit Substanzabhängigkeit und Essstörungen einhergehen kann, besonders bei Menschen, die im Berufsleben den ganzen Tag lang Neurotypik vortäuschen müssen. All diese Erkenntnisse kommen jedoch in der Ausbildung von Gutachter:innen nicht vor, und viele bekräftigen nur immer wieder aufs Neue die alten sexistischen und rassistischen Krankheitsbilder.

Das bringt mich zu meiner dritten Frage: Was erhoffst du dir von einer Diagnose? Eine Diagnose kann dir erhebliche soziale und rechtliche Erleichterungen verschaffen, die etwa durch Antidiskriminierungsgesetze bestimmt werden. Vielleicht wünschst du dir auch, dass deine Probleme dann ernster genommen werden, wenn sie psychiatrisch verifiziert sind. Eine formelle Diagnose bedeutet, dass du in der Schule oder am Arbeitsplatz Maßnahmen für Barrierefreiheit einfordern kannst und dass du dich juristisch wehren kannst, wenn Arbeitgeber:innen oder Vermieter:innen dich nachweislich diskriminieren. In manchen Ländern ermöglicht dir eine Diagnose Zugang zu medizinischem Marihuana oder einem Therapietier. Angehörige, die dir Weinerlichkeit und Faulheit vorgeworfen haben, lassen dich vielleicht endlich in Ruhe, wenn sie begreifen, dass du eine Entwicklungsstörung hast. Deine therapeutische oder medizinische Behandlung kann womöglich besser auf deinen Neurotyp abgestimmt werden. All das sind Vorteile, die sich neurodivergente Menschen von einer formellen Diagnose erhoffen.

Leider ist aber eine Diagnose keine Garantie dafür, dass dir irgendeiner dieser Vorteile zuteilwird. Um vor Gericht zu beweisen, dass du als autistische Person diskriminiert wurdest, sind umfangreiche Belege erforderlich,[75] und eine juristische Durchsetzung ist für die meisten Behinderten unerschwinglich. Obwohl du mit einer diagnostizierten Behinderung auf dem Papier Anspruch auf Hilfen hast, weigern sich viele Arbeitgeber:innen und Ausbilder:innen, diese zu gewähren, oder strafen die Beantragenden dafür sogar ab (mehr zu den Grenzen von Gesetzen und deren Durchsetzung in Kapitel 8). Und so gerne ich dir auch versprechen würde, dass dir die formelle Anerkennung deines Autismus die Verachtung von Bekannten und Verwandten erspart, habe ich doch zu viele Gegenbeispiele gehört, um so etwas behaupten zu können. Womöglich empfindet deine Familie die Behinderung sogar als noch bedrohlicher, nachdem sie ärztlich bestätigt wurde. Oder die Diagnose wird als Anlass genutzt, um dein Urteilsvermögen infrage zu stellen und dich zu bevormunden. Das alles soll dich ganz sicher nicht davon abhalten, dich untersuchen zu lassen, aber ich möchte auch den Eindruck vermeiden, dass ein Stück Papier mit der Unterschrift eines Psychiaters oder einer Psychiaterin dir auf einmal soziale Achtung bringt und benötigte Hilfen freischaltet.

Außerdem berechtigt eine Autismusdiagnose nicht unbedingt zu einer bestimmten Therapie oder Medikation, da es keine evidenzbasierten Behandlungsmethoden für Autismus bei Erwachsenen gibt. (In Deutschland ist das auch so, aber man hat eventuell Anspruch auf staatliche Eingliederungshilfen.) Die meisten Therapeut:innen sind nicht speziell für die Arbeit mit autistischen Erwachsenen ausgebildet, und viele von ihnen haben nur sehr oberflächliche, veraltete Ansichten über den Neurotyp. Selbst die, die sich auf Autismus spezialisiert haben, sind in der Regel hauptsächlich für die Arbeit mit autistischen Kindern ausgebildet und »helfen« ihnen, sich annehmbarer und passiver zu verhalten. Hier in Chicago kenne ich nur eine Therapiekraft, die in der Behandlung maskierter autistischer Erwachsener kompetent ist, und das weiß ich auch nur, weil andere Autist:innen mir das glaubhaft versichert haben. Ich kenne psychiatrische Fachkräfte in anderen Städten, die mir unter vier Augen gestanden haben, dass sie autistisch sind und sehr gerne mit autistischen Patient:innen arbeiten. Allerdings haben sie allesamt zugegeben, dass sie als Mediziner:innen nicht offen autistisch auftreten können. Das Risiko, dass Kolleg:innen sie für inkompetent oder unprofessionell halten könnten, wenn sie sich zu ihrer Neurodivergenz bekennen, sei zu groß.

Natürlich basiert allein schon die Idee einer »Behandlung« von Autismus auf der Vorstellung, Betroffene seien defekt oder krank. Die Neurodiversitätsbewegung negiert diese Vorstellung grundsätzlich. Es gibt ja keine Medikamente gegen Autismus, keine Aussicht auf Heilung und keine Möglichkeit, den eigenen Neurotyp zu ändern. Die autistische Community lehnt daher mehrheitlich jeden Versuch der »Heilung« ab. Allerdings lassen sich an den bestehenden Therapiemethoden bestimmte Modifikationen vornehmen, damit sie autistischen Erwachsenen besser gerecht werden. Doch wenn Therapeut:innen sich nicht aus eigenem Antrieb weiterbilden, wissen sie möglicherweise gar nicht, dass solche modifizierten Behandlungsansätze existieren. In den meisten Fällen steht das Entdecken des eigenen Autismus am Ende eines langwierigen Strebens nach Selbstakzeptanz, nach Gemeinschaft und nach einer besseren Durchsetzung eigener Interessen. Und vielleicht brauchen oder möchten Betroffene gar keine Diagnose, um diesen Weg zu beschreiten.

Aus all diesen Gründen bin ich ausdrücklich für die autistische Selbstbestimmung. Ich ziehe auch dem Wort *Selbstdiagnose* die Begriffe *Selbstbestimmung* oder *Selbsterkenntnis* vor, weil ich es für sinnvoller halte, die autistische Identität eher unter sozialen Gesichtspunkten zu betrachten als unter rein medizinischen.[76] Der Vorgang der Diagnose ist für mich ein ausschließender Prozess, der all jene, die zu arm, zu beschäftigt, zu schwarz, zu weiblich, zu queer oder zu geschlechtsuntypisch sind, nicht berücksichtigt. Autist:innen ohne Zugang zu einer fairen Diagnostik brauchen aber noch dringender Solidarität und Gerechtigkeit als alle anderen, und wir dürfen sie nicht einfach ausschließen.

Zwar bereuen Menschen wie Crystal es oft, dass sie nicht schon in jungen Jahren auf Autismus untersucht wurden, aber autistische Kinder, bei denen die Diagnose frühzeitig gestellt wird und die darum mehr Zugang zu unterstützenden Maßnahmen bekommen, tragen auch ein stärkeres institutionalisiertes Stigma. Offiziell als behindert eingestuft zu werden, ist ein zweischneidiges Schwert. Eine solche Diagnose kann sogar in Scheidungsverfahren oder Sorgerechtsfällen gegen die Betroffenen verwendet werden oder zu einer finanziellen Vormundschaft für volljährige Personen führen. Deshalb würde ich in allen Fällen davon abraten, eine Diagnose zu stellen. Ich kenne maskiert autistische Eltern, die sehr froh sind, dass ihre autistischen Kinder in jungen Jahren untersucht und diagnostiziert wurden. Für viele ist es nämlich die Diagnose der Kinder, die sie dazu bringt, sich mit ihrer eigenen autistischen Identität auseinanderzusetzen. Eine gültige Autismusdiagnose in der Familie kann auch dafür sorgen, dass der Verdacht einer weiteren Peron, autistisch zu sein, von Fachleuten ernster genommen wird (wie es bei mir der Fall war).

Die Eltern, die mir von positiven Erfahrungen mit der Autismusdiagnose berichtet haben, sind von vornherein mit dem Bewusstsein in die Untersuchungen gegangen, dass sie die Würde und Selbstbestimmung ihres Kindes unerbittlich verteidigen müssen. Das Gleiche gilt für die Erwachsenen, die erfolgreich eine offizielle Diagnose für sich selbst eingeholt haben. Leider müssen autistische Menschen häufig selbst für Aufklärung bei den sie Behandelnden sorgen. Besonders autistische Kinder brauchen daher starke Fürsprecher:innen, die sich dafür einsetzen, dass ihre Grenzen respektiert werden und jede Behandlung tatsächlich zu ihrem Besten ist. Wenn du eine Diagnose für dich oder dein Kind erhalten möchtest, solltest du dir überlegen, was genau du davon erwartest, dich so gut informieren wie möglich und bereit sein, zu kämpfen oder den Anbieter nötigenfalls mehrmals zu wechseln.

Falls du dich dem langen, mühsamen und oft teuren Diagnoseprozess nicht stellen möchtest, musst du das nicht. Medizinische Atteste verändern dein eigenes Erleben nicht. Selbst erkannte Autist:innen sind keine minderwertigen Angehörigen der Community. In den meisten autistischen Netzwerken, in denen ich mich bewege, weiß ich nicht, wer diagnostiziert ist und wer nicht, weil es tatsächlich keine Rolle spielt.

Ich glaube, dass wir Autist:innen das Recht haben, selbst zu bestimmen, wer wir sind. Selbstbestimmung ist eine Möglichkeit, um uns vom Medizinbetrieb zu emanzipieren, der uns lange einhegen und beherrschen wollte. Unsere Abweichung von der Norm müssen wir nicht als unseren Wesenskern verstehen. Wir können darauf drängen, dass soziale Normen ausgeweitet werden, bis es endlich so weit ist, dass Autismus als wertfreie Eigenschaft einer Person akzeptiert wird, nicht besser oder schlimmer als das Tragen einer Brille oder Sommersprossen. Es braucht noch große Fortschritte in der Aufklärungsarbeit und bei Interessenvertretungen, bis wir in der Gesellschaft nicht mehr vor allem als behindert wahrgenommen werden. Aber selbst wenn es so weit ist, sind wir nach wie vor autistisch. Deshalb sollten wir nicht zulassen, dass die Definition von Autismus als Behinderung unsere Selbstwahrnehmung prägt oder dass sie bestimmt, wer zu uns gehört.

Einige Anmerkungen zur Terminologie

Ich bezeichne Autismus durchgehend als *Behinderung*. Behinderung ist kein Schimpfwort, denn behindert zu sein, ist keine Schande. Wir sind nicht »anders befähigt« – wir sind und werden behindert, werden in einer Welt, die nicht für uns gemacht ist, unserer Selbstbestimmung und Handlungsfähigkeit beraubt. »Menschen mit besonderen Bedürfnissen« oder »Handicap« und ähnliche Euphemismen wurden in den 1980er-Jahren von den nicht behinderten Eltern behinderter Kinder geschaffen, um deren marginalisierten Status herunterzuspielen. Die Begriffe wurden dann von Politiker:innen weiterverbreitet,[77] die ebenfalls die tatsächlichen Unterdrückungserfahrungen behinderter Menschen lieber nicht benennen wollten.[78] Solche Wörter verschleiern nur die Realität und spiegeln das Unbehagen wider, das viele Menschen gegenüber behinderten Körpern und Gehirnen haben. Eine vollständig blinde Person ist nicht »anders sehend« – ihr fehlt eine Fähigkeit, die andere Menschen haben, und das in einer Welt, die von Sehenden für Sehende entworfen wurde. Die Welt *behindert* Menschen aktiv, indem sie nicht die von ihnen benötigten Voraussetzungen schafft. Die Realität der Behinderung beim Namen zu nennen, zeigt Respekt gegenüber Betroffenen und schafft ein Bewusstsein für ihre Unterdrückung. »Anders befähigt« verbirgt dies hinter einem niedlichen Euphemismus, und viele von uns empfinden den Begriff als kränkend.

In ähnlicher Weise verwende ich fast immer die Bezeichnung »Autist:in« und nicht »Mensch mit Autismus«. Viele nicht behinderte Eltern autistischer Kindern bevorzugen sogenannte *Mensch-zuerst*-Ausdrücke *(person-first language)* anstelle von *Behinderung-zuerst-* oder *Identität-zuerst*-Formulierungen *(person-first oder disability-first language)*.[79] Genauso setzen sich Hilfsorganisationen für Behinderte, die nicht von behinderten Menschen geleitet werden, in der Regel für die Mensch-zuerst-Sprachregelung ein. Von einigen Mediziner:innen und Sozialarbeiter:innen weiß ich, dass sie in der Ausbildung angewiesen wurden, die Behinderung einer Person sprachlich immer von ihrer Identität zu trennen.

Wenn Leute Mensch-zuerst-Ausdrücke verwenden, begründen sie das oft damit, dass sie behinderte Menschen nicht durch ihre Behinderung definiert sehen wollen. Formulierungen wie »Person mit Autismus« separieren jedoch den Behindertenstatus einer Person von ihrem Menschsein auf eine Weise, die sehr verletzend sein kann. Der Autismus ist nichts, was mir verliehen wurde – er ist ein integraler Bestandteil meines Lebens und kann nicht aus dem, was ich bin, entfernt werden. Wir bezeichnen Asiat:innen ja auch nicht als »Menschen mit Asiatentum« oder Homosexuelle als »Menschen mit Homosexualität«, weil es offensichtlich respektvoll ist, diese Identitäten als Teil ihrer Persönlichkeit zu betrachten. Formulierungen wie »identifiziert sich als autistisch« können auch unaufrichtig wirken. Wenn ich beispielsweise das Gender einer Transfrau wirklich respektiere, sage ich nicht: »Soundso identifiziert sich als Frau.« Ich sage einfach: »Sie ist eine Frau«, und belasse es dabei.

Die überwiegende Mehrheit der Autismusfürsprecher:innen bevorzugt Identität-zuerst-Formulierungen und lehnt Euphemismen wie »besonders« und »anders befähigt« aus den erwähnten Gründen ab. Sie raten auch davon ab, Menschen als »hochfunktional« oder »niedrigfunktional« zu beschreiben, und empfehlen stattdessen Ausdrücke wie »hoher Unterstützungsbedarf«. In der folgenden Tabelle sind die von der Community bevorzugten Begrifflichkeiten zusammengefasst:

Autismusterminologie	
Verwenden	**Vermeiden**
Autistische Person Autistischer Mensch Autist:in	Person mit Autismus Mensch mit Autismus
Ist autistisch Ist im Autismusspektrum	Identifiziert sich als autistisch
Ist behindert Hat eine Behinderung	»Besondere Bedürfnisse« »Hat ein Handicap« »Anders befähigt«

Verwenden	Vermeiden
Neurotypisch (NT) Allistisch Nicht autistisch	Normal
Hat hohen Unterstützungsbedarf Hat geringen Unterstützungsbedarf	Niedrigfunktional Hochfunktional
Maskierter Autismus	Weiblicher Autismus Asperger-Syndrom Hochfunktionaler Autismus
Nonverbal Nicht sprechend	Stumm
Geistig behindert In der Entwicklung behindert	Zurückgeblieben
Klare Worte darüber, was jemand kann oder nicht kann und welche Art von Unterstützung er benötigt	Euphemismen Ausdrücke, die Probleme verharmlosen Herabwürdigende oder herablassende Ausdrücke

Wir Autist:innen sind allerdings ein vielfältiger Haufen und nicht unbedingt einer Meinung darüber, welche Begriffe wir für uns selbst verwenden möchten und welche nicht. Wenn du autistisch bist, darfst du selbst entscheiden, welche Wörter sich am besten für dich eignen. Manche sagen beispielsweise lieber, dass sie »im Spektrum« sind, statt sich voll autistisch zu nennen. Andere bezeichnen sich als Asperger-Autist:innen, obwohl das Wort als Fachbegriff nicht mehr existiert und auf die eugenische Forschung von Hans Asperger zurückgeht.[80] Ich kann nachvollziehen, dass Menschen, denen diese Bezeichnung in der Vergangenheit aufgezwungen wurde, sich möglicherweise mit ihr verbunden fühlen oder sie sich aneignen möchten. Das Wort »bisexuell« etwa bezeichnete einst eine psychische Erkrankung,[81] aber wir verbieten bisexuellen Menschen ja nicht, es aufgrund seiner pejorativen Vergangenheit zu verwenden. Wenn jemand wie der Folkloreforscher Anand Prahlad sein Buch *The Secret Life of a Black Aspie* nennt, möchte er mit der Verwendung des Begriffs »Asperger« sicher nicht das überholte rassistische Denken über diese Behinderung weitertragen. Viel wichtiger, als alle veralteten oder problematischen Begriffe aus unserer Sprache zu tilgen, finde ich es, die Vorstellung zu hinterfragen, dass das Leben »hochfunktionaler« Autist:innen mehr zählt als das anderer. Außerdem ist es wichtig, dass die Behindertenbewegung unabhängig von ihren Fähigkeiten für alle Menschen zugänglich bleibt. Dazu müssen wir denen, die nicht exakt so kommunizieren, wie wir es uns wünschen, mit Nachsicht und Verständnis begegnen.

Obwohl die überwiegende Mehrheit der Community solche Begriffe ablehnt, bezeichnen sich einige Autist:innen als »niedrigfunktional« oder »schwer autistisch«. Solche Attribute reduzieren das autistische Erleben auf die Funktionsfähigkeit und messen uns implizit daran, wie produktiv und unabhängig wir sind. Das finde ich sehr problematisch. Andererseits kann man durch die Benennung von Funktionalitätsstufen auch die Tatsache thematisieren, dass diejenigen von uns, die sprechen, sich anziehen oder ihre Meltdowns verbergen können, mehr soziale Privilegien haben als andere Autist:innen. Ich bin nicht in jedem einzelnen Bereich meines Lebens »hochfunktional«, aber ich komme leichter zurecht als viele andere Autist:innen. Meine Akzeptanz in der Gesellschaft hängt davon ab, dass ich mich anständig verhalte und produktiv bin. Dieser Umstand ist zutiefst ableistisch, aber ich kann auch nicht so tun, als wäre es nicht so. Zwar kann es zermürbend sein, sich als liebenswerte, respektable Person tarnen zu müssen, aber es schützt mich vor Gewalt, Institutionalisierung, Armut und Einsamkeit. Ich verstehe, warum es meinem Freund Angel wichtig ist zu betonen, dass sich sein Leben als nicht sprechende Person mit geistigen Behinderungen stark von meinem unterscheidet. Angel bezeichnet sich selbst als niedrigfunktional und schwer autistisch. Manche in der Community empfinden dies als anstößig, aber meiner Überzeugung nach hat er das Recht, sein eigenes Erleben zu benennen, wie er möchte.

Ich finde es großartig, dass alle Autist:innen eine eigene, einzigartige Beziehung und eigene Gedanken zu diesen Bezeichnungen haben. Unsere

Meinungsverschiedenheiten beweisen, dass die autistische Community vielfältig ist und aus Menschen besteht, die sich eine eigene Meinung bilden und sagen, was sie denken. Wir sind keine monolithische Gruppe, und unsere individuellen Lebenswege prägen die Art und Weise, wie wir unsere Identität der Welt gegenüber zum Ausdruck bringen. In diesem Buch bemühe ich mich darum, die Terminologie zu berücksichtigen, die die jeweilige Person für sich selbst verwendet. So kommt es, dass ich Leute als »Mensch mit Autismus« oder als »niedrigfunktional« bezeichne, obwohl Behindertenrechtler:innen aus guten Gründen von der leichtfertigen Verwendung solcher Wörter abraten. Wenn sich jemand selbst als Aspie oder Asperger-Autist sieht, werde ich das genau so wiedergeben. Ich hoffe, dass du, auch wenn du eine entschiedene Haltung zu bestimmten Begriffen hast, so wie ich den von mir Interviewten zugestehen kannst, über ihre Bezeichnung selbst zu entscheiden.

KAPITEL 2

WER SIND DIE MASKIERTEN AUTIST:INNEN?

Bobbi, eine autistische nicht binäre Person Mitte 30, sagte: »Ich wurde nicht als autistisches Mädchen aufgezogen oder ›sozialisiert‹. Ich wurde als sonderbares Kind und missratenes Mädchen aufgezogen.«

Bobbi war als Kind interessiert an Sport, der einheimischen Pflanzenwelt, Pilzen sowie Wrestling. Sier galt als »burschikos« und wurde von Gleichaltrigen ausgegrenzt, weil sier unbeholfen und unhöflich war und sich einfach nicht »damenhaft« geben wollte. Selbst als Bobbi versuchte, sich an die Geschlechternormen anzupassen, scheiterte sier kläglich. Siem fehlte die Feinmotorik, um sich zu schminken oder mit hübschen Schnörkeln zu schreiben. Als sier von Mädchen in der Kantine wegen sieser selbst geschnittenen Kurzhaarfrisur subtil gemobbt wurde, verstand Bobbi gar nicht, was vor sich ging. Sier dachte, dass Mädchen, die »Hey Bobbi, schöne Frisur« riefen, es ehrlich meinten.

Niemand vermutete bei Bobbi Autismus und erst recht nicht, dass sier transgender sein könnte.

»Ich kam einfach in die Schublade ›seltsames, nerviges Kind, das man links liegen lässt‹«, erzählte sier mir.

In beiderlei Hinsicht war es für die Erwachsenen einfach, Bobbis Schwierigkeiten als ärgerlich abzutun, anstatt sie als Anzeichen für siese gender- und behinderungsbedingte Marginalisierung zu erkennen. Maskierter Autismus und verdeckte Zugehörigkeit zu einer Gender-Minderheit gehen oft Hand in Hand und sind mit ähnlichen Erfahrungen verbunden. Die verblüfften Angehörigen von Transpersonen und erwachsenen Autist:innen behaupten gerne, es habe »gar keine Anzeichen« für diese Identitäten gegeben, als der oder die Betroffene jung gewesen sei.[1] In Wirklichkeit gab es oft viele Anzeichen, die die Familie entweder nicht einzuordnen wusste oder nicht erkennen wollte.[2] Nonkonformität ist dann wahrscheinlich mit Ermahnungen begegnet worden, mit »hilfreichen«, aber abwertenden Ratschlägen (»Du siehst so unglücklich aus, lächle doch mal!«) oder mit Ausgrenzung des Kindes, bis es sich angepasst hat. Bobbi bekam ziemlich oft sarkastische Komplimente, nicht nur für siese Frisur, sondern auch für sies Verhalten, siese Sprech- und Denkweise, siese bequeme und praktische Kleidung. Erst mit dem Älterwerden begann sier zu verstehen, was erwartet wurde, und verweiblichte sies Erscheinungsbild, um als vollwertiger Mensch anerkannt zu werden.

Niemand sah Bobbi so, wie sier wirklich war. Wenn Behinderung und Gender-Varianz im eigenen Wertesystem als peinlich und abstoßend gelten, ist es schwer, diese Merkmale am eigenen Kind zu erkennen. Dazu kam, dass im Kino und Fernsehen der 1980er- und 1990er-Jahre autistische Menschen als nicht sprechende, passive Unpersonen dargestellt wurden, während Transmenschen als perverse Serienmörder oder als trashige Freaks in Nachmittagssendungen vorkamen.

Heutzutage umgibt sich Bobbi mit anderen Autist:innen und Transpersonen. Von sieser Behinderung erfuhr sie erstmals, als sies ältester Sohn im Grundschulalter diagnostiziert wurde, und in den letzten Jahren hat sier Beziehungen aufgebaut, die siem zum ersten Mal das Gefühl geben, normal zu sein und gesehen zu werden. Sier beschrieb mir siese Freundesgruppe als »verschmähte Spielzeuge«: lauter Menschen, die aus der Mainstream-Gesellschaft ausgeschlossen wurden, die meisten von ihnen gleich mehrfach. Selbst im öffentlichen Diskurs über Autismus wird ihre Existenz oft geleugnet.

»Wir müssen die Gesellschaft von Grund auf neu erfinden«, sagte Bobbi. »Unsere eigenen kleinen neuro-queeren Mikrogesellschaften. Weil sonst niemand daran denkt, uns miteinzubeziehen.«

In diesem Kapitel möchte ich dir die Bevölkerungsgruppen vorstellen, in denen Menschen am häufigsten zu maskierten Autist:innen werden. Es sind Gruppen, denen jahrzehntelang der Zugang zu Diagnosen systematisch verwehrt wurde und die im öffentlichen und psychiatrischen Diskurs über Neurodiversität oft immer noch nicht vorkommen. Es sind autistische Frauen wie Crystal, autistische Transmenschen wie Bobbi und genderqueere schwarze Menschen wie Anand Prahlad. Bei manchen wurde die Neurodivergenz verleugnet, weil sie in Armut aufwuchsen oder weil körperliche Beschwerden die autistischen Züge verschleierten. Einige gelten als zu »hochfunktional«, um auf Unterstützung angewiesen zu sein, obwohl sie eigentlich sehr unter mangelnder Barrierefreiheit und Unterstützung leiden. Andere sind durch ihre Behinderung stark beeinträchtigt, haben aber fälschlicherweise statt Autismus ein Borderline-Syndrom oder Narzissmus attestiert bekommen. Ihre Berichte belegen, wie vielfältig die autistische Community ist und wie schädlich und einschränkend die Klischees über die Behinderung für uns alle sind. Vielleicht findest du dich in ihren Geschichten wieder oder erkennst darin jemand Nahestehenden. Je mehr der Autismus in seiner ganzen Vielfalt verstanden und akzeptiert wird, desto weniger müssen sich diese mehrfach marginalisierten Autist:innen hinter einer Maske stiller Konformität verstecken.

Autistische Frauen und Gender-Minderheiten

Die meisten Artikel und Forschungsarbeiten über geschlechtsspezifische Unterschiede bei Autismus drehen sich darum, dass Mädchen viel zu selten diagnostiziert werden. Forscher:innen, Therapeut:innen und sogar manche autistischen Aktivist:innen sprechen mit Verweis auf den Umstand, dass bei Mädchen autistische Züge im Durchschnitt weniger schwerwiegend oder augenfällig auftreten, von »weiblichem Autismus«.[3]

Wenn autistische Mädchen selbststimulierendes Verhalten zeigen, hat dies oft weniger körperliche Schäden: Sie beißen sich seltener in die Arme, zwirbeln dafür eher ihre Haare oder klappen ein Buch leise auf und zu.[4] Da autistische Mädchen oft schüchtern und zurückgezogen sind, macht man sich weniger Sorgen um sie, als wenn ein Junge die gleiche Zurückhaltung zeigt. Auf der anderen Seite werden ihre Meltdowns eher als Gefühlsausbruch abgetan. Bei ausfallendem oder aggressivem Verhalten werden sie allerdings strenger für das »unschickliche Benehmen« bestraft, was dazu führt, dass sie früher als die meisten Jungen lernen, ihre Aggressionen zu zügeln.[5] Erwachsene verwenden im Gespräch mit jungen Mädchen mehr emotionsbezogene Wörter als bei Jungen,[6] sodass autistische Mädchen oft einen Vorsprung bei sozialen und zwischenmenschlichen Fähigkeiten haben. Das Spielverhalten, das Mädchen dem Klischee nach aufweisen (und zu dem sie angehalten werden), besteht häufig aus dem Nachahmen sozialer Interaktionen von Erwachsenen, etwa wenn sie »Vater-Mutter-Kind« oder »Kaufladen« spielen.[7] Dadurch lernen viele autistische Mädchen früher als Jungen, sich mit angelernten Sätzen durch Konversationen zu mogeln.

Aus diesen und einigen anderen Gründen werden autistische Mädchen meist erst in einem höheren Alter untersucht und diagnostiziert.[8] Bei vielen erfolgt die Diagnose im Erwachsenenalter oder gar nicht. Wie Crystal entwickeln viele autistische Frauen eine zurückhaltende, unauffällige Persönlichkeit, um damit ihre soziale Unbeholfenheit auszugleichen. Dadurch ist es leider noch schwieriger, ihr Leiden als echtes Problem zu erkennen.

In der folgenden Zusammenstellung sind einige der bekanntesten Merkmale des »weiblichen Autismus« aufgeführt. Sie basiert auf einer Liste, die ursprünglich von Rudy Simone, der Autorin des Buches *Aspergirls*, auf der inzwischen eingestellten Website Help4Aspergers.com gepflegt wurde.[9] Die Liste erhebt keinen Anspruch auf Vollständigkeit und sollte nicht als diagnostisches Instrument verwendet werden. Wie schon gesagt, ist die Vorstellung, alle Frauen litten an »weiblichem Autismus«, allzu simpel. Dennoch wird in der medizinischen Praxis oft zu Aufstellungen wie dieser gegriffen, wenn der Verdacht vorliegt, dass eine erwachsene Frau eine nicht diagnostizierte Autistin sein könnte, also muss man sich damit beschäftigen. Wer von dem Phänomen »weiblicher Autismus« weiß, hat oft gelernt, dass es in etwa so aussieht:

Merkmale, die mit »weiblichem Autismus« assoziiert werden[10]

Emotionale Ebene

- Die Person wirkt auf andere emotional unreif und empfindlich.
- Sie neigt wegen vermeintlicher Kleinigkeiten zu Gefühlsausbrüchen oder Weinkrämpfen.
- Sie kann nur schwer Gefühle erkennen oder benennen.
- Sie ignoriert oder unterdrückt Emotionen, bis sie »hochkommen« und sich explosionsartig entladen.
- Sie reagiert mitunter verstört oder überfordert, wenn andere sich aufregen. Sie ist sich nicht sicher, wie sie reagieren oder helfen kann.
- Nach längerer Geselligkeit oder bei Überreizung verstummt sie und scheint abzuschalten.

Psychische Ebene

- Sie berichtet von starken Ängsten, besonders sozialen Ängsten.
- Sie wird als launisch und tendenziell depressiv wahrgenommen.
- Sie hat möglicherweise vor der Autismusdiagnose eine andere Diagnose erhalten: eine Stimmungsstörung wie bipolare Störung oder eine Persönlichkeitsstörung wie Borderline oder narzisstische Persönlichkeitsstörung.
- Sie fürchtet sich sehr vor Zurückweisung und versucht, die Gefühle anderer zu beeinflussen, um dies zu vermeiden.
- Sie hat ein instabiles Selbstwertgefühl und ist möglicherweise stark von der Meinung anderer abhängig.

Verhaltensebene

- Sie versucht Stress durch Befolgung strenger, selbst auferlegter Regeln in den Griff zu bekommen – trotz einer ansonsten unkonventionellen Persönlichkeit.

- Sie ist in der Regel zu Hause oder in einer vertrauten, vorhersehbaren Umgebung am glücklichsten.
- Sie wirkt in Bezug auf Aussehen, Kleidung, Verhalten oder Interessen jugendlich für ihr Alter.
- Sie neigt zu übermäßigem Training, Kalorienrestriktion oder anderen Essstörungen.
- Sie vernachlässigt ihre körperliche Gesundheit, bis dies nicht mehr ignoriert werden kann.
- Sie beruhigt sich selbst, indem sie ständig mit den Fingern herumspielt, die immer gleiche Musik hört, Haarsträhnen zwirbelt, an Haut oder Nägeln zupft usw.

Soziale Ebene

- Sie ist ein soziales Chamäleon: nimmt die Umgangsformen und Interessen der Gruppe an, in der sie sich befindet.
- Sie hat sich möglicherweise viel selbst beigebracht, aber Probleme mit den sozialen Aspekten eines Studiums oder eines Berufs gehabt.
- Sie kann sehr schüchtern oder still sein, aber gesprächig werden, wenn es um Themen geht, an denen sie ein starkes persönliches Interesse hat.
- Sie erkennt in großen Gruppen oder auf Partys nur schwer den richtigen Zeitpunkt, um zu sprechen.
- Sie beginnt keine Gespräche, kann aber, wenn sie angesprochen wird, offen und entspannt wirken.
- Sie kann Kontakte knüpfen, aber meist nur oberflächliche, was oft aufgesetzt wirkt. Sie hat Schwierigkeiten, tiefere Freundschaften zu schließen.
- Sie scheut davor zurück, im direkten Kontakt mit anderen etwas Enttäuschendes oder Konträres zu sagen.

In dieser Liste von Merkmalen erkenne ich Züge von mir selbst und von vielen Bekannten mit diagnostiziertem Autismus, und zwar keineswegs nur weiblichen. Es gibt eine bestimmte Art und Weise, wie sich der Neurotyp bei Menschen äußert, die ihre Identität erst spät im Leben entdeckt haben. Wir neigen dazu, emotional zurückgezogen, aber freundlich und sozial anpassungsfähig zu sein. Als soziale Chamäleons sind wir Meister darin, sympathisch zu wirken, aber wir lassen nie wirklich viel von unserem wahren Selbst aufscheinen. Wir strukturieren unser Leben mit strengen Regeln, um Stress einzudämmen und die Schrecken des unberechenbaren

Soziallebens abzumildern: soundso viele Sekunden Augenkontakt halten, zu einer festgelegten Zeit eine bestimmte leicht zuzubereitende Mahlzeit essen, nie zu lange über sich selbst reden. Trotz allen Bemühens darum, möglichst umgänglich zu erscheinen, heißt es dann doch, wir seien »überempfindlich«, »unreif« oder schwer zu durchschauen. Wenn uns die Anpassung schwerfällt, erteilt man uns gut gemeinte Ratschläge und drängt uns zu normgerechterem Verhalten.

Listen wie diese sind bei Therapeut:innen[11] und in Online-Foren für autistische Menschen und ihre Familien immer noch recht beliebt.[12] Manchmal stoßen Therapeut:innen, die sich über »weiblichen Autismus« informieren möchten, im Internet darauf, orientieren sich daran oder geben sie an ihre Patient:innen weiter. Die aufgelisteten Merkmale sind von Gender-Stereotypen geprägt und spiegeln viele kulturelle Vorurteile und Annahmen wider. Was bedeutet zum Beispiel »wirkt jugendlich für ihr Alter«? Erscheint ein großer, behaarter Mann, der Funko-Pop-Figuren sammelt, aber auch MMA-Kämpfe mag, jugendlich? Oder erhält dieses Etikett eher eine zierliche Frau mit Kleidchen und hoher Stimme, die von Pferden schwärmt? Ob ein autistischer Mensch als harmlos und scheu wahrgenommen wird oder als bedrohlich, sozial gestört und offensichtlich behindert, ist allzu oft eher der Hautfarbe, dem Geschlecht und der Körpergröße geschuldet als wesentlichen Unterschieden in der Persönlichkeit oder im Verhalten. Es gibt auch keine klare Festlegung darüber, wann jemand als launisch gilt oder als soziales Chamäleon. Es ist auf jeden Fall einfacher, sozial unauffällig zu bleiben, wenn man zu einem Personenkreis gehört, der von der Gesellschaft nicht misstrauisch beäugt wird.

All diese Merkmale werden allgemein als »weiblicher Autismus« zusammengefasst, dabei fällt mit dieser Bezeichnung unter den Tisch, dass ein großer Prozentsatz der autistischen Menschen trans und genderqueer ist.[13] Ich selbst bin Transmensch und Autist und finde, dass meine Erfahrungen weder ganz zum »weiblichen« noch zum »männlichen« Autismusbild passen. Ich hatte schon immer männlich-autistische Züge, etwa die Tendenz zum Dozieren und zu einem unbeirrbar monotonen Duktus, aber ich war auch ein »sensibles«, »unreifes« Kind, das bis ins Teenageralter hinein fantasievoll mit Plastikfiguren spielte. In solchen Eigenschaften

Zeichen eines »männlichen« und nicht »weiblichen« Autismus zu sehen, ist genauso diskriminierend, wie zu behaupten, es gäbe einen angeborenen »männlichen« oder »weiblichen« Persönlichkeitstyp.

Wie Bobbi wurde ich nicht als »Junge« oder »Mädchen« erzogen und sozialisiert, sondern eher als eine Art Sonderfall. Weder Mädchen noch Jungen betrachteten mich als ihresgleichen, und ich identifizierte mich auch nicht mit ihnen. Ich fühlte mich eher wie ein in die falsche Welt versetztes mystisches Feenwesen als wie eine »Frau« oder überhaupt ein Mensch. Als ich *Legend of Zelda: Ocarina of Time* spielte, erkannte ich mich zum ersten Mal in jemandem wieder: in dem wortkargen, androgynen Protagonisten Link. Er sprach nicht und passte nicht in das Volk der kindlichen Elfen, in dem er aufgewachsen war. Seine Andersartigkeit machte ihn besonders und prädestinierte ihn dafür, die Welt zu retten. Link war mutig, stark und zugleich sanft und hübsch. Im Umgang mit anderen war er meistens unbeholfen und ungeschickt, aber das hielt ihn nicht von wichtigen Aufgaben ab, und er erntete überall, wo er hinkam, Dankbarkeit und Zuneigung. Ich liebte alles an Link und orientierte mich viele Jahre lang an seinem Aussehen. Ich trug Kleider, die wie Tuniken geschnitten waren, hatte lange blonde Haare und wirkte damit »weiblich« genug, um von meiner Umwelt dafür belohnt zu werden, dass ich die Rolle eines attraktiven Mädchens richtig spielte. Aber in Wirklichkeit war es eine List, um straflos Tag für Tag als meine männliche Lieblingsfigur aus der Videospielwelt aufzutreten. Auf den Campingausflügen mit der Familie, die mich mit Insekten, Hitze und sozialer Überreizung plagten, streifte ich durch den Wald und tat so, als wäre ich Link auf Abenteuersuche in Hyrule. Ich brauchte dringend ein Modell dafür, wie ich mich in meiner Haut wohlfühlen konnte, und als ich nichts anderes fand, war es eben Link.

Das ist tatsächlich eine sehr häufige autistische Erfahrung. Viele von uns identifizieren sich mit Fantasiewesen[14], Außerirdischen[15], Robotern[16] oder Tieren statt mit den Menschen um uns herum, wahrscheinlich weil wir so sehr vom neurotypischen Mainstream-Leben entfremdet sind. Unser zur Wortwörtlichkeit neigender analytischer Verstand erkennt, dass die binären Geschlechterregeln willkürlich und einfach nur ausgedacht sind,[17] und erlaubt sich, eigene Geschlechtsidentitäten und Selbstbilder zu erfinden. Vielen von uns hilft es da, sich jenseits der Binarität (und des Menschseins) zu verorten, denn das entspricht auch dem Gefühl der Entfremdung von der Gesellschaft und vom eigenen Körper. *Natürlich fällt es mir schwer, mich »damenhaft« zu geben, ich bin doch ein als Mensch kostümierter Roboter!* Es gibt einen Begriff für autistische Transpersonen, die ihren Neurotyp und ihre Geschlechtsidentität als untrennbar miteinander verbunden sehen: *autigender*.[18]

Ich habe Bobbi gefragt, ob sier siesen Autismus und sieses Transsein als miteinander verbunden betrachtet, und sier hat geantwortet: »Absolut, ja, man kann bei mir das eine vom anderen nicht trennen. Mein Autismus ist trans und mein Transsein ist autistisch. BHs fühlten sich aus Gender-Gründen falsch an, aber auch, weil ich enge Kleidung nicht ertrage. Ich habe Fußball und Flag-Football gespielt, um ›einer von den Jungs‹ zu sein, aber auch weil ich beim Rumrennen nicht reden und keine komischen Fragen beantworten musste. Das hängt alles zusammen.«

Ich sehe das genauso wie Bobbi. Und ich finde es toll, dass mein Autismus und mein Transsein miteinander zu tun haben. An guten Tagen liebe ich es, autistisch zu sein, und sehe es als naturgegebenen, neutralen Teil meiner Identität an. Da finde ich es auch nicht problematisch, dass der Autismus mein Gender geprägt hat. Weil ich kein »normaler« Mensch bin und nie sein konnte, fühlt es sich richtig an, mich außerhalb der binären Geschlechteridentität und der Mainstream-Menschheit zu verorten.

Leider sehen das viele »genderskeptische« Eltern und Fachkräfte anders. Dass Gender-Varianz und Autismus häufig miteinander einhergehen, nehmen transphobe Menschen gern als Zeichen dafür, dass wir nicht »wirklich« trans sind, sondern »nur« autistisch und verwirrt.[19] Sie gehen davon aus, dass autistische Menschen sich ihrer selbst nicht bewusst und leicht zu manipulieren sind und daher keine Entscheidungen über ihre Identität oder über ihren Körper treffen sollten.[20] Als die *Harry-Potter*-Autorin J. K. Rowling im Sommer 2020 auf ihrem Blog den Beitrag »TERF (trans exclusionary radical feminist) Wars« veröffentlichte, erwähnte sie ausdrücklich ihre Befürchtung, dass viele Transmänner in Wahrheit autistische Frauen seien, die sich nicht konventionell weiblich gäben und von

Transaktivisten im Internet dazu gebracht würden, sich als nicht weiblich zu identifizieren.[21] Sie gab vor, sich für behinderte Mädchen einzusetzen, plädierte damit aber dafür, für junge autistische Transpersonen das Recht auf Selbstidentifikation und den Zugang zu notwendigen Hilfen und medizinischen Dienstleistungen einzuschränken.

Rowlings Standpunkt (den viele genderkritische Menschen teilen) entmenschlicht sowohl die Trans-Community als auch die autistische. Wir sind voll entwickelte, komplexe Menschen, die das gleiche Recht auf körperliche Autonomie und Selbstbestimmung haben wie alle anderen. Und es ist sinnlos zu hinterfragen, ob eine autistische Transperson auch dann trans wäre, wenn sie nicht neurodivergent geboren worden wäre, denn Autismus ist ein absolut zentraler Teil unseres Wesens. Ohne unsere Behinderung (oder unsere Geschlechtsidentität) wären wir völlig andere Menschen. Diese Aspekte unseres Selbst lassen sich nicht von unserer Person oder Persönlichkeit trennen. Beides sind Kernbestandteile.

Laura Kate Dale ist Transfrau, Videospielkritikerin und Autorin und hat ausführlich darüber geschrieben, wie ihr Neurotyp und ihr Gender ihr ganzes Leben lang parallel verlaufen sind. In ihren Memoiren *Uncomfortable Labels: My Life as a Gay Autistic Trans Woman* erwähnt sie, dass sie zwar in ihrer Kindheit als Junge gesehen wurde, aber nicht die herkömmliche Erfahrung eines »Cis-Jungen mit Autismus« gemacht hat.[22] Sie zeigte viele eindeutig autistische Züge, darunter eine Abneigung gegen leuchtende Farben und starke Aromen sowie eine Distanz zur physischen Realität. Allein deswegen war es zum Beispiel schwer für sie, eine zum Wetter des Tages passende Kleidung auszuwählen. Doch als sie als Kind auf eine Reihe von Behinderungen untersucht wurde, zog man Autismus nicht in Betracht. Die Gesellschaft hatte sie als »Jungen« deklariert, und autistische »Jungen« konnten ja nicht derart lieb und nett sein. Sie wies viele Merkmale des »weiblichen Autismus« auf, aber ihre Umwelt erkannte sie noch nicht als weiblich an.

Laura schreibt: »Es gibt Stereotypen bezüglich Kindern, die bei der Geburt als männlich eingestuft werden, und nur sehr wenige davon trafen auf mich als Kind zu. So wird etwa erwartet, dass ein Junge frech, leicht erregbar, laut und emotional verschlossen ist. ... Dagegen war ich ein stilles, zurückhaltendes, liebes Kind, das tat, was man ihm sagte, immer zur richtigen Zeit am richtigen Ort war und alle Erwartungen erfüllte.«[23]

Lauras Interessen waren oft eher weiblich feminin und wenig jungenhaft. Wie Crystal störte sie den Unterricht nicht mit Meltdowns und kränkte auch niemanden durch Schroffheit oder Unhöflichkeit. Da ihr inneres Unglück für Klassenkamerad:innen und Lehrer:innen keine Probleme darstellte, blieb es unbemerkt – so wie es auch bei vielen autistischen Cis-Mädchen passiert. Einige ihrer autistischen Züge wurden sogar damit erklärt, dass sie ein sonderbarer oder verweiblichter Junge sei, und nicht mit einer Behinderung.

Die Erfahrungen von Laura und Bobbi sind perfekte Beispiele dafür, warum der Begriff »weiblicher Autismus« irreführend ist. Er stellt das bei der Geburt zugewiesene Geschlecht oder die Identität als Ursache für das Masking dar, obwohl es in Wirklichkeit die Erwartungen des Umfelds sind, die dazu führen, dass die Behinderung ignoriert wird. Masking ist eine soziale Erfahrung, keine biologische. »Weiblicher Autismus« ist in Wirklichkeit keine Unterart des Autismus, sondern die Reaktion einer Person darauf, dass ihre Neurodivergenz nicht ernst genommen wird. Oft sind es Frauen, die sich in dieser Lage befinden. Aber auch viele andere Randgruppen machen diese Erfahrung, und das wird noch weniger wahrgenommen. Besonders nicht weiße Autist:innen werden ähnlich wie Frauen häufig nicht richtig diagnostiziert, weil die Wahrnehmung und Beurteilung der Störung in ähnlicher Weise durch Rassismus verzerrt ist. Diese Menschen zahlen auch einen hohen Preis für Unangepasstheit und Ungehorsam, und es wird daher von ihnen erwartet, dass sie sich tarnen. Sich eine Maske zuzulegen, ist für sie eine Frage des Überlebens.

Nicht weiße Autist:innen

Psychologie und Psychiatrie sind seit ihrer Entstehung von Rassismus durchdrungen. Die ersten Seelenärzte entstammten einem weißen, europäischen Umfeld und nahmen die sozialen Normen ihrer Kultur als Grundlage dafür, was als wie gesund galt.[24] Dabei handelte es sich um eine sehr enge und repressive Definition, die gutes Benehmen, feine Kleidung, Belesenheit und eine weiße Hautfarbe als Merkmale des Menschseins verstand und alle, die von diesem Maßstab abwichen, nicht als Menschen ansah, sondern als Tiere, die es zu zähmen galt.[25]

Moderne Vorstellungen von Geisteskrankheit als einem medizinischen Zustand bildeten sich erstmals in der viktorianischen Zeit in England heraus – einer Zeit und einem Land, die Selbstbeherrschung und Würde mit geistiger Gesundheit gleichsetzten.[26] Die arme Bevölkerung in England, die nicht das gepflegte Äußere und die streng reglementierten Manieren der Reichen aufwiesen, galten als mehr oder weniger wild und krank. Kulturen, in denen man sich emotionaler oder natürlicher verhielt, wurden als irrational, verdorben und gewalttätig pathologisiert. Das Beschäftigungsfeld der frühen Psychiater waren vor allem die seelischen Nöte weißer, wohlhabender Menschen (und der Ärger, den psychisch Kranke ihren hochrangigen Familien bereiteten). Alle anderen waren bestenfalls Nebensache und schlimmstenfalls auszumerzende Belastungen.

Diese Ursprünge waren auch prägend dafür, wie die Medizin Autismus wahrnahm und definierte, und ihr Erbe ist bis heute spürbar. Bei autistischen PoC wird der Autismus aufgrund von Rassismus häufig ignoriert.[27] Sie werden seltener an Autismusspezialist:innen überwiesen.[28] Und es ist für sie unglaublich schwierig, eine für sie passende, kompetente medizinische Betreuung zu finden.[29] Nur etwa 4 Prozent aller psychiatrischen Fachkräfte in den Vereinigten Staaten sind schwarz,[30] obwohl Schwarze 13,4 Prozent der Gesamtbevölkerung ausmachen. Wenn nicht weiße autistische Menschen weiße Therapeut:innen aufsuchen, besteht die Gefahr, dass eine normale Gefühlsäußerung wie Wut bereits als übermäßig oder »bedrohlich« missverstanden wird, was Fehldiagnosen so zahlreich macht.[31] Und da geht es nur um die Fälle, bei denen überhaupt eine psychische Erkrankung auffällt. Schwarze Autist:innen sind häufig gezwungen, ihre Züge und alle negativen psychischen Symptome zu maskieren, weil die Gesellschaft von ihnen (wie von Mädchen und Gender-Minderheiten) mehr Fügsamkeit und Funktionieren erwartet als von weißen Jungen.

Der Comedian Chris Rock hat sich kürzlich als Person im Spektrum geoutet. Genauer gesagt, wurde bei ihm eine nicht sprachliche Lernstörung diagnostiziert. In einem Interview mit *The Hollywood Reporter* berichtete er, dass eindeutige Anzeichen (wie die Unfähigkeit, soziale Signale zu erkennen, und die Neigung, alle Äußerungen wörtlich zu nehmen) ignoriert wurden, bis er Mitte 50 war. Bei ihm als extrovertiertem schwarzem Comedian schien Autismus als Erklärung für seine sozialen und emotionalen Probleme einfach abwegig.[32] Rock sagte, dass auch er selbst seine seelischen Bedürfnisse heruntergespielt habe, weil er das Vorurteil verinnerlicht hatte, dass nur Weiße in Therapie gingen.

Dies ist ein weitreichendes strukturelles Problem. Bei weißen Autist:innen ist die Wahrscheinlichkeit einer Diagnose um 19 Prozent höher als bei schwarzen und sogar 65 Prozent höher als bei lateinamerikanischen.[33] Schwarze und lateinamerikanische Autist:innen werden meist auch erst in höherem Alter diagnostiziert und erhalten damit erst später Hilfe.[34] Bei indigenen Autist:innen werden noch seltener und später Diagnosen gestellt.[35]

Diese seit Langem bestehenden ethnischen und kulturellen Unterschiede setzen sich aus verschiedenen Gründen fort. Je niedriger der sozioökonomische Status einer Familie ist, desto unwahrscheinlicher ist es, dass sie in manchen Ländern überhaupt Zugang zu irgendeiner Art von Gesundheitsversorgung und allgemein zu Angeboten wie etwa Autismustests hat, die, wie erwähnt, auch nicht überall von Versicherungen übernommen werden und sehr teuer sein können. Darüber hinaus sind die Wahrnehmung und das Screening von autistischen Merkmalen bei nicht weißen Kindern durch Lehr- und Fachpersonal von Rassismus geprägt. Wenn ein weißer Junge Anweisungen nicht befolgt und mit Bauklötzen um sich wirft, wird er vielleicht sanft zurechtgewiesen oder beruhigt. Tut ein schwarzer oder arabischstämmiger Junge genau dasselbe, wird er viel aggressiver ermahnt. Womöglich wird er sogar wie ein zukünftiger Krimineller behandelt.[36]

Die Autorin Catina Burkett ist sich als schwarze autistische Frau sehr bewusst, dass die Wahrnehmung ihrer Behinderung durch *Misogynoir* geprägt ist, die strukturelle Unterdrückung schwarzer Frauen.[37]

»Viele Menschen mit Autismus können stur wirken oder reagieren nur langsam auf neue Situationen«, schreibt Catina. »Wenn ich unflexibel bin, werde ich manchmal als unfreundlich, aufsässig, faul, aggressiv oder schwierig bezeichnet.«

Ich kenne einige weiße autistische Männer, die bei der Arbeit, wie Catina es ausdrückt, stur sind. Hat der betreffende weiße Mann einen akademischen Titel oder eine gefragte Qualifikation, wie zum Beispiel die Fähigkeit zu programmieren, ist es häufig kein Problem, etwas schwierig im Umgang zu sein. Vielmehr kann es für autistische Männer im IT-Bereich sogar von Vorteil sein, etwas arrogant oder unterkühlt zu erscheinen. Ihre Unnahbarkeit gilt nur als Beleg dafür, dass sie ein unglückliches Genie sind, ein Sherlock unter lauter Watsons. Wenn jedoch eine schwarze Autistin auch nur ein bisschen weniger emotional auftritt, muss sie befürchten, als »schlecht gelaunt« oder »unprofessionell« abgestempelt zu werden.

»Eine weiße Vorgesetzte hat mich einmal ermahnt, ich möge mich einzelnen Leuten gegenüber unterschiedlich verhalten«, erzählt Catina. »[Sie] wurde sauer, und das Arbeitsklima wurde so feindselig, dass ich am Ende kündigen musste.«

Catinas Vorgesetzte verlangte im Grunde von ihr, *code switching* oder *Kodewechsel* zu praktizieren, also in verschiedenen Situationen sprachlich und sozial unterschiedlich aufzutreten. Viele Schwarze beherrschen den schnellen Wechsel des Sprachstils, da sie zwischen afroamerikanischem Englisch [38] und Standardenglisch umschalten müssen, wenn sie sich in verschiedenen Umfeldern bewegen. Um negative Vorurteile zu vermeiden, müssen sie etwa ihr Aussehen, ihr Verhalten und ihre Lautstärke anpassen.[39] Kodewechsel ähnelt dem Masking im Falle von Autismus insofern, als dabei mit einigem Aufwand »Zugehörigkeit« zu einem bestimmten Kreis signalisiert werden soll. Dazu muss die Person wissen, wann sie einige Seiten der eigenen Persönlichkeit verbergen sollte, die von der Mehrheitsgesellschaft abgelehnt werden. Kodewechsel ist eine kognitiv anstrengende Tätigkeit, die die Leistungsfähigkeit bei schwierigen oder anspruchsvollen Aufgaben beeinträchtigen kann,[40] und es ist mit psychischem Stress und dem Gefühl verbunden, unauthentisch und sozial isoliert zu sein.[41] Laut einem Bericht im *Harvard Business Review* empfinden viele Schwarze Kodewechsel als einen Zustand der Hypervigilanz, weil sie ihre Handlungen und Äußerungen ständig kontrollieren müssen, um das Unbehagen oder die Feindseligkeit ihrer weißen Umgebung zu minimieren.[42]

Für schwarze Autist:innen sind Masking und Kodewechsel besonders schwierig. Es ist schon anstrengend genug, so zu tun, als sei man nach den Regeln der eigenen Kultur neurotypisch. Dies dann noch auf unterschiedliche Weise zu tun und je nach Umfeld unterschiedliche Sprech- und Verhaltensweisen abzurufen, ist soziale Anpassung in einer ganz anderen Liga. Der Autismusforscher Timotheus Gordon Jr. hat mir berichtet, dass das Erlernen des Kodewechsels bei ihm dazu führte, dass er als autistisches Kind mehr ausgegrenzt wurde, nicht weniger.

»Als Afroamerikaner spreche ich ein anderes Englisch«, sagte er, »nämlich afroamerikanisches Englisch. Also hat man mich zur Logopädie geschickt, meines Erachtens nur, damit ich wie jemand klinge, der amerikanisches Standardenglisch spricht.«

In der Sprachtherapie wurde Timotheus darauf getrimmt, sich mehr wie ein weißes Mittelschichtskind auszudrücken; im Grunde wurde ihm beigebracht, seine Herkunft zu maskieren. Da er jedoch auf eine mehrheitlich von Schwarzen besuchte Schule ging, half ihm das nicht bei der Eingliederung, sondern machte ihn zum Außenseiter.

»In meiner Schule waren hauptsächlich Afroamerikaner oder Leute mit afrikanischen Wurzeln. Daher rächte sich das Ganze, denn letztlich wurde ich verspottet, weil ich anders sprach, so als käme ich aus England.«

Mit der Zeit lernte Timotheus zwangsläufig, seine Sprechweise zu maskieren, um sich einerseits dem Schulumfeld anzupassen, aber im Umgang mit Weißen und mit Autoritäten wieder in die sogenannte Hochsprache zu wechseln. Psychologische Untersuchungen belegen, dass das Wechseln des Sprachkodes selbst bei neurotypischen Menschen eine Menge kognitiver Energie erfordert.[43] Eine maskierte Autistin namens Mariah hat mir im Gespräch erzählt, dass sie viele Jahre lang dachte, der Kodewechsel strenge sie an. Schließlich merkte sie jedoch, dass es das Masking war, das sie auslaugte. Für schwarze Autistinnen wie Catina ist es nahezu unmöglich, beides zu bewältigen. Da es ihr beim besten Willen nicht gelang, sich in eine fröhliche, enthusiastische Person zu verwandeln, war sie in den Augen der Chefin eine schlechte Mitarbeiterin.

Für autistische PoC kann es geradezu gefährlich sein, als feindselig oder schwierig wahrgenommen zu werden. Wenn nicht weiße Autist:innen gegen medizinischen oder therapeutischen Rat handeln, werden sie häufig in Anstalten eingewiesen und ihrer rechtlichen Autonomie beraubt.[44] Sie müssen auch Angst vor Inhaftierung oder Tod durch Polizeigewalt haben. Im Jahr 2017 erschoss der Polizeibeamte Khalil Muhammad aus Chicago einen unbewaffneten autistischen schwarzen Teenager namens Ricardo Hayes. Muhammad behauptete, er habe sich von Hayes bedroht gefühlt, aber eine Untersuchung ergab, dass Hayes friedlich am Straßenrand entlanggejoggt war und keinerlei Aggression gegenüber Muhammad gezeigt hatte.[45] Fünf Tage nach dem Mord an George Floyd erschoss ein israelischer Polizist in Jerusalem Ey Ad Hallaq, einen autistischen Palästinenser mit schwerer geistiger Behinderung, der weder sprechen noch Anweisungen verstehen konnte.[46] Im April 2021 tötete ein Polizeibeamter in Chicago den dreizehnjährigen Adam Toledo, obwohl der bereits die Hände in der Luft hatte. Adam besuchte eine Sonderschule und war neurodivergent.[47] Rund 50 Prozent aller von der Polizei getöteten Menschen haben eine Behinderung,[48] und nicht weiße Autist:innen sind dabei einem besonders hohen Risiko ausgesetzt.[49] Als autistisch wahrgenommen zu werden, kann für Frauen und Gender-Minderheiten egal welcher ethnischen Herkunft sozial und emotional gefährlich sein; für nicht weiße Autist:innen kann eine wahrnehmbare Behinderung tödlich sein.

In *The Secret Life of a Black Aspie* beschreibt der Folkloreforscher Anand Prahlad ausführlich, wie es sich für ihn anfühlte, seinen Autismus zu verbergen und der Welt eine harmlose neurotypische Fassade zu präsentieren:

»Ich lernte, mir für die Schule Masken überzuziehen. Denn dort musste ich vorsichtig sein. Das war wie ein Instinkt. Wie bei einer braunen Stabheuschrecke, die grün wird, wenn sie auf einem Blatt sitzt. Immer aufpassen ... auf die Hände. Auf die Lippen. Auf die Augenbrauen.«[50]

Anand wuchs in den 1950er-Jahren auf einer Plantage auf, nur zwei Generationen nach Ende der Sklaverei. Er lebte mit seiner Familie (von denen viele autistische Züge aufwiesen) in einer ländlichen Gegend und fand Trost in der Natur. Als er in die Schule kam, musste er sich jedoch maskieren. Denn Anand ist nicht nur schwarz und autistisch, sondern auch genderqueer. Also musste er, sobald er in die Schule kam, seine Neurodivergenz sowie seine sanfte, feminine Seite verbergen.

In seinem Buch beschreibt Anand, wie die diversen sozialen Umgebungen nach unterschiedlichen Versionen von ihm verlangten. Da war die rein schwarze Grundschule, wo man ihn als sonderbar und nicht männlich genug ansah, aber größtenteils in Ruhe ließ. Dann kam die integrierte Highschool, in der Weiße ihn dazu drängten, ein achtbarer Pionier der Gleichberechtigung zu sein.

Im Erwachsenenalter musste Anand als Professor an der Uni jede emotionale Verletzlichkeit verbergen, auf Umgangssprache und Slang verzichten und auch sonst alles unterlassen, was das weiße Kollegium als »unprofessionell« empfunden hätte. Autist:innen sind in der Regel ziemlich klar im Ausdruck, und in der afroamerikanischen Kultur wird es ebenfalls geschätzt, zwischenmenschliche Konflikte direkt anzusprechen.[51] Aber in Organisationen mit weißer, nicht behinderter Mehrheit verschrecken offene Meinungsäußerungen oder Beschwerden die Menschen. Dem passte sich Anand an, indem er all das an sich selbst verbarg, was offen, verletzlich und wahrhaftig war.[52]

In seinen Memoiren schreibt Anand, dass es notwendig für ihn gewesen sei, eine Fassade aufzubauen, aber dass es dadurch auch unmöglich geworden sei, echte Verbindungen zu anderen aufzunehmen. Ich weiß, dass viele maskierte Autist:innen diese Erfahrung teilen. Wir müssen andere auf Distanz halten, denn wenn wir sie unsere Hyperfixierungen, Meltdowns, Obsessionen und Ausbrüche miterleben lassen, könnten wir ihre Achtung verlieren. Doch wenn wir Teile unseres Selbsts verstecken, können wir nie ganz geliebt werden.

»Ich hätte nicht überlebt, wenn ich den neurotypischen Regeln gefolgt wäre«, schreibt Anand. »Aber meine Regeln waren nicht unbedingt die besten für eine gesunde Beziehung. Zum Beispiel war eine Regel, dass ich mich sofort verschließe, wenn ich überreizt bin. Gleich weghören ... Meine Geheimnisse für mich behalten.«

Anand durchlebte einige Trennungen und Scheidungen, bevor bei ihm endlich Autismus diagnostiziert wurde. Statt seinen Partner:innen seine Gefühle zu zeigen, floh er, entweder physisch oder er zog sich in sein Inneres zurück. Als seine dritte Frau die Vermutung äußerte, die Ursache könne eine Behinderung sein, begann für ihn endlich seine Reise zu mehr Selbstakzeptanz.

Masking ist eine vernünftige Überlebensstrategie, wenn man keine anderen Mittel zur Verfügung hat. Aber je mehr man von dem abweicht, was die Gesellschaft wertschätzt, desto ausgefeilter muss die Strategie sein. Wenn man Autismus, schwarze Lebensart und dazu noch Queerness oder Weiblichkeit unterdrücken muss, kann das zu viel sein. Manchmal ist dann die einzige praktikable Alternative, sich abzuschotten und zurückzuziehen. Denn sobald man unauffällig wird, erregt man keinen Anstoß.

Catina Burkett und Anand Prahlad beschreiben beide, wie sie diese Strategie anwandten: Sie wurden still, unauffällig und machten sich klein, um nicht die Angst der Weißen vor selbstbewusster schwarzer Präsenz zu wecken. Andere schwarze Autist:innen kommen im Leben zurecht, indem sie wie Chris Rock alles dafür tun, heiter, lustig und enorm liebenswert zu erscheinen. So wie sich viele autistische Frauen und Transpersonen bemühen, harmlos und klein zu wirken, um nicht anzuecken, müssen viele schwarze Autist:innen aus Gründen der Selbsterhaltung ein Dauerlächeln tragen.

Gesprächige und extrovertierte Autist:innen

1911 prägte der Psychiater Eugen Bleuler den Begriff *Autismus*.[53] Er ist von dem griechischen Wort für »sich selbst« abgeleitet. Im Gegensatz dazu steht unser Begriff für Nicht Autist:innen – *allistisch* – für »auf andere bezogen«.[54] Unzählige Autismusdarstellungen im Fernsehen und Kino heben hervor, wie weltfremd und in sich gekehrt Autist:innen angeblich sind. Ein Beispiel dafür ist der autistische Junge aus der Serie *St. Elsewhere*. Im Finale wird enthüllt, dass er die gesamte Serie und alle Figuren zusammenfantasiert hat, während er nur allein dasaß und in eine Schneekugel starrte.[55] Ein aktuelleres Beispiel ist die Titelfigur aus dem viel beachteten Film *Music* der Sängerin Sia.[56] Dabei handelt es sich um ein nonverbales autistisches Mädchen namens Music, das kaum zu bemerken scheint, dass vor ihren Augen ihre eigene Großmutter stirbt. Im Film kann Music nicht sprechen und auch das Kommunikationsgerät fast nicht benutzen, das man ihr gegeben hat. Nur in aufwendig choreografierten Traumsequenzen tritt sie mit anderen Figuren in Kontakt.[57] Sie ist ein isoliertes, antisoziales Wesen, eingesperrt in einer selbst erschaffenen Welt.

Zwar hat die Mehrheit der diagnostizierten Autist:innen nach eigenen Angaben introvertierte Persönlichkeitsmerkmale[58], aber einige von uns sind tatsächlich auch recht extrovertiert und kontaktfreudig.[59] Studien deuten darauf hin, dass einige der autismusbedingten sozialen Defizite (wie das erschwerte Erkennen von Gesichtern) bei extrovertierten Autist:innen weniger auftreten.[60] Wer sozialen Kontakt sucht, bekommt mehr Übung im Umgang mit Menschen, da leuchtet es ein, dass extrovertierte Autist:innen auch nach und nach lernen, sich besser anzupassen. Sie neigen zudem zu größeren, deutlicher wahrnehmbaren Emotionen als ihre introvertierten Genoss:innen, und das macht es neurotypischen Menschen leichter, sich auf sie einzulassen.

Autist:innen können intensive, lebhafte Persönlichkeiten sein, aber ebenso gut kalt und verschlossen wirken. Viele können Blickkontakt halten, aktiv zuhören und sich begeistert einbringen, wenn man ein Thema anspricht, das sie interessiert. Extrovertierte Autist:innen mögen sich mit Nettigkeiten schwertun, andere zu oft unterbrechen, »zu enthusiastisch« oder gar theatralisch wirken, aber ihr starkes Interesse an zwischenmenschlichem Kontakt kommt ihnen im Allgemeinen seelisch und sozial zugute.[61]

Weil Autismus meist als Störung dargestellt wird, die Menschen gefühlskalt und roboterhaft macht, werden extrovertierte Autist:innen in der Kindheit leider oft nicht richtig identifiziert und diagnostiziert. Lehrkräfte und Eltern halten sie für redefreudige *soziale Schmetterlinge (social butterflies)* oder störende Klassenclowns. Durch ihre starken emotionalen Ausbrüche und Energieschübe werden sie manchmal sogar als »manipulativ« oder »geltungssüchtig« eingeschätzt. Mit der Zeit können solche

Urteile zu einem Teil der Maske werden, die das Kind tragen muss, um zurechtzukommen. Für eine extrovertierte autistische Person kann es auch schwierig sein, ihr Bedürfnis nach etwas Zeit für sich selbst oder sonstiger Abgrenzung durchzusetzen. Timotheus hat mir zum Beispiel erzählt, dass er im Bekannten- und Familienkreis als »Stimmungskanone« gilt und wenig Verständnis dafür bekommt, dass er manchmal auch Zeit für sich allein braucht.

»Meine Großeltern stammen ursprünglich aus dem tiefen Süden, da ist es traditionell wichtig, dass niemand ausgeschlossen wird«, erklärte er. »Wenn da jemand traurig bist, bleibt er am besten in Gesellschaft. Aber ich möchte dann allein sein. Wenn ich zu meinesgleichen oder Familienmitgliedern sage: ›Ich brauche etwas Zeit für mich allein‹, dann meinen alle nur: ›Nein, nein, du darfst nicht allein sein.‹ Ziehe ich mich zurück, ist es schlecht, tue ich es nicht, ist es auch schlecht.«

Extrovertiertheit und Kontaktfreudigkeit als Teil des Maskings bergen in vielerlei Hinsicht die Gefahr, dass die Probleme autistischer Menschen unterschätzt oder verleugnet werden. Meine Freundesperson Bethy ist lebhaft, trägt auffällige, farbenfrohe Kleidung und hat jede Menge coole Tattoos. Sier ist seit Jahren in Chicagos Theater- und Zirkusszene aktiv, und wenn Bethy sich freut, hüpft sier auf und ab und quietscht vor lauter Wonne. Sier liebt es auch zu modeln und ist sehr im Einklang mit siesem Körper und sieser Sinnlichkeit. Bethy sieht siesen persönlichen Stil und siese Körperlichkeit als komplette Erweiterung sieses Selbst. Manche mag es überraschen, diese Eigenschaften bei einer autistischen Person zu sehen. Denn viele Autist:innen haben eine schlechte Koordination, fühlen sich uneins mit ihrem Körper[62] und werden oft als uncoole Nerds ohne Stilempfinden abgestempelt. Bethy ist ganz deutlich autistisch, hat aber auch sehr viel Charme. Wenn ich es nicht besser wüsste, würde ich annehmen, dass das soziale Miteinander siem aufgrund sieser sonnigen, einnehmenden Persönlichkeit leichter fällt als verschlossenen, scheuen Autist:innen.

Aber da ich Bethy gut kenne, weiß ich, dass das keineswegs der Fall ist. Zwar fiel es siem leicht, in der Bar, in der sier früher gearbeitet hat, Leute kennenzulernen, aber sier tat sich schwer damit, eine tiefere Bindung zu jemandem aufzubauen. Bethy zweifelt an sich selbst und überlegt ständig in siesem Hinterkopf, wie siese Handlungen und Äußerungen von anderen aufgenommen werden. Sier denkt viel darüber nach, wie sier wahrgenommen wird, und fühlt sich in keinem Umfeld zu Hause. Sies durchgestyltes Äußeres ist auch ein Versuch, für ihre Persönlichkeit und Individualität Anerkennung zu erhalten. Sier wurde schon immer missverstanden und versucht ständig zu signalisieren, wer sier wirklich ist. Bethy maskiert sich und steckt viel Energie in dieses Unterfangen – genau wie ich auf meine eher gehemmte, stille Weise.

Manche Autist:innen wünschen sich viel sozialen Kontakt, andere brauchen oft Stimulation und sensorischen Input. Entgegen der landläufigen Meinung macht Autismus das Gehör nicht überempfindlich und die Augen nicht übermäßig lichtscheu. Der Autismus steuert vielmehr, wie das Gehirn die von den Sinnen aufgenommenen Informationen filtert und wie all diese Daten zu einem zusammenhängenden Ganzen kombiniert werden. Dies kann sich unterschiedlich ausprägen: Wir können *Reiz-Suchende (sensory seekers)*[63] oder *Reiz-Vermeidende (sensory avoiders)* sein – und die meisten von uns sind eine Kombination aus beidem, je nach betroffenem Sinn.

Aus verschiedenen Gründen, die ich in Kapitel 1 dargelegt habe, übersieht das neurotypische Gehirn Einzelheiten, die vom »großen Ganzen«, das das Gehirn zu erkennen glaubt, eher ablenken.[64] Metaphorisch ausgedrückt: Wenn eine neurotypische Person in den Wald blickt, sieht sie geflissentlich über das Totholz und Gestrüpp hinweg, das das Gesamtbild nur verkompliziert.[65] Im Gegensatz dazu nehmen autistische Menschen jeden einzelnen Baum, jeden Baumstumpf und jeden Tierkadaver wahr. Da sich für uns die Abertausenden Einzelheiten nicht wie von selbst zu etwas Größerem zusammenfügen,[66] müssen wir alles einzeln verarbeiten. Das ist Schwerstarbeit.

Komme ich am Abend nach Hause, überfluten lauter widersprüchliche Informationen meine Sinne. Das ist besonders unangenehm, wenn ich einen stressigen oder emotional anstrengenden Tag hinter mir habe und meine Energie aufgebraucht ist. Da sind das aufgeregte Geplapper meiner Nachbarn und das chaotische Türenschlagen im ganzen Flur. Ich kann den

Aufzug stöhnend ins Erdgeschoss fahren hören, während aus der Wohnung unter mir Bässe wummern und in der Ferne Sirenen heulen. Jede Sinnesinformation schreit nach Aufmerksamkeit, statt sich in eine gleichförmige Geräuschkulisse einzubetten. Je länger ich das ertragen muss, umso genervter werde ich. Ein Mittel gegen die Überreizung besteht darin, die Umwelt auszublenden und alle ablenkenden Reize zu dämpfen. Eine andere, ebenso wirksame Möglichkeit, mit der sensorischen Überforderung umzugehen, ist, sich auf wirklich starke, intensive Sinneseindrücke zu fokussieren, die Nebengeräusche übertönen.

Autistische Personen mit Hang zum Reiz-Suchen mögen gerne laute Musik, scharfes Essen, grelle Farben oder viel Aktivität und Bewegung. Ihre Kopfhörer tragen sie in der Öffentlichkeit nicht, um den überwältigenden Menschenlärm zu übertönen, sondern weil wummernder Synthiepop auf den Ohren ihnen hilft, konzentriert und geerdet zu bleiben. Der Zweck ist in beiden Fällen derselbe: eine Datenflut zu durchdringen, die schwer zu verarbeiten ist. Eine Reiz-suchende, spaßorientierte Persönlichkeit auszubilden, ist eine sehr effektive Autismusmaske: Denn kaum jemand wird wohl als »überempfindlich« und behindert angesehen, wenn er oder sie ständig die Welt bereist und in der Metal-Kneipe hemmungslos abrockt. Das Tragen dieser Maske kann sogar ganz angenehm sein, obwohl die ständige Suche nach Stimulation auch Nachteile hat. In ihrem Essay »Autistic People Party, Too« beschreibt die Autorin Jesse Meadows, wie die Rolle des trinkenden, Drogen konsumierenden Partygirls ihr dabei half, akzeptiert zu werden und ein gewisses Maß an sensorischer Behaglichkeit zu finden.[67] Auf die Dauer konnte sie diesen Lebensstil jedoch nicht durchhalten und musste lernen, auf gesündere Weise nach immer neuen Reizen zu suchen.

Logan Joiner ist ein Teenager, der seit dem achten Lebensjahr seine Leidenschaft für Achterbahnen mit der Welt teilt. Seine beiden YouTube-Kanäle (*KoasterKids* und *Thrills United*) haben zusammen fast 35.000 Abonnenten. In seinen Videos springt er am Bungee-Seil von Brücken, stürzt sich von Klippen in offene Gewässer und besucht reihenweise Vergnügungsparks. Logan ist Autist und mag Achterbahnen, weil sie ihm dabei helfen zu regulieren, wie sein Gehirn Sinnesinformationen verarbeitet.

»Ich bin kein großer Fan von unerwarteten Überraschungen«, erklärte Logan.[68] »Und genau genommen gibt es bei Achterbahnen keine Überraschungen ... Sie machen mir keine Angst, weil sie vorhersehbar sind.«

Trotz des Lärms und der vielen Leute können Vergnügungsparks für autistische Menschen angenehm sein. Denn sie bieten vorhersehbare soziale Interaktionen und Erlebnisse, die sich selten ändern. Der Lageplan ist leicht verständlich gestaltet, das Essen ist fad, aber sättigend, jede Attraktion ist in wenigen Minuten vorbei, und die Beschilderung ist groß und deutlich. Wenn man sich einmal an eine Achterbahn gewöhnt hat, liefert sie Sekunde für Sekunde zuverlässig die erwartbare Stimulation. Reiz-suchende Autist:innen erleben den rauschenden Fahrtwind und das Rütteln der Schienen als entspannenden physischen Input, ähnlich wie eine Gewichtsdecke oder ein Fidget Cube, nur stärker. Bei Achterbahnen gibt es Statistiken, die man sich merken kann, eine Planungs- und Baugeschichte, die man nachlesen kann, und eine große Community im Internet, in der man Wissen über Achterbahnen und andere Attraktionen austauschen kann. Außerdem darf man in der Achterbahn schreien und mit den Armen fuchteln, ohne schräge Blicke dafür zu ernten. Da viele von uns ihre Sprechlautstärke nicht gut regulieren können und gerne mit den Armen wedeln, bieten Achterbahnen, Konzerte und andere belebte Orte voller Lärm manchmal unvermutet Zuflucht vor sozialem Anpassungsdruck.

Ich habe Autist:innen kennengelernt, die am DJ-Pult, im Verkauf, als Teamleitung, als Spendensammlerin oder Luftakrobat arbeiten. Die eher Extrovertierten und Reiz-Suchenden unter uns lieben Anime-Conventions, Hauspartys, Wahlkampfeinsätze und Sportwettkämpfe. Solche Autist:innen haben jedoch oft damit zu kämpfen, dass ihre Behinderung nicht ernst genommen wird, weil sie so offen und charmant sein können. Wenn sie Schwierigkeiten im Umgang mit anderen haben oder ihre Arbeit nicht schaffen, kommt von Angehörigen der Vorwurf, ihre Schwierigkeiten seien eingebildet, schließlich hätten sie sich ja am Abend zuvor noch prächtig und ohne Hemmungen in einer Burlesque-Show amüsiert. Behinderte machen nur allzu oft die Erfahrung, dass ihre Fähigkeiten in einem Bereich als Beweis dafür genommen werden, dass sie sich in einem anderen Bereich einfach »nicht genug anstrengen«.

Kaum jemand errät, dass diese offenherzigen, energiegeladenen Menschen Autist:innen sind, schon gar nicht während ihrer wilden Kindheit. Wenn sie überhaupt als Kind aufgefallen sind, wurde wahrscheinlich eher auf ADHS getippt. Übrigens treten Autismus und ADHS sehr häufig gemeinsam auf und sind diagnostisch nur schwer zu trennen.[69] In der Psychologie werden sie oft »Schwesterkrankheiten« genannt, da sie beide mit Ablenkbarkeit, Reiz-Suche und tiefem Leid durch soziale Ausgrenzung einhergehen. Dies bringt mich zur nächsten Gruppe von Autist:innen, die oft übersehen werden: Menschen mit begleitenden und überlappenden Erkrankungen.

Autist:innen mit anderen Erkrankungen

Wenn es um psychische Erkrankungen und Behinderungen geht, sind klar abgegrenzte Diagnosen immer problematisch. Eine psychische Störung bedingt eine Menge von Symptomen und Merkmalen, die meistens, aber eben nicht immer gleichzeitig auftreten, und ihre Zusammensetzung und Intensität kann sich im Laufe des Lebens verändern. So wird in der Psychologie seit Jahrzehnten darüber gestritten, ob man Angststörungen und Depressionen als zwei Aspekte derselben Störung sehen sollte oder als zwei verschiedene Erkrankungen, die nur miteinander korrelieren.[70] Die Psychiatrie der 1940er-Jahre hielt Autismus für eine Art Schizophrenie im Kindesalter,[71] aber das sieht man heute sicherlich nicht mehr so. Was wir unter den jeweiligen Begriffen verstehen, ist einem ständigen Wandel ausgesetzt, und auf welchen Personenkreis eine bestimmte Bezeichnung zutrifft, variiert je nach Zeit und kulturellem Kontext.

Oftmals befindet sich ein Mensch irgendwo im Spektrum zwischen mehreren Störungen oder weist eine einzigartige Kombination von Merkmalen mehrerer Erkrankungen auf. Wenn eine Person in ihrem Leben auch nur eine einzige manische Phase durchlitten hat, kann es sein, dass bei ihr eher eine bipolare Störung als eine schwere Depression diagnostiziert wird, obwohl die depressiven Phasen die manischen bei Weitem überwiegen. Ist im Falle von Magersucht das erwartete Untergewicht nicht erreicht, kann es sein, dass diese Essstörung nie erkannt wird, egal wie viel Kummer sie im Leben bereitet. Diese Problematik ist besonders für Menschen mit Autismus-Spektrum-Merkmalen ungünstig, weil unser Neurotyp so facettenreich ist und leicht mit anderen Erkrankungen verwechselt werden kann.

Menschen mit posttraumatischer Belastungsstörung können beispielsweise Ähnlichkeiten mit Autist:innen haben. PTBS-Betroffene haben oft Angst vor großen Menschenmengen, erschrecken leicht vor lauten Geräuschen und verhalten sich in schwer einschätzbaren Situationen zurückhaltend. Die durch PTBS ausgelöste Hypervigilanz kann dem autistischen Masking sehr ähnlich sein: Um sich sicher zu fühlen, achten Betroffene ständig auf Bedrohungen aus der Umgebung und auf das eigene Verhalten. Erschwerend kommt hinzu, dass viele autistische Menschen in jungen Jahren traumatische Erfahrungen machen und dadurch PTBS-Symptome entwickeln. Viele von uns sind von Eltern und Betreuungspersonen misshandelt, von Mitschüler:innen gemobbt oder von Täter:innen als »leichte Beute« angesehen worden. ABA *(Applied Behavioral Analysis)*, die gängige Behandlungsmethode für Autismus bei Kindern, steht bei autistischen Menschen in der Kritik, weil sie traumatisch wirken kann.

Aus all diesen Gründen ist es nicht immer möglich (oder sinnvoll) zu entwirren, welche Züge eines Menschen autistisch und welche durch die traumatische Erfahrung entstanden sind, in einer neurotypischen Welt neurodivergent zu sein. Daan ist ein vierzigjähriger Mann aus den Niederlanden, der autistisch ist, aber auch von beiden Elternteilen misshandelt wurde. Er berichtete mir, dass seine PTBS-Diagnose viele, viele Jahre als Maske für seine Neurodivergenz diente.

»Ich glaube immer, dass alle über mich reden und kurz davor sind, die Geduld zu verlieren und mich als schrecklichen Menschen zu sehen«, erklärte er. »Ist das Autismus und eine falsche Vorstellung vom Denken anderer? Oder liegt es daran, dass meine Mutter mich schon schimpfte, wenn ich nur den Schwamm auf die falsche Seite der Spüle legte? Das lässt sich nicht beantworten.«

Daans erste Traumatherapeutin versuchte, ihm klarzumachen, dass seine Ängste irrational seien; seine Mutter sei schon lange tot, sagte sie, und könne ihm nie wieder wehtun. Sie wollte ihn dazu bringen, seine »unlogische« Annahme zu hinterfragen, dass Menschen eine Bedrohung für ihn seien. Dabei wurde Daan immer noch fast jeden Tag seines Lebens aktiv verletzt und ausgegrenzt, weil er Autist war. Dass er sein soziales Umfeld als bedrohlich wahrnahm, war also realistisch und nicht unlogisch.

»Ich machte Bemerkungen, die einfach nur Tatsachen waren, wie zum Beispiel: ›Ah, du hast eine neue Frisur‹, und die Leute dachten dann, ich würde mich über sie lustig machen«, erzählte er mir. »Mein Chef hat mich deswegen angeschrien. Frauen, mit denen ich ausging, beschimpften mich, weil ich mich nicht so benahm, wie sie es von einem erwachsenen Mann erwarteten. Ich fühlte mich dann, als würde mich meine Mutter schon wieder angreifen. Meine Therapeutin sagte dazu nur, ich würde das Trauma mit meiner Mutter in der Gegenwart ausleben und sie in anderen Menschen sehen. Es war wirklich schrecklich, zum Verrücktwerden.«

Klinische Studien belegen, dass Daans Erfahrungen alles andere als ungewöhnlich sind. Therapien, die wie etwa die kognitive Verhaltenstherapie (KVT) auf die Bekämpfung »irrationaler Glaubenssätze« abzielen, funktionieren bei autistischen Menschen nicht so gut wie bei neurotypischen.[72] Ein Grund dafür ist, dass viele der Ängste und Hemmungen autistischer Menschen völlig vernünftig sind und auf lebenslanger schmerzhafter Erfahrung beruhen. Wir neigen dazu, eher rationale Menschen zu sein, und viele von uns analysieren ihre Gedanken und Gefühle sehr genau (manchmal zu sehr). Autist:innen brauchen keine kognitive Verhaltenstherapie, um ihre Emotionen in den Griff zu bekommen. Vielmehr sind die meisten von uns so eingeschüchtert worden, dass sie ihre Gefühle zu sehr verdrängen.

Vor Kurzem hat Daan die Therapeutin gewechselt. Seine neue Therapeutin hat in ihrer ganzen Karriere nur eine einzige Weiterbildung zum Thema autistische Erwachsene gemacht, aber damit weiß sie offenbar immer noch mehr als die meisten anderen. Sie schickte Daan zu einem Test und las sich weiter ins Thema ein, um ihre Therapie besser auf ihn abstimmen zu können.

»Meine neue Therapeutin musste zugeben, dass es nicht viel Literatur darüber gibt, wie man autistischen Menschen bei der Traumabewältigung helfen kann«, sagte er. »Aber sie hat mich wenigstens testen lassen. Und das hat mir einen riesigen Erkenntnisschatz eröffnet, weil ich mich online mit anderen Autist:innen austauschen konnte.«

Autismus kann auch einer Angststörung ähneln. Schließlich haben die meisten von uns in Gesellschaft anderer häufig Angst. Eine reizüberflutete, unvorhersehbare Umgebung löst in der Regel unsere Kampf-oder-Flucht-Reaktion aus. Die Rituale und repetitiven Verhaltensweisen, die wir entwickeln, um besser mit Stress umzugehen, können einer Zwangsstörung ähneln. Autistischer Burnout äußert sich fast wie eine schwere depressive Episode. Allzu oft erkennen Therapeut:innen nur diese negativen psychischen Folgen des Maskings und nicht die unbehandelte Behinderung, die dahintersteckt.

Manche nicht diagnostizierten autistischen Menschen (besonders Frauen) sehen sich selbst als »hochsensibel«.[73] Hochsensible Menschen gelten im Allgemeinen als intuitiv, emotional feinsinnig und schnell überfordert. Selbst Elaine N. Aron, die den Begriff einst prägte, hat zugegeben, dass einige der von ihr als hochsensibel beschriebenen Familienmitglieder später herausfanden, dass sie eigentlich autistisch waren.[74] Das Stigma, das mit Autismus einhergeht (und das Bild männlicher Unnahbarkeit), könnte ein Grund dafür sein, dass so viele autistische Frauen eher mit Begriffen wie *Angststörung* und *Hochsensibilität* zurechtkommen.

Marginalisierte autistische Menschen erhalten manchmal Diagnosen psychiatrischer Erkrankungen, die noch weniger akzeptiert und verstanden sind als Autismus. So kommt es häufig vor, dass bei erwachsenen Autist:innen fälschlicherweise eine Borderline-Persönlichkeitsstörung (BPS) festgestellt wird,[75] eine wirklich verheerende Diagnose. Borderline ist für viele Therapeut:innen die am unangenehmsten zu behandelnde Erkrankung.[76] Die Betroffenen werden pauschal als übertrieben dramatisch, bedürftig, aufmerksamkeitssüchtig, unzuverlässig und übergriffig angesehen.[77] Als ich angehende Psychotherapeut:innen unterrichtete, haben mir viele von ihnen erzählt, dass man ihnen in der Supervision geraten habe, BPS-Betroffene möglichst zu meiden und sich auf keinen Fall mit ihnen anzufreunden.

Obwohl BPS als Störung der »Persönlichkeit« bezeichnet wird, wäre sie vielleicht korrekter als Störung der Bindungsfähigkeit und der Gefühlsverarbeitung zu beschreiben.[78] Menschen mit BPS fürchten sich sehr stark vor Ablehnung. Sie haben ein instabiles Selbstwertgefühl, das stark von der Akzeptanz anderer abhängt. Angehörige und Therapierende stellen bei ihnen oft extreme Emotionen fest, die unangemessen oder manipulativ wirken.[79] Wenn dies den Merkmalen des »weiblichen Autismus« aus der Liste weiter oben im Kapitel verdächtig nahe kommt, ist das kein Zufall. Viele Frauen (und andere Gender-Minderheiten), die als Autistinnen mehrfach Ablehnung und Traumatisierung erfahren haben, entwickeln ein schwaches Selbstbewusstsein, eine (begründete) Angst vor Ablehnung und »übertrieben« starke Emotionen, in denen sich ihre fast ständig empfundene Not äußert.

Nylah gehört zu den Frauen, die fälschlicherweise als Borderlinerin eingestuft werden, bevor sie schließlich die Diagnose Autismus erhalten. Sie wies alle Merkmale auf, die beide Störungen gemeinsam haben: schwaches Selbstwertgefühl, Angst vor dem Verlassenwerden mit daraus folgenden emotionalen Zusammenbrüchen und ein instabiles Selbstbild.

»Ich habe immer versucht, so zu sein, wie meine Partner mich haben wollten, damit sie mich nicht verlassen. Und das war angeblich furchtbar manipulativ und schlecht von mir«, sagte sie.

In Wirklichkeit wollte Nylah nur um keinen Preis allein sein. Wenn ihr Partner Eishockey mochte, kaufte sie jede Menge Hockeytrikots. Gefiel es einem Mann, dass Frauen sich hübsch machten, dann ging sie jede Woche zur Maniküre. Trotzdem funktionierte das Ganze nicht besonders gut, aber sie sah keinen anderen Weg.

»Dieses unechte Leben führte bei mir schließlich zu Suizidgedanken, und im Falle von Borderline bedeutet ein Selbstmordversuch ja, dass man andere zu manipulieren versucht, um Aufmerksamkeit zu bekommen«, erzählte sie. »Eigentlich war ich diejenige, die sich verstellte und ausnutzen ließ, aber mit dem Borderline-Stempel war ich für alle nur eine hysterische Hexe.«

An diesem Bild begann Nylah erst zu kratzen, als eine nahe Verwandte die Diagnose Autismus erhielt. Im Alter von 65 Jahren wurde ihre Mutter getestet – nachdem sie über viele Jahrzehnte mit der ebenso stigmatisierenden Diagnose einer narzisstischen Persönlichkeitsstörung gelebt hatte.

Nylah sagte: »Meine Mutter ist sehr selbstbezogen, aber das liegt daran, dass sie einfach nicht verstehen kann, was im Kopf anderer vor sich geht, und sich so stark auf ihre eigene Sichtweise versteift. Ihr Verhalten kann egoistisch wirken, weil der Autismus ihrer Empathie im Weg steht. Ich habe ein sehr starkes Einfühlungsvermögen, fast schon schmerzhaft, und sie ist das genaue Gegenteil. Sie hat es einfach nicht. Aber ist das böse? Sie kann einfach nichts dagegen tun.«

Nylah erzählte mir, dass ihre Mutter zwar rücksichtslos und stur sei, aber auch eine Frau, die sich sehr um die Welt sorge. Alles, was ihrem Engagement im Weg stehe, sei eine Bedrohung, die aus ihrem Leben ausgemerzt werden müsse. Diese Erkenntnis und die Bewunderung für die leidenschaftliche, engagierte Seite ihrer Mutter haben Nylah geholfen, sich in der Beziehung zu ihr wohler zu fühlen.

»Sie setzt sich sehr für Feminismus und Umweltschutz ein. Ihr Herz ist groß, und es ist verletzt. Sie ist eine schwierige Person, die aber ihr Bestes gibt. In den 1970er-Jahren bedeutete das für eine schwarze Frau auf der Suche nach therapeutischer Unterstützung anscheinend, dass sie Narzisstin ist.«

In einem Artikel in der medizinischen Fachzeitschrift *The Lancet* stellen die Psychiater Meng-Chuan Lai und Simon Baron-Cohen die These auf, dass eine ganze Generation von Autist:innen die Fehldiagnose einer Persönlichkeitsstörung erhalten habe.[80] Es überrascht nicht, dass die meisten falsch Diagnostizierten dabei marginalisierte Frauen waren. Generell sehe ich Baron-Cohens Arbeit sehr kritisch, ist er doch seit Langem ein Verfechter der Ansicht, dass Autismus am besten als »extrem männliches Gehirn« zu verstehen sei.[81]

In dieser Studie scheint er jedoch anzuerkennen, dass viele Frauen nur deshalb nicht als autistisch diagnostiziert werden, weil sie stattdessen als Person mit Borderline-Persönlichkeitsstörung oder als histrionisch oder narzisstisch gestört eingestuft werden. Patientinnen, denen eine Persönlichkeitsstörung attestiert wird, haben es auch sehr schwer, eine von Akzeptanz und Mitgefühl geprägte psychiatrische Versorgung zu finden, besonders wenn das Stigma der Diagnose noch mit Sexismus oder Misogynoir verflochten ist.[82]

Wie ich bereits angesprochen habe, treten Autismus und ADHS oft gemeinsam auf und überschneiden sich stark. Beide Behinderungen betreffen die »exekutiven Funktionen« des Menschen, also seine Fähigkeit vorauszuplanen, große Vorhaben in kleinere Schritte zu unterteilen, Aufgaben in eine logische Reihenfolge zu bringen und sich zu ihrer Ausführung zu motivieren. Dass uns dies alles Schwierigkeiten bereitet, ist allerdings auch kontext- und kulturbedingt: In einer Welt, die Individualismus nicht so idealisieren würde, wäre es vielleicht gar keine Behinderung, wenn man Hilfe bei der Suche nach dem Autoschlüssel braucht. Sowohl Autist:innen als auch ADHS-Betroffene lassen sich leicht durch Reize ablenken, können sich aber auch auf Aktivitäten fixieren, die ihnen Spaß machen, und sich stundenlang darin vertiefen, ohne an den Toilettengang oder Essen zu denken. Im Allgemeinen glauben Autist:innen, dass sie mehr Kontrolle über das haben, worauf sie sich besonders fokussieren, als ADHS-Betroffene. ADHS-Betroffene beschreiben Langeweile und Unterforderung eher als *quälend*, während manche Autist:innen Stille und Ruhe sehr genießen. Beide Neurotypen werden bei Frauen und PoC oft nicht erkannt, und wenn die Diagnose nicht in jungen Jahren gestellt wird, maskieren die Betroffenen ihre Symptome in der Regel jahrzehntelang, bevor sie sich ihrer Identität bewusst werden.[83]

Obwohl Fachleute nicht davon ausgehen, dass ADHS die Gefühlsverarbeitung und die Entwicklung sozialer Fähigkeiten direkt beeinträchtigt, erleben ADHS-Betroffene häufig eine erhöhte *Zurückweisungsempfindlichkeit (rejection-sensitive dysphoria)*, die sich in großer Panik und Verzweiflung äußert, wenn von anderen Menschen negatives (oder sogar neutrales) Feedback kommt. Da Zurückweisung für ADHS-Betroffene so schrecklich und schmerzhaft ist, kann ihr Sozialverhalten genauso zurückhaltend und konfliktscheu sein wie das von maskierten Autist:innen. Autist:innen fällt es möglicherweise schwer, die Gefühle anderer Menschen zu erraten oder unausgesprochene soziale Normen zu verstehen, aber auch ADHS-Betroffene können Anstoß erregen, indem sie »rücksichtslos« agieren, immer weiterreden, ohne die Langeweile anderer zu bemerken, oder sich so sehr in ein Videospiel oder ein Hobby vertiefen, dass sie gar nicht mitbekommen, dass andere derweil allein die Hausarbeit erledigen. Die zugrunde liegenden Mechanismen mögen unterschiedlich sein, aber viele der Probleme sind die gleichen.

Zwar scheinen ADHS-Betroffene Informationen nicht so vom Kleinen zum Großen hin zu verarbeiten wie Autist:innen, aber das mit dem Neurotyp verbundene hohe Maß an Energie und Nervosität kann ähnlich wirken wie die autistische Reaktion auf sensorische Überreizung.[84] Und obwohl maskierte Autist:innen im Allgemeinen besser darin sind, bei einer Sache zu bleiben, einen strikten Zeitplan zu befolgen und Ordnung zu halten, als durchschnittliche ADHS-Betroffene, sind viele von uns chronisch so erschöpft und ausgebrannt, dass wir im Alltag mit den gleichen Problemen zu kämpfen haben wie Menschen mit ADHS. Außerdem gibt es viele nicht maskierte Autist:innen, die täglich Hilfe benötigen. Man kann also nicht sagen, dass Autismus ein funktionalerer oder organisierterer Neurotyp sei – und doch wird Autismus gerne als »Ordnung« dem »Chaos« von ADHS gegenübergestellt.

Obwohl es also viele ähnliche Erfahrungen gibt, existieren doch einige erwähnenswerte Unterschiede zwischen ADHS-Betroffenen und Autist:innen. Erstens ist es einfacher für Erwachsene, die Diagnose ADHS zu erhalten, wobei sie mit der sehr stigmatisierenden Annahme einhergeht, das Gehirn sei »kaputt« und müsse mit Stimulanzien behandelt werden.[85] Zweitens können die Maßnahmen, die viele Menschen mit ADHS benötigen, mit den Bedürfnissen autistischer Menschen unvereinbar sein. Als Autist ohne ADHS brauche ich eine stille, ungestörte und saubere Umgebung, um zur Ruhe zu kommen. Außerdem sind zum Schlafen Stille und Dunkelheit wichtig. Viele Menschen mit ADHS benötigen dagegen Anregung, Abwechslung und Sinnesreize. Sie müssen beim Lernen vielleicht einen Fernseher laut laufen lassen oder können ohne Musik nicht einschlafen. Unordnung und Chaos überfordern viele autistische Menschen, während zahlreiche ADHS-Betroffene »visuellen Lärm« ignorieren können, sodass ein Durcheinander aus ihrem Blickfeld »verschwinden« kann. Bekannte mit ADHS bitten mich oft um Hilfe bei der Suche nach Handys oder Schlüsseln, weil sie selbst ihr Chaos nicht durchsuchen können. Für sie ist alles nur ein unbestimmtes Wirrwarr, aber ich finde Gegenstände oft auf einen Blick.

Viele meiner ADHS-Bekannten beschreiben sich selbst als »zeitblind« oder berichten, dass sie die Zeit als spiral- oder wellenförmig verlaufend wahrnehmen. Ich erlebe Zeit ziemlich linear und starr und bin in meinem Leben noch nie zu spät zu einem Termin gekommen oder habe eine Frist verpasst. Schreibende und Kreative mit ADHS neigen dazu, in großen nächtlichen Schaffensphasen zu arbeiten und ihr Werk assoziativ und vom großen Ganzen her zusammenzufügen. Ich arbeite nach einem festen Zeitplan, studiere Quellen und füge sie Stück für Stück zusammen. Aber ich habe auch eine impulsive und chaotische Ader, die mir vielleicht eine ADHS-Diagnose (oder Borderline oder sonst etwas) eingebracht hätte, wenn ich sie in meiner Jugend nicht so gut verheimlicht hätte.

Einige der Autist:innen, die ich für dieses Buch interviewt habe, sind auch ADHS-Betroffene, ebenso wie viele der von mir zitierten Autor:innen, Psychotherapeut:innen und Aktivist:innen. In der autistischen Community werden Menschen mit ADHS in der Regel automatisch als zugehörig angesehen. Und je mehr über die beiden Neurotypen geforscht wird, desto weniger erscheinen sie als unterschiedliche Kategorien. Es handelt sich in jeder Hinsicht um zwei sehr ähnliche Gruppen, die zusammengehören.[86]

Autismus überschneidet sich nicht nur mit vielen psychischen Behinderungen und Störungen, sondern tritt auch häufig gemeinsam mit körperlichen Behinderungen wie dem Ehlers-Danlos-Syndrom (EDS)[87], Magen-Darm-Störungen[88] und Epilepsie[89] auf. Heather Morgan, die sowohl körperliche Behinderungen als auch Autismus hat, hält es für vorstellbar, dass einige Erkrankungen die genetischen Marker von Autismus teilen.

»Ich glaube, dass mehr von uns in diese Kategorie fallen, als wir vielleicht denken«, sagte sie mir. »Menschen mit Behinderungen, die vielleicht nicht typisch autistisch sind, aber autistische Merkmale in ihrem Genom aufweisen.«

Wenn Autismus mit anderen Störungen oder Behinderungen zusammenfällt, können die autistischen Züge neue Formen annehmen oder ganz verborgen bleiben. Ich bin eng mit der Familie von Angel befreundet, einem autistischen Teenager mit traumatischen Hirnverletzungen und geistigen Behinderungen. Wenn Angels Autismus nicht schon vor dem

Autounfall diagnostiziert worden wäre, bei dem das Schädel-Hirn-Trauma entstand, wäre er möglicherweise nie erkannt worden. Die Ärzt:innen hätten dann vielleicht geglaubt, dass er wegen der unfallbedingten Nervenschäden nicht sprechen kann. Wäre dies der Fall gewesen, hätte Angel weder seine Kommunikationshilfe noch das iPad erhalten, mit dem er in den sozialen Medien chattet. Zum Glück haben Angels Familie und sein Pflegeteam gemerkt, dass seine fehlende verbale Kommunikation nicht darin begründet ist, dass er sich nicht ausdrücken kann, sondern an seinem autistischen Bedürfnis nach nonverbalen Ausdrucksmöglichkeiten.

Angel ist ein seltenes Beispiel für einen maskierten Autisten, der von seiner Umgebung nicht als »hochfunktional« oder hochintelligent angesehen wird. Die Vorstellung, dass bestimmte autistische Menschen besser funktionieren als andere oder dass der Funktionsstatus eine binäre Eigenschaft ist, die man auf einen Blick erfassen kann, ist natürlich an sich schon problematisch. Infolge dieser Denkweise wird bei vielen von uns die Behinderung verleugnet und das innerliche Leid, das das äußerliche »Funktionieren« erst möglich macht, ausgeblendet. Sie untermauert auch die Überzeugung, dass Behinderte nur dann ein lebenswertes Leben führen, wenn sie es noch schaffen, nach irgendwelchen konventionellen Maßstäben produktiv oder eindrucksvoll zu sein.

»Hochfunktionaler« Autismus

Neurotypische Menschen sind von Funktionslevels besessen. Wenn eine Person, die in der Lage ist, ein Gespräch zu führen oder Erwerbsarbeit zu leisten, einer nicht behinderten Person mitteilt, dass sie autistisch ist, wird diese sofort begeistert feststellen, wie gut der oder die Betroffene doch »funktioniert«. Normalerweise geht damit auch gleich die Bemerkung einher, dass der- oder diejenige ja nicht wirklich als behindert zähle, weil er oder sie als nicht behindert durchgehen würde (wenn auch nur in diesem Moment). Als ich Pressearbeit für mein erstes Buch machte, erhielt ich Kommentare wie den folgenden, der unter einem YouTube-Livestream mit meiner Beteiligung hinterlassen wurde:[90]

»Falls Dr. Price autistisch ist, dann ja wohl extrem hochfunktional. Die meisten Menschen mit Autismus sind ihr Leben lang kaum in der Lage, arbeiten zu gehen, weil sie nicht sinnvoll oder adäquat mit anderen interagieren können, und sie schaffen es auch nicht, sich über eine längere Zeit auf etwas zu konzentrieren, oder wenn doch, dann nur auf etwas Triviales und Irrelevantes.«

In diesem Kommentar steckt viel Bemerkenswertes. Zunächst einmal findet der Kommentator, dass mein Autismus anzuzweifeln sei, weil ich »hochfunktional« zu sein scheine. Seiner Meinung nach muss ich hochfunktional sein, »falls« ich autistisch bin, und verneint damit, dass ich autistisch und kompetent oder erfolgreich sein kann. Die beiden Dinge sind für ihn unvereinbar. Außerdem scheint er zu glauben, dass ich nicht wirklich Autist sein kann, weil ich für die Dauer eines einstündigen Gesprächs so gut Normalität vortäuschen kann. Was auch auffällt, ist, dass er das Ausüben eines Berufs mit einem wertvollen Leben gleichsetzt. Nach Ansicht des Kommentators bin ich ein hochfunktionaler Autist, weil ich meinen Hyperfokus auf etwas richten kann, das Geld einbringt. Autistische Leidenschaften, die nicht aufs Geldverdienen abzielen, sind in seinen Worten »trivial« und »irrelevant«. Das Wort »irrelevant« ist besonders aussagekräftig, denn impliziert es doch, dass die Gefühle und das Interesse von Autist:innen gar keine Rolle spielen, sondern nur der wertende Blick von außen.

Wenn neurotypische Menschen »funktional sein« mit weniger behindert sein gleichsetzen, erkennen sie nicht die immense Arbeit, die es im Verborgenen braucht, um normal zu wirken. Dabei wird auch übersehen, dass es an sich schon belastend ist, normal wirken zu müssen. Das ist ähnlich, wie wenn sich eine dicke Person stolz als dick bezeichnet, nur um von jemand Dünnerem abschwächende Aussagen zu erhalten wie: »Du bist nicht dick! Du hast eben einige Kurven. Du bist doch so hübsch.« In der Erwiderung ist im Grunde das Missfallen in Bezug auf Fettleibigkeit und die Akzeptanz des Dickseins enthalten und sie spiegelt die latente Annahme wider, man könne nicht gleichzeitig dick und hübsch sein. Aber natürlich kann jemand sowohl dick als auch hübsch sein, die beiden Attribute sind voneinander völlig unabhängig. Außerdem ist es beleidigend, den Wert eines Menschen an seiner Schönheit festzumachen. Eine autistische Person kann wiederum in einem (oder mehreren) Bereichen des Zusammenlebens funktionieren, während sie in anderen Bereichen erheblich behindert ist. Darüber hinaus gibt es Menschen, die in keinem Lebensbereich ohne Hilfe »funktionieren«, und das darf ihren Wert und den ihnen entgegengebrachten Respekt nicht schmälern.

Der Instagram-Account @MyAutisticNurse dokumentiert den Alltag einer »hochfunktionalen« Autistin und Krankenschwester, die den Spitznamen Boo trägt.[91] Boo ist allem Anschein nach eine fantastische Krankenschwester. Ihr Gedächtnis speichert Massen an medizinischen Fakten, die sie nach Belieben abrufen kann. Sie kann hervorragend mit kranken Kindern umgehen und ihnen Trost spenden. Es gibt allerdings auch Tage, an denen sie kein Wort herausbringt. Nach besonders stressigen Schichten im Krankenhaus sitzt sie stundenlang auf dem Boden und reiht ihre Lieblingsspielzeuge immer wieder neu auf. Wie jeder andere autistische Mensch erlebt sie ebenso Meltdowns und Tage, an denen sie kaum Energie hat, aber da sie intelligent und kompetent ist, entspricht ihr Autismus nicht dem »typischen« Muster.

Bis 2013 unterschied das *Diagnostic and Statistical Manual of Mental Disorders* (DSM) zwischen Autismus und Asperger-Syndrom. Autismus war mit stärkeren Beeinträchtigungen, erheblichen Kommunikationsdefiziten und intellektuellen Einschränkungen verbunden. Asperger hingegen trat bei hochintelligenten Menschen auf und wurde mit wohlartikulierten, emotional unterkühlten Mathegenies und Computer-Nerds in Verbindung gebracht. In der Ausgabe von 2013 wurden im DSM beide Diagnosen zu einer zusammengefasst: Autismus-Spektrum-Störung (ASS). Heute trennen Ärzt:innen nicht mehr zwischen Autismus und Asperger, sondern legen fest, ob jemand »hoch- oder niedrigfunktional« ist oder wie hoch der »Unterstützungsbedarf« ist.

Das Autistic Self Advocacy Network (ASAN) und andere von Autist:innen geleitete Organisationen lehnen Ausdrücke wie »hochfunktional« und »niedrigfunktional« allerdings ab. Denn diese Begriffe beschreiben nur unzureichend, wie sich die Behinderung auf das Leben auswirkt, und setzen Produktivität mit dem Wert eines Menschen gleich.[92] Jemand, der sprechen, Kontakte knüpfen und einer Arbeit nachgehen kann, mag auf Außenstehende »hochfunktional« wirken, aber im Privaten kann dieselbe Person Hilfe beim Anziehen benötigen oder an Essenszeiten erinnert werden müssen. Boos Ehemann hat beispielsweise eine Tabelle mit allen im Haus vorrätigen Snacks erstellt, damit Boo weiß, was zu tun ist, wenn sie merkt, dass sie hungrig und erschöpft ist. Er motiviert sie auch zum Zähneputzen, Haarewaschen und anderen Tätigkeiten, die für sie sowohl notwendig als auch unangenehm sind.

Umgekehrt kann eine scheinbar »niedrigfunktionale« autistische Person, die nicht sprechen oder sich nicht anziehen kann, hervorragende schulische Leistungen erbringen oder komplexe mathematische Gleichungen lösen, sofern sie mit Teilhabemaßnahmen unterstützt wird. Der Autor und Aktivist Ido Kedar war in frühen Jahren die meiste Zeit unfähig, mit anderen zu kommunizieren. Er konnte nicht sprechen und seine Motorik erschwerte das Schreiben. Dann lernte er, auf einem iPad zu tippen, und sein Blog *Ido in Autismland* war geboren. Ido hat zwei Bücher geschrieben, unzählige Interviews gegeben und bloggt weiterhin regelmäßig über Autismus und Behindertenrechte. Er hat die Highschool umgerechnet mit Einserschnitt abgeschlossen und arbeitet sich derzeit durchs College. Akademisch und intellektuell funktioniert Ido auf sehr hohem Niveau – jetzt, da er die Unterstützung bekommt, die dies ermöglicht. Weil er jedoch nicht sprechen kann und lange Zeit nicht die nötige Unterstützung erhielt, galt er viele Jahre lang in der Gesellschaft als »niedrigfunktional«.

Fälle wie die von Ido und Boo machen deutlich, wie oberflächlich Funktionseinstufungen sein können. Dennoch prägen sie das Denken über Autismus bei Fachkräften, Lehrpersonal und Eltern, und es sind in der Regel die als »hochfunktional« eingeschätzten Menschen, die sich am besten maskieren und deswegen nicht diagnostiziert werden. Im Allgemeinen gilt: Wenn eine autistische Person von klein auf sprechen und ein akzeptiertes Sozialverhalten vortäuschen konnte, ist ihr Autismus in der Kindheit wahrscheinlich als »hochfunktional« eingestuft oder gar nicht erkannt worden. Darin steckt eine gewisse Ironie, denn das frühe Sprechenlernen wurde eigentlich als Anzeichen für das Asperger-Syndrom gewertet.[93] Meine Mutter behauptet, dass ich mit sechs Monaten mein erstes

Wort gesagt habe und mit einem Jahr in ganzen Sätzen sprach. Angeblich war ein Verkäufer in einem Kaufhaus schockiert, als ich ihn als Einjähriger begrüßte und sagte: »Ich glaube, ich rieche da ein Potpourri.« Meine Familie hat unzählige solcher Geschichten auf Lager. Viele, die in den 1990er-Jahren die Diagnose Asperger bekamen oder in jüngerer Zeit als »hochfunktional« eingestuft wurden, haben ähnliche Anekdoten über sich als hyperverbales Kleinkind. Das führte oft dazu, dass sie in die Hochbegabtenförderung statt in die Sonderpädagogik einsortiert wurden, was Vorteile mit sich brachte, aber auch eine ganze Reihe von Erlebnissen mit Grenzverletzungen und Objektivierung.

Für mich und unzählige »hochfunktionale« Autist:innen werden Kommunikation und Intelligenz zu Kernelementen unserer Maske. Ich konnte nie gut mit anderen Kindern, aber ich konnte Lehrkräfte mit schwierigen Wörtern und klugen Stellungnahmen beeindrucken. Meine sprachlichen Fähigkeiten waren hoch entwickelt, aber mein soziales und emotionales Leben war es nicht. Ich nervte andere Kinder, weil ich zu viel über Themen redete, die sie nicht interessierten. Ich hängte mich an Erwachsene, die mich »beeindruckend« fanden und gutes Benehmen mit Reife und Respektabilität gleichsetzten. Ich verinnerlichte auch wie viele »begabte« Kinder die Idee, dass das intellektuelle Potenzial einer einzelnen Person der Gesellschaft gehört und nicht ihr selbst und dass sie der Welt etwas »Großes« schuldet, um ihre Besonderheit zu rechtfertigen. Als Jugendlicher begeisterte ich dann mit meinen Englischaufsätzen und glänzte im Debattierclub, aber meinen Freund:innen gegenüber war ich kühl und distanziert. Ich beging einige grobe Dummheiten (Ladendiebstähle, ich besuchte die Kurse nicht, die mir nicht gefielen), bis ich fast verhaftet und der Schule verwiesen wurde. Ich bildete mir derart viel auf meine Klugheit und meine Schulleistungen ein, dass ich dem Lernerfolg zuliebe meine körperliche Gesundheit vernachlässigte. Bis ich Mitte 20 war und begriff, dass ich Autist bin, war ich im Grunde ein ewiger Jugendlicher, der sich mit Intelligenz Lob verdiente, aber im Privatleben versagte und zu niemandem eine tiefere Beziehung hatte.

Nylah erging es ähnlich. »Ich war eine fantastische Verkäuferin und gleichzeitig in der dysfunktionalsten Phase meines Lebens«, sagte sie mir.

»Ich konnte alle bezaubern, solange sie mich nicht wirklich näher kennenlernten und mitbekamen, wie viel ich trank und log, um diese Lebensweise durchzuhalten.«

Wenn man Selbstzerstörung hinter einem Berg von Erfolgen verbirgt, funktioniert man nicht wirklich. Die Idee des »Funktionierens« basiert auf der Logik des Kapitalismus und dem Erbe der protestantischen Arbeitsethik, die uns eingebläut haben, dass der Wert eines Menschen durch seine Produktivität bestimmt wird.[94] Niemandem schadet diese Weltanschauung mehr als behinderten Menschen, die überhaupt nicht arbeiten und keinen Wert schaffen können und infolgedessen besonders oft von Misshandlung, Zwangseinweisung oder Obdachlosigkeit bedroht sind. Die Ansicht, der gesellschaftliche Wert eines Menschen (oder sogar sein Existenzrecht) hänge von seiner Produktivität ab, ist leider weit verbreitet, aber auch zutiefst ausgrenzend und ableistisch. Sie ist schädlich für die Autist:innen, die in der Lage sind, »mitzuspielen« und sich als produktiv und regeltreu zu maskieren, aber für diejenigen, die nicht mitspielen können, wird das Ganze schnell gefährlich oder sogar tödlich.

Dein Platz in der Community

Gruppen wie das Autistic Self Advocacy Network (ASAN) und Autistics Against Curing Autism sind offen für selbst identifizierte Autist:innen, weil die Community weiß, dass nicht alle die Chance haben, einen Test zu erhalten. Außerdem haben Menschen mit subklinischen autistischen Zügen mitunter die gleichen Probleme und Ziele wie wir und verdienen es, in unsere Reihen aufgenommen zu werden. Dazu gehören auch Eltern oder Verwandte von Kindern mit diagnostiziertem Autismus, die merken, dass sie ebenfalls zum Spektrum gehören, sowie Menschen mit »Schwesterkrankheiten« wie ADHS oder PTBS.

Ich möchte, dass sich autistische Menschen weniger dafür schämen, wer sie sind, und dass sie lernen, die eingrenzenden Masken abzulegen, hinter denen sie jahrzehntelang gefangen waren. Der erste Schritt zum Unmasking besteht darin zu akzeptieren, wer man ist, und andere mit ähnlichen Erfahrungen zu finden. Dazu braucht man kein unterschriebenes Testergebnis.

Wenn du vermutest, dass du Autist:in bist, ermutige ich dich, eine Selbsthilfegruppe in deiner Nähe zu suchen und außerdem Texte zu lesen und Videos anzusehen, die Autist:innen online gepostet haben. Versuche herauszufinden, wie unterschiedlich unsere Erfahrungen und Identitäten sind. Wenn du mehr zum Thema weißt, wirst du vielleicht merken, dass du dich in der Community der Autist:innen zu Hause fühlst. Womöglich entdeckst du aber auch, dass eine andere Gemeinschaft besser zu dir passt (etwa die ADHS-Community oder die breiter aufgestellte Mad-Pride-Bewegung). Beides wäre gut. Und selbst wenn du zu dem Schluss kommst, dass du nicht autistisch bist, wirst du durch deine Selbsterkundung einiges über eine Menschengruppe lernen, die mehr verständnisvolle Verbündete gebrauchen kann.

Als ich anfing, mich mit meiner autistischen Identität auseinanderzusetzen, schaute ich mir Videos von autistischen Creator:innen und Aktivist:innen an und merkte schnell, wie unterschiedlich autistische Menschen in puncto Persönlichkeit und Interessen sein können. Je mehr autistische Stimmen ich las und hörte, desto weniger fühlte sich Autismus wie ein Fluch an. Die Scham, die ich wegen meiner Identität empfand, ließ allmählich nach und wurde durch Stolz auf das ersetzt, was ich war.

Als ich genug Selbstvertrauen aufgebaut hatte, um mich offen zu meinen autistischen Erfahrungen zu bekennen, bemühte ich mich, andere autistische Menschen persönlich kennenzulernen. Ich fand eine Gruppe in meiner Nähe, Autistics Against Curing Autism, die von Timotheus Gordon Jr. geleitet wurde. Ich besuchte auch eine örtliche Genderqueer-Selbsthilfegruppe, in der fast die Hälfte der Teilnehmenden neurodivergent war. Ich postete in Autismus-Selbsthilfeforen und lernte auf diese Weise Gleichgesinnte kennen. Diese Kontakte mit Menschen aus der Autismuswelt haben mir viel mehr gebracht als das psychologische Establishment. Die offizielle Anerkennung meiner Behinderung war schwierig, bürokratisch und fühlte sich am Ende fast bedeutungslos an – ähnlich wie die rechtliche Anerkennung meines Genders. Autistisch war ich schon, bevor es irgendjemand feststellte, und genauso war ich bereits lange vor der staatlichen Anerkennung trans. Nichts half mir bei der Selbstakzeptanz und beim Unmasking mehr als die Entdeckung »meiner Leute«, weil es mir klipp und klar bewies, dass mit mir alles in Ordnung war.

Falls du den Verdacht hast, autistisch zu sein, wünsche ich dir, dass du ähnliche Gruppen und Hilfsangebote findest. In vielen Großstädten gibt es Selbsthilfegruppen, und die Autismusforen im Internet sind voll von hilfsbereiten Menschen, die gerne Fragen beantworten und von ihren Erfahrungen berichten. Auch auf Social-Media-Plattformen stößt du auf viele nützliche Beiträge, die dich weiterbringen. Vielleicht suchst du auch nach Hilfsmitteln, die von Autist:innen für Autist:innen entwickelt wurden. Zum Beispiel können Gewichtsdecken oder Fidget Toys, die im Internet angeboten werden, deine Ängste lindern. Bücher oder Artikel, die dich in deinem Sozialverhalten unterstützen, sogenannte Social Skills Toolkits, können dir helfen, mehr Sicherheit im Umgang mit Menschen zu entwickeln, egal ob mit oder ohne Behinderung. Du betreibst keine kulturelle Aneignung oder »täuschst eine Behinderung vor«, wenn du diese Tools ausprobierst. Wenn dir autismusfreundliche Hilfsmittel einen Nutzen bringen, kann das ein weiteres Indiz dafür sein, dass du in unsere Community gehörst oder zumindest viel mit uns gemeinsam hast.

Letztendlich kann ich dir nicht sagen, ob du autistisch bist, und ich finde nicht, dass das kategorisch mit Ja oder Nein beantwortet werden muss. Autismus ist ein Spektrum, ein Regenbogen aus Schattierungen und Farbnuancen, die zusammen am schönsten strahlen. Zu lange haben wir das versteckt, was uns einzigartig macht, aus Angst, wir seien kaputt oder nicht liebenswert. Unseren Autismus anzunehmen, bedeutet, unsere Maske abzulegen und herauszufinden, wie wir unsere Farbenvielfalt ohne Furcht der Welt offenbaren können.

Im nächsten Kapitel befasse ich mich damit, dass Ableismus, Sexismus und Rassismus, die in der frühen Autismusforschung oft zutage traten, so viele von uns dazu gedrängt haben, sich zu maskieren. Dazu zeige ich auf, wie die sukzessive Entwicklung einer Maske in der Kindheit autistischer Menschen aussieht, und erörtere, was Masking der Wissenschaft zufolge wirklich ist und welche psychologischen Prozesse dahinterstecken. Ich werde einige Hilfsmittel und Übungen ansprechen, mit denen du deine eigene Maske und ihre Ursprünge untersuchen kannst. Außerdem betrachten wir die seelischen und emotionalen Folgen des Maskings. In den darauffolgenden Kapiteln stelle ich autistische Menschen vor, die sich langsam vom Stigma des Autismus lösen und ihre Masken ablegen, und gebe einige von autistischen Coaches, Therapeut:innen und Aktivist:innen entwickelte Tipps und Tricks weiter. Ich bringe auch einige politische Änderungsvorschläge zur Sprache, die Autist:innen und anderen neurodiversen Gruppen zu mehr Gerechtigkeit verhelfen würden. Die nächsten Kapitel des Buches zeigen, dass Masking als Phänomen genauso weit verbreitet ist wie Autismus. Masking ist viel mehr als nur ein aufgesetztes Lächeln – es bestimmt, wie wir uns sehen, wie wir uns kleiden, welchen Beruf wir wählen, wie wir unsere Beziehungen und sogar unsere Wohnung gestalten. Das Ablegen der Maske gibt uns die Chance, alle Entscheidungen, die wir getroffen haben, um »dazuzugehören«, neu zu überdenken und ein authentischeres und selbstbewussteres Leben zu beginnen. Eine Welt mit mehr Toleranz für Unterschiede ist ein geschützterer und besserer Ort für alle. Und diese Welt können wir uns ab sofort erschaffen, indem wir einfach die uns aufgezwungene Lebensweise infrage stellen und beschließen, voller Stolz wir selbst zu sein.

KAPITEL 3

DIE ANATOMIE DER MASKE

Ohne Diagnose und damit ohne Erklärung für ihre Schwierigkeiten blieb Crystal in ihrer ganzen Kindheit nichts übrig, als still zu leiden. In den Augen ihres Großvaters war sie ein braves, liebes Kind und eine Musterschülerin. Doch hinter ihrer lächelnden, umgänglichen Fassade hatte sie mit sozialen Problemen und Einsamkeit zu kämpfen. In Fächern, in denen die Fragen nicht immer so eindeutig waren wie in Physik und Mathe, war sie überfordert. In der Schule hatte sie zwar Kontakt zu anderen Mädchen, wurde aber selten zu Übernachtungen eingeladen oder ins Einkaufszentrum oder auf die Eisbahn mitgenommen. Sie hielt in der Gegenwart anderer den Kopf gesenkt, und zu Hause klagte sie häufig über Bauchschmerzen und bekam vor lauter Stress »Wutanfälle«. In der Mittelschule konnte sie dann nicht länger ignorieren, wie schwierig ihr ein normales Leben fiel.

»In der Mittelschule wurde der Stundenplan erheblich komplizierter. Ständiger Wechsel, schrille Glocken, jede Stunde müssen alle in einen anderen Klassenraum, nach der Schule noch AGs, dies, das und jenes. Ich kann nicht gut umschalten, das kostet mich immer noch eine Menge Energie, und ich musste es plötzlich ständig tun.«

Vielen Autist:innen fällt der Wechsel von einer Tätigkeit zur anderen schwer. Jede Veränderung erfordert einiges an *exekutiven Funktionen*, wie man in der Psychologie die zum Planen und Initiieren von Tätigkeiten nötigen Fähigkeiten nennt.[1] Die meisten Autist:innen können ihre ungeteilte Aufmerksamkeit problemlos einer Aufgabe widmen, die ihnen Spaß macht, aber das Umschalten fällt ihnen schwer. Crystal konnte stundenlang in einem Buch lesen, aber in der Mittelschule musste sie sich nach jeder Stunde an einen neuen Raum gewöhnen, bevor sie ihre Aufmerksamkeit auf den Unterricht lenken konnte – nur um dann schon wieder umziehen zu müssen. Die Mittelschule überforderte sie auch sozial: In der Grundschule waren 15 Kinder in ihrer Klasse gewesen, die sie bereits ihr Leben lang kannte, jetzt musste sie sich plötzlich Dutzende neuer Namen, Gesichter und Beziehungsgeflechte merken.

Freundschaften werden nach dem Grundschulalter deutlich komplizierter und belasteter, ebenso wie die Erwartungen von außen. Die Erwachsenen sind nicht mehr so freundlich und nett wie früher. Braucht eine Person länger, um etwas herauszufinden, dann wird angenommen, dass dies der jugendlichen Faulheit geschuldet sei und nicht abweichender exekutiver Funktionen. Wenn man nur schwer Freundschaften schließt, dann angeblich deshalb, weil man ein mürrischer Teenager sei, und nicht, weil einem die neurotypischen Konversationsregeln ein Rätsel sind. Für Crystal war die Mittelschule wie bei vielen maskierten Autist:innen der Zeitpunkt, an dem viele Probleme in den Vordergrund rückten. Die Pubertät beginnt, Jugendliche müssen mit einem veränderten und ungewohnten Körper fertigwerden, und damit fangen die Turbulenzen erst an.

Crystal merkte damals nur, dass die Schulglocke sie stresste und alles zu schnell ging. Sie hatte das Gefühl, sich mit halber Geschwindigkeit zu bewegen und die Menschen um sie herum nur verschwommen zu sehen. Es fiel ihr zunehmend schwer, den Überblick zu bewahren, welche Interessen sie wem gegenüber vorgetäuscht und welche Rolle sie welcher Lehrkraft vorgespielt hatte, um beliebt zu sein. Das alles erschöpfte sie, sodass ihre kognitiven und sozialen Fähigkeiten noch weiter abnahmen.[2] Bald schaffte sie keinen ganzen Schultage mehr. Sie wollte sich nur noch in eine stille Ecke legen und vor sich hindämmern. Trotzdem hatte noch niemand bemerkt, dass sie Hilfe brauchte. Also flehte sie ihre Mutter an, die Schule schwänzen zu dürfen.

»Meine Mutter war wirklich schwer davon zu überzeugen, mich so oft zu Hause zu lassen«, sagte Crystal »Und irgendwann hatte ich alle Fehltage aufgebraucht, die man nehmen kann, ohne Ärger zu bekommen. Aber solange es irgendwie ging, habe ich ›Bauchschmerzen‹ vorgetäuscht und bin zu Hause geblieben, sonst wäre ich verrückt geworden.«

Für Crystal war das Krankfeiern ein wesentlicher Bestandteil ihrer Maske. So konnte sie der Reizüberflutung des Klassenzimmers entkommen und sich die dringend benötigte Ruhe verschaffen. Auch dass sie ihre Mitschülerinnen spiegelte und deren Vorlieben scheinbar übernahm, war eine Form von Masking. Als es in der Schule immer schwieriger wurde, begann sich Crystal wieder anders zu verstellen, indem sie beispielsweise vorgab, dass ihr »Jungenfächer« wie Chemie und Mathe egal seien.

»Einige Mädchen um mich herum interessierten sich auf einmal für Make-up und Mode, für Jungs und für Promiklatsch«, erzählte Crystal. »Da konnte ich mitmachen. ... Mit der Attitüde des coolen, oberflächlichen Girlies schützte ich mich davor, dass mich die ganzen algebraischen Symbole verwirrten, die mir kein Lehrer erklärte und die ich wohl irgendwie von selbst kapieren sollte. Anstatt zuzugeben, dass ich nur Bahnhof verstand, strich ich mir die Haare beiseite und sagte: ›Mann, ist das langweilig, reden wir lieber darüber, dass Mariah Carey mit Eminem zusammen ist.‹«

Crystal hatte bereits festgestellt, dass sie keine Hilfe bekam, wenn sie neurotypische Menschen um Hilfe bei etwas bat, das diese für »naheliegend« hielten. Man fand sie dann nur anstrengend oder dachte, sie wolle mit ihren Fragen nur Zeit schinden. Aber Crystal verstand wirklich nicht, welche Rolle x in einer linearen Gleichung spielte. Sie verstand nicht, was die Aufforderung »Zeige den Rechenweg« im Kontext eines Mathetests bedeutete, und schrieb lange Absätze, in denen sie ihren Denkprozess in Worte fasste und erklärte, welche Tasten sie auf dem Taschenrechner gedrückt hatte. Ihr Lehrer nahm dies als persönliche Beleidigung und bestrafte Crystal dafür. Während des Nachsitzens weinte sie fassungslos darüber, dass ihr aufrichtiger Versuch, den Rechenweg aufzuzeigen, offenbar eine Frechheit gewesen war.

Es gab genaue Regeln darüber, wie man sich in der Mittelschule zu verhalten hatte, aber von diesen Regeln erfuhr Crystal immer erst, wenn sie eine davon unerhörterweise gebrochen hatte. So etwa, als sie ein uncooles gebatiktes T-Shirt trug und die anderen Mädchen gar nicht mit dem Lachen aufhören konnten.

Crystal sagte: »Als Entschuldigung dafür, dass ich so viele Fehler machte, musste ich zu einem typischen dummen ›Weibchen‹ werden. Ein richtiger Mensch konnte ich offenbar nicht sein, aber ein richtiges *Mädchen* schon. Und meine Mädchenblödheit erklärte, warum ich so schlecht in Mathe und so ungeschickt im Umgang mit Menschen war. ›Die ist eben 'ne Tussi‹, hieß es.«

Timotheus Gordon Jr. erzählte mir, dass er als Kind lernen musste, seine Empfindsamkeit und seine speziellen Interessen zu verstecken, indem er sich härter und cooler gab, als er sich innerlich fühlte.

»In meinem Umfeld war Weinen ein Zeichen von Schwäche, und war man schwach, wurde man angegriffen, also musste ich meine Traurigkeit schon früh mit Aggression überspielen und lernen, wie man kämpft«, sagte er. »Dass ich mich für Soziologie, Geschichte und Sachen wie Pokémon interessierte, musste ich verheimlichen, weil das als uncool und schwächlich galt.«

Wie im Fall von Crystal verschworen sich Sexismus und Ableismus gegen Timotheus und zwangen ihn, die Teile von sich selbst zu verbergen, die seine neurotypischen Altersgenossen verachtet und abgestraft hätten. Seine eher geschlechtstypischen Interessen lebte er aus, beispielsweise seine Leidenschaft für Football (mit viel Statistik und Faktensammelei), aber alles, was ihn zu sensibel, sonderbar oder unmännlich wirken ließ, war gefährlich.

Anders als bei Crystal hängen Timotheus' Erfahrungen als maskierter Autist jedoch auch untrennbar mit dem Rassismus gegen Schwarze zusammen. Zwar hat er inzwischen viele authentische Beziehungen aufgebaut, die auf ähnlichen Einstellungen und Interessen beruhen, aber im Umgang mit Fremden muss er sich nach wie vor davor in Acht nehmen, falsch eingeschätzt zu werden. Er muss nicht nur wie in seiner Kindheit die Sorge haben, als Schwächling zu gelten – unter Weißen und in weißen Institutionen muss er auch befürchten, als zu aggressiv wahrgenommen zu werden.

»Ich neige dazu, mich schroff oder direkt oder einfach nur sachlich auszudrücken. Und das muss ich verbergen, obwohl ich eigentlich nur die Wahrheit sagen möchte. Aber entscheidend ist nicht das, was ich sage, sondern das, was die Leute wahrnehmen. Und ich habe schon Ärger bekommen, weil Leute Dinge anders gehört haben.«

Bei den meisten maskierten Autist:innen gibt es vermutlich Schlüsselmomente in der Kindheit oder Jugend, in denen sie lernen, dass sie *peinlich* sind oder *falschliegen*. Wir sagen das Falsche, verstehen Situationen falsch oder kapieren einen neurotypischen Witz nicht, und plötzlich wird unsere Andersartigkeit für alle sichtbar. Neurotypische Menschen erkennen vielleicht unsere Behinderung nicht, aber sie nehmen an uns einen entscheidenden Makel wahr, der mit Behinderung assoziiert wird: Wir sind kindisch oder verbittert, egozentrisch oder zu »wütend«, vielleicht auch einfach nur so peinlich, dass es wehtut. Bloß nicht so gesehen zu werden, wird zu unserem wichtigsten Ziel im Leben, und so wird jeder Tag ein Kampf mit der schweren Maske, die wir tragen müssen, und den nicht akzeptierten Charakterzügen, die diese Maske verbergen soll.

Für mich ging es beim Masking immer darum, nicht kindisch zu wirken. In meiner Kindheit wurde ich ständig dafür zurechtgewiesen, dass ich mich wie ein Baby benahm, und das hat mich sehr gekränkt. Weil ich mich im Ferienlager vor der Konsistenz des ungewohnten Essens ekelte und heftig schluchzend zusammenbrach, wurde ich als pingelige Heulsuse beschimpft und musste den ganzen Abend am Tisch sitzen bleiben, bis ich ein paar kalte Ravioli hinuntergewürgt hatte. Als ich ins »richtige« Alter zum Fahrradfahren kam und es nicht schaffte, weil mein Gleichgewichtsgefühl und meine Motorik es nicht zuließen, schimpfte mich mein Vater wegen meiner Ungeschicktheit (vielleicht erinnerte ihn das an seine eigene maskierte Behinderung). Im Erwachsenenalter kuschelte ich abends nur bei heruntergelassenen Jalousien und doppelt verriegelter Schlafzimmertür mit meinen Stofftieren, weil ich fürchtete, jemand könnte am Fenster vorbeigehen oder in mein Zimmer kommen und die schreckliche Wahrheit sehen: dass es mich tröstete, etwas Weiches, Niedliches im Arm zu halten.

Die Angst davor, als kindisch angesehen zu werden, hinterließ bei mir eine tiefe Wunde, wie bei vielen anderen Autist:innen auch. Unter anderem entmenschlicht die Gesellschaft uns Behinderte dadurch, dass sie uns unsere Reife abspricht. »Erwachsene« sind angeblich unabhängig, obwohl das natürlich niemand wirklich ist. Wir alle sind überall und jederzeit auf die harte Arbeit und die soziale und emotionale Unterstützung anderer angewiesen. Man wird nur dann als weniger erwachsen (und wohl auch weniger menschlich) angesehen,[3] wenn man irgendeine Art von Hilfe benötigt, die die Illusion der Unabhängigkeit zerstört.

Benötigt eine Person beispielsweise Hilfe beim Toilettengang, erinnert das Nichtbehinderte daran, dass sie selbst einmal Windeln getragen haben und eines Tages vielleicht wieder brauchen werden. Wer Hilfe beim Toilettengang benötigt, ist verwundbar und auf andere angewiesen. Dieser Gedanke verunsichert und verschreckt Nichtbehinderte, und ihr Unbehagen bewältigen sie, indem sie alle, die Windeln tragen, als grundsätzlich andersartig darstellen: als ewige Kinder, als inkompetente Halbmenschen, als jemand, mit dem man kein Mitgefühl haben muss. Meine »Kindlichkeit« erinnerte allistische Menschen daran, dass vieles von dem, was wir Reife nennen, gar keine echte, unverwüstliche Stärke ist, sondern ein albernes Mimen von Unabhängigkeit und Gefühllosigkeit. Nichtbehinderte hassten den Anblick meiner unbeholfenen Weichheit, weil er sie damit konfrontierte, dass auch sie vielleicht auf ihre Weise empfindlich und bedürftig waren. Also taten sie so, als wäre ich unsichtbar oder als wäre mein kindliches Verhalten pervers. Ich lernte daraus, dass meine einzige Rettung das Vortäuschen von Reife war, dass ich nur dadurch als Mensch anerkannt werden würde.

Als ich älter wurde, überkompensierte ich meine geheim gehaltene »kindische« und »peinliche« Seite, indem ich eine Fassade aus Coolness und extremer Unabhängigkeit errichtete. Bei mir manifestierte es sich zwar etwas anders als bei Timotheus, aber auch ich versuchte, immer hart zu wirken. Ich machte mich über Freund:innen lustig, verdrehte oft die Augen und tat so, als wäre ich zu cool für jegliche Anteilnahme. Ich verspottete andere, wenn sie »Kinderkram« wie Boybands und Zeichentrickfilme mochten. Dazu erlaubte ich mir nie, vor anderen zu weinen, und verachtete alle, die ihre Gefühle offen ausdrückten. Nie wieder wollte ich bei irgendetwas Kindischem erwischt werden. Und dieser Vorsatz bedeutete letztlich, nie wieder um Hilfe zu bitten.

Wenn du ein maskierter Autist bist oder es zu sein vermutest, erinnerst du dich wahrscheinlich an Erlebnisse wie die von Crystal, Timotheus und mir. Untersuchen wir die Ursprünge deiner Maske, hilft dir das vermutlich dabei, die tief sitzenden Ängste zu erkennen, die dein Bedürfnis antreiben, dich zu maskieren. Hast du Angst, dumm zu wirken? Oder kindisch? Wurde dir in deiner Jugend vorgeworfen, grausam zu sein? Hat man dich glauben lassen, du seist pingelig oder egoistisch?

Autist:innen werden oft als unreif, unintelligent, gefühlskalt oder realitätsfremd abgestempelt. Und jede unserer Masken ist dazu da, die Autismusklischees zu verdecken, denen wir uns am meisten widersetzen mussten. Hinter jeder Maske verbergen sich eine tiefe Wunde und eine quälende Vorstellung davon, wer man ist und was man sich nie wieder erlauben darf. Darum ist es für das Unmasking sehr wichtig, dass man sich den Eigenschaften stellt, die man an sich selbst am meisten verabscheut, und dass man sich darin übt, sie neutral oder sogar als Stärken zu sehen.

Die folgende Übung soll dich zum Nachdenken über die Ursprünge deiner Maske anregen. Viele der negativen Eigenschaften, die mit Autismus assoziiert werden und die wir hier untersuchen, werden später noch in weiteren Übungen auftauchen, die sich um das Hinterfragen deines Selbstbilds und die Praxis des Unmaskings drehen.

Nachdenken über Masking

Wovor schützt dich deine Maske?

1. Versuche, dich an einen frühen Zeitpunkt in deinem Leben zu erinnern, an dem dir etwas sehr peinlich war oder du dich geschämt hast. Beschreibe diese Situation.
2. Welche Gefühle löst diese Erinnerung in dir aus?
3. Vervollständige den Satz, indem du so viele Adjektive ankreuzt, wie du möchtest: »In diesem Moment merkten alle, dass ich _______ war.«

   ____ egoistisch
   ____ kindisch
   ____ gefühllos
   ____ schwach
   ____ unreif
   ____ peinlich
   ____ grausam
   ____ unbeholfen
   ____ egozentrisch
   ____ dumm
   ____ roboterhaft
   ____ eklig
   ____ ratlos
   ____ erbärmlich

   Sonstiges: ______________________________

4. Welches der aufgeführten Wörter schmerzt dich am meisten, wenn es für dich verwendet wird?
5. Nenne Verhaltensweisen oder Gewohnheiten, die du mit diesem Wort in Verbindung bringst.
6. Vervollständige den Satz: »Damit andere mich tolerieren, täusche ich vor, _________ zu sein, aber in meinem Inneren weiß ich, dass ich es nicht bin.«

   ____ unabhängig
   ____ großzügig
   ____ warmherzig
   ____ hilfsbereit
   ____ selbstbewusst
   ____ ordentlich
   ____ mächtig
   ____ cool
   ____ reif
   ____ beeindruckend
   ____ glücklich
   ____ fürsorglich
   ____ schlau
   ____ würdig

   Sonstiges: ______________________________

7. Vervollständige den Satz: »Damit andere mich mögen, dürfen sie nicht merken, dass ich ___________.«

Wir haben nun untersucht, was Autismus wirklich ist, hatten die Gelegenheit, einige maskierte Autist:innen kennenzulernen, und sind uns über die sozialen und strukturellen Kräfte hinter dem Bedürfnis nach Masking klargeworden. Als Nächstes befassen wir uns mit der wissenschaftlichen Sicht auf das Wesen des Maskings.

Was versteht man unter Masking?

In der psychologischen Fachliteratur besteht das autistische Masking aus zwei verschiedenen Verhaltensansätzen:[4]

Camouflage: der Versuch, autistische Züge zu verbergen oder zu verschleiern, um unter neurotypischen Menschen nicht aufzufallen. Ziel der Camouflage oder Tarnung ist es, nicht als behindert erkannt zu werden.

Kompensation: der Einsatz bestimmter Mittel zur »Überwindung« der durch die Behinderung bedingten Schwierigkeiten und Beeinträchtigungen. Ziel der Kompensation ist es, den Anschein von Unabhängigkeit und hoher Funktionsfähigkeit zu wahren.

Als Crystal versuchte, sich durch angepasstes und passives Verhalten in ihr soziales Umfeld zu integrieren, tarnte sie ihre Verwirrung und Überforderung. Indem sie sich über Promiklatsch informierte, um bei den Freundinnen mitreden zu können, kompensierte sie ihre vergleichsweise geringe Fähigkeit zu neurotypischer Konversation.

Einige von Crystals Masking-Maßnahmen waren eine Mischung aus Kompensation und Camouflage: Durch vorgetäuschtes Bauchweh konnte Crystal verbergen, wie erschöpft und überlastet sie war (mit anderen Worten, es tarnte ihre Bedürfnisse), aber es diente auch als neurotypisch akzeptable Entschuldigung für die Auszeiten, die sie benötigte (um ihre Erschöpfung zu kompensieren). Bei der Tarnung geht es darum, die durch die Behinderung bedingten individuellen Eigenheiten und Probleme zu verschleiern; bei der Kompensation wird versucht, kleine Tricks und Kniffe zur Erfüllung der eigenen Bedürfnisse zu entwickeln, da man benötigte Teilhabemaßnahmen nicht einfordern kann. Dass Timotheus sein sozial akzeptiertes und genderkonformes Interesse an Football betonte, war beispielsweise eine Kompensationsstrategie, die ihm gute Dienste leistete.

Um zurechtzukommen, wenden alle maskierten Autist:innen sowohl kompensierende als auch tarnende Strategien an, und zwar bei allen möglichen Vorhaben, die ihnen schwierig erscheinen. Eine Person betreibt etwa verbale Camouflage, indem sie bewusst nicht zu viel über die eigenen Spezialinteressen spricht,[5] und soziale Kompensation, indem sie die Facebook-Seite von Bekannten studiert, um zu wissen, worüber sie bei einem Treffen mit ihnen sprechen kann.[6] Eine auditive Überempfindlichkeit lässt sich dadurch tarnen, dass man die Zähne zusammenbeißt und sich nie über Lärm beschwert, oder man kompensiert sie durch das Tragen von unauffälligen, geräuschunterdrückenden Kopfhörern.

Wenn ich neurotypischen Menschen das autistische Masking zu erklären versuche, verstehen sie es normalerweise als etwas Soziales oder Zwischenmenschliches. Es stimmt zwar, dass das Phänomen auswendig gelernte soziale Regeln, gespielte Freundlichkeit und Ähnliches umfasst, aber das ist wirklich nur die nach außen sichtbare Erscheinungsform. Die meisten von uns müssen alles Mögliche maskieren: unsere Art, Informationen zu verarbeiten, unsere schlechte Koordination, unsere eng begrenzten Essensvorlieben, die Tatsache, dass wir mehr Ruhe brauchen, als neurotypischen Menschen zugestanden wird. Das Masking prägt sogar unsere Berufswahl, unsere Kleidung, unser Auftreten und unsere Wohnsituation.

Viele Maskierte wählen Berufe, in denen sie ihre Probleme mit exekutiven Funktionen verbergen können. Oder sie entscheiden sich zwangsläufig dafür, freiberuflich zu arbeiten, weil sie mit den vielen Besprechungen und Geselligkeiten eines fest angestellten Jobs überfordert wären. Ich fühlte mich anfangs zur akademischen Welt hingezogen, weil ich davon ausging, dass man sich dort so kleiden kann, wie es einem gefällt, sich seine Arbeitszeiten selbst einteilt und exzentrisch sein darf, ohne Konsequenzen zu fürchten. Weil ich wusste, dass ich nie in der Lage sein würde, die Energie oder Geduld aufzubringen, um in der freien Wirtschaft als professionell durchzugehen, kompensierte ich das damit, dass ich Fähigkeiten und Qualifikationen erwarb, die mir Anerkennung für meinen Verstand einbrachten statt für mein Aussehen und Auftreten. Viele autistische

Menschen spricht der IT-Bereich an, weil die Merkmale des autistischen Spektrums dort in gewisser Weise »normal« sind. Mehrere neurodivergente Menschen, die Sexarbeit verrichten, haben mir berichtet, dass die flexiblen Arbeitszeiten und die Möglichkeit, ihre Miete in nur wenigen Arbeitstagen zu verdienen, ihnen sehr entgegenkommen.

Maskierte Autist:innen neigen dazu, ihr Leben um ihre Einschränkungen und Bedürfnisse herum auszurichten und alles aufzugeben, was ihnen zu viel Energie abverlangen könnte. Ein beeindruckender Lebenslauf oder akademischer Abschluss kann davon ablenken, dass die Wohnung unordentlich ist, die Haare ungekämmt sind und man seit Monaten keinen Kontakt außerhalb der Arbeit hatte. In einigen wichtigen Bereichen mag es so aussehen, als funktionierten wir sehr gut, aber diese Fassade erfordert, dass wir alles andere im Leben vernachlässigen.

Meine Freundesperson Jess hat siese Kompensation einmal so beschrieben: »Es ist, als würde man im Supermarkt nur das mit nach Hause nehmen dürfen, was man heimlich in die Tasche stecken kann, wenn niemand hinsieht. Und die anderen gehen einfach zur Kasse und kaufen so viel ein, wie sie wollen, und dann verstehen sie nicht, warum man Einkaufen stressig findet.«

Jess hat ADHS, aber wenn sier beschreibt, wie schwierig es ist, sich mit Lug und Betrug durch ein neurotypisch wirkendes Leben zu schlagen, sofern die nötigen Teilhabemaßnahmen fehlen, trifft das genauso auf das Leben maskierter Autist:innen zu. Der gewöhnliche Alltag ist für neurodivergente Menschen kognitiv und emotional anspruchsvoller als für neurotypische, aber diese Tatsache müssen sie ständig vor anderen verbergen. Um die »hochfunktionale« Fassade aufrechtzuerhalten, bauen sie ein wildes, instabiles Gerüst aus mangelhaften Bewältigungsmechanismen auf. Da ist es dann kein Wunder, dass häufiger Angstzustände[7] und Depressionen[8] auftreten. Darf man nur das essen, was man stehlen kann, geht man unterernährt und übervorsichtig durch die Welt.

Obwohl Masking unglaublich anstrengend ist und viel existenzielle Not bereitet, wird es von neurotypischen Menschen belohnt und begünstigt. Durch Masking werden autistische Menschen leichter handhabbar. Es macht sie gefügig und still. Und es hält sie auch gefangen. Wenn sie einmal bewiesen haben, dass sie im Stillen leiden können, erwarten neurotypische Menschen gerne, dass sie das auf Dauer schaffen, egal was es kostet. »Brave« Autist:innen geraten in eine echte Zwickmühle und sehen sich oft gezwungen, ihre Maske viel länger (und lückenloser) zu tragen, als es ihnen lieb ist.

Die Zwickmühle des »braven« Autismus

Psychiatrie und Psychologie haben Autismus immer danach definiert, wie sich die Behinderung auf neurotypische Menschen auswirkt. Einen »schwereren« Autismus hat nicht unbedingt die Person, die mehr inneres Leid empfindet, sondern eher die, die auf eine störendere, nervigere oder beunruhigendere Weise leidet. Die autistischen Kinder, die die größten Probleme bereiten, kommen am ehesten in Behandlung, während diejenigen, die ihre Probleme verbergen können, vorläufig toleriert werden – aber das Risiko eingehen, nie Verständnis oder Mitgefühl zu erhalten.

Das Forschungsteam Zablotsky, Bramlett und Blumberg wollte herausfinden, wie Eltern den »Schweregrad« der Symptome ihrer autistischen Kinder wahrnehmen.[9] Sie befragten dazu fast 1000 Familien mit autistischen Kindern und bewerteten auch selbst den Schweregrad der Symptome bei den Kindern. Dabei stellten sie fest, dass die Eltern das Leiden ihrer Kinder nicht richtig einstufen konnten. Vielmehr stützten Eltern ihre Einschätzung darauf, wie sehr sie das Verhalten ihrer Kinder störte und wie viel Zeit und Aufmerksamkeit es in Anspruch nahm. Viele von ihren Eltern als »hochfunktional« beschriebene Kinder ertrugen im Stillen sensorische Qualen oder hatten deutliche Defizite im schulischen oder sozialen Bereich. Diese verzerrte Wahrnehmung erstreckt sich auch auf autistische Erwachsene, von denen in neurotypischen Institutionen erwartet wird, »normal« zu wirken.

Der Wunsch, Autist:innen angepasst und nicht störend zu machen, ist ein wesentlicher Grund dafür, dass die gängigste Behandlungsmethode für Autismus bei Kindern die ABA-Therapie ist. Sie schult autistische Kinder darin, eine neurotypische Persönlichkeit vorzutäuschen. Es handelt sich dabei um eine Therapie des Verhaltens, nicht der Kognition oder des Gefühlslebens. Solange sich die äußeren Handlungen des autistischen Kindes ändern und »normaler« oder weniger »störend« werden, ist es für diese Therapeut:innen offenbar nicht mehr wichtig, was im Kopf des Kindes vor sich geht.

Therapeut:innen, die auf ABA setzen, trainieren Kindern mithilfe systematischer Belohnungen und Bestrafungen an, ihre autistischen Züge zu tarnen. So wird Patient:innen Wasser ins Gesicht gesprüht (oder Essig auf die Zunge geträufelt), wenn sie keinen Augenkontakt herstellen oder zu viel über ihre Spezialinteressen reden. Betreibt ein Kind Echolalie (Wortwiederholungen), kaut auf den Fingern herum oder wedelt mit den Händen, wird es bestraft, selbst wenn es die Unterdrückung dieser Impulse als unangenehm empfindet. Ebenso werden Patient:innen gezwungen, Kompensationsstrategien einzuüben. Sie müssen stundenlang stillsitzen, bis sie ein Gesprächsskript korrekt nachplappern können, und dürfen erst aufstehen und spielen, sobald sie die »angemessene« Menge an Augenkontakt hergestellt haben.[10] Manchmal müssen sie Höflichkeitsfloskeln wie »bitte« und »danke« immer wieder wiederholen, bis sie den richtigen Tonfall treffen, oder man lässt sie auf ein Fingerschnippen hin aufstehen und sich hinsetzen, als wären sie ein dressierter Hund. Wenn ein Kind in der ABA-Therapie aus der Reihe tanzt oder Aufmerksamkeit einfordert, sollen Therapeut:innen sich ihm entziehen, indem sie den Raum verlassen oder die Nöte des Kindes ignorieren. Dadurch lernt das autistische Kind, von der Außenwelt keine Hilfe zu erwarten.

Manche Therapeut:innen bestrafen Kinder sogar noch mit Elektroschocks.[11] Die in der ABA-Therapie verwendeten Elektroschocker wurden 2020 von der US-Arzneibehörde FDA kurzzeitig verboten,[12] bevor sie 2021 wieder zugelassen wurden.[13] Auch heute noch rät die Association for Behavior Analysis ausdrücklich zum Einsatz solcher »aversiver Maßnahmen«, um sichtbares autistisches Verhalten zu unterbinden. Im Jahr 2012 geriet eine in ABA ausgebildete Sonderschullehrerin in die Kritik, weil sie die Buntstifte ihrer jungen Schüler:innen in Chilisoße tunkte, um sie davon abzuhalten, daran zu kauen.[14] Dieser Fall war kein willkürlicher Gewaltakt, vielmehr äußert sich darin die Kernphilosophie dieser

Therapieform. Ihr Begründer, Ole Ivar Lovaas, brachte Kinder durch Süßigkeiten dazu, ihre Therapeut:innen zu umarmen und zu küssen.[15]

46 Prozent der autistischen Erwachsenen, die in der Kindheit eine solche Therapie durchlaufen haben, berichten, dass sie deswegen an einer posttraumatischen Belastungsstörung leiden.[16] Viele tun sich schwer damit, die Themen, für die sie sich leidenschaftlich interessieren, auch nur zu benennen, weil sie stets dafür bestraft wurden, Spezialinteressen zu haben. Manche können die emotionalen und psychischen Vorteile von Fidget Toys oder selbststimulierendem Verhalten nicht erleben, weil ihnen ständig eingebläut wurde, die Hände ruhig zu halten. Viele wissen nicht, wie man einer unangemessenen Aufforderung widerspricht oder Gefühle wie Wut oder Angst ausdrückt. Eine ehemalige ABA-Therapeutin hat in einem anonymen Blogbeitrag die Befürchtung ausgedrückt, sie habe ihre Patient:innen darauf konditioniert, sich leicht manipulieren und missbrauchen zu lassen.

»Es stört dich, dass du wie ein Zirkustier behandelt wirst? Nicht mein Problem, Kleiner«, schreibt sie. »Ich besteche dich mit Süßigkeiten und manipuliere dich so, dass du, ohne zu fragen, tust, was ich will. Das macht dich zu einer idealen Beute für Sexualstraftäter und übergriffige Lehrkräfte, Betreuer und Partner im späteren Leben.«[17]

Obwohl ABA von autistischen Menschen verabscheut wird, sind Eltern und Lehrkräfte in der Regel davon begeistert, und die Forschung hält die Methode im Großen und Ganzen für »effektiv«. Das liegt daran, dass die Wirksamkeit des Programms aus neurotypischer Sicht gemessen wird und nicht daran, wie sich das autistische Kind fühlt. Die Therapie lehrt autistische Kinder zwar, sich zu beruhigen, weniger störend und »sonderbar« zu sein, aber problematisch ist, dass sie dadurch lernen, sich selbst zu hassen und allen Erwachsenen zu gehorchen. Das ist so, als würde man die »Wirksamkeit« einer Depressionstherapie bewerten, indem man die Vorgesetzten der depressiven Person fragt, wie es ihr geht, anstatt die depressive Person selbst. Leider stehen die Bequemlichkeit und der Komfort der neurotypischen Lehrkräfte und Eltern im Vordergrund, sodass diese Therapieform die einzige »evidenzbasierte« Behandlung für Autismus bleibt, die von den meisten Versicherungen übernommen wird. »Brav zu sein«, ist wichtiger, als psychisch gesund zu sein.

Für viele autistische Kinder wird es zur primären Überlebensstrategie zu lernen, ihr Leiden zu verbergen; maskierte Autist:innen lernen dies nicht in der ABA-Therapie, sondern im Alltag. Ich habe keine solche Therapie gemacht, aber die Eltern von Freund:innen haben mich ermahnt, weil ich so merkwürdig im Autositz herumzappelte. Niemand hat mich gezwungen, »normale« Dialoge einzuüben, aber die anderen Kinder lachten und gingen weg, wenn ich zu laut sprach oder meine Gefühle mit Filmzitaten ausdrückte. Bei den Pfadfinder:innen hat mich die Gruppenleiterin jahrelang vor der ganzen Gruppe bloßgestellt, weil ich im Sitzen immer die Knie an die Brust gepresst hielt.

Mein Körper brauchte den Druck, der in so einer Sitzhaltung entsteht (viele Autist:innen sitzen gerne so), aber die Gruppenleiterin fand das so irritierend, dass sie mich jedes Mal vor der ganzen Gruppe dafür ausschimpfte.

Die autistische Pädagogin und Beraterin für soziale Gerechtigkeit ChrisTiana Obey-Sumner hat über eine ähnliche Erfahrung geschrieben, bei der ihre autistischen Züge im Kreis von Pfadfinder:innen angeprangert wurden.[18]

»Eine meiner selbststimulierenden Maßnahmen besteht darin, am Daumen zu lutschen und den Unterarm ans Gesicht zu halten, um meinen Geruch wahrzunehmen und die weichen Härchen an der Nase zu spüren«, schreibt sie. »Als ich sieben oder acht Jahre alt war, hat das aus irgendeinem Grund meine Pfadfinderleiterin verärgert. Sie rief alle anderen dazu auf, einen Kreis um mich zu bilden und mich zu beschimpfen.«

Jeder maskiert autistische Mensch kennt eine Reihe solcher Erlebnisse. Uns Maskierten bleiben die massiven psychologischen Schädigungen der ABA-Therapie meistens erspart, aber wir werden dennoch endlos darauf konditioniert, dass unser ungefiltertes Selbst zu nervig, ungewöhnlich, unbeholfen, unangepasst und kalt ist, um dazuzugehören. Wir erleben auch, wie andere behandelt werden, die körperlich oder geistig unangepasst sind. Wenn die ganze Gesellschaft Einzelne dafür verspottet, dass sie »kindische« Interessen haben, sich seltsam benehmen oder einfach nur nerven, muss man das Streben nach Konformität nicht durch eine Therapie einprogrammiert bekommen. Das erledigen alle Menschen um einen herum.

Ich erinnere mich noch daran, wie ich mich zum ersten Mal bewusst mit einem »typischeren« Autisten verglich und mir klar wurde, dass ich mein wahres Selbst unbedingt verbergen musste. Während der Mittelschule saß ich im Schulorchester bei den Cellospielern, nur ein paar Meter von Chris entfernt, einem der Perkussionisten.[19] Chris und ich waren zusammen im sonderpädagogischen Sportunterricht. Ich war wegen meiner schlechter Koordinationsfähigkeit, ungewöhnlich langen Reaktionszeiten und unglaublich schwachen Muskeln dort, was damals niemand auf Autismus zurückführte. Bei Chris hingegen war die Diagnose schon lange gestellt worden.

Chris war klug und gesprächig. Er erzählte sehr gern Dinge über den Zweiten Weltkrieg. Im Unterricht stellte er manchmal scheinbar völlig unvermittelt Fragen und sein selbststimulierendes Verhalten bestand darin, hin und wieder mit einem durchgestreckten Arm zu winken, was wegen seiner Weltkriegsbesessenheit als Hitlergruß interpretiert wurde. Mitschüler:innen lachten ihn aus, Lehrkräfte behandelten ihn herablassend, und die Schulverwaltung sah in ihm ein Problem, das in Schranken zu halten war. Er war der erste Autist, den ich kennenlernte, und wie er behandelt wurde, war für mich sehr lehrreich.

An diesem Tag im Schulorchester war ich bereits gereizt und genervt davon, wie laut alle waren. Im Schlagwerk wurden die Trommelstöcke geschwungen, die Bratschist:innen redeten und kicherten, die Geiger:innen stimmten ihre Instrumente und erfüllten die Luft mit schrillen, hohen Tönen. Ich hielt das alles aus, indem ich die Arme fest vor der Brust verschränkte und ein wütendes Gesicht aufsetzte. Der grimassierende, leicht genervte Gesichtsausdruck, für den die autistische Klimaaktivistin Greta Thunberg heute berühmt ist,[20] sieht meiner damaligen Reaktion auf Lärm und Tumult sehr ähnlich. Ich hatte bereits begonnen, eine mürrische Attitüde zu kultivieren, um bloß nicht schwächlich zu wirken. Statt durchblicken zu lassen, dass ich überreizt war, signalisierte meine Maske den anderen, sich von mir fernzuhalten.

Chris war das nicht möglich. Er konnte nicht verbergen, wie sehr ihn der Lärm im Musiksaal aufregte. Er war nervös, sichtlich aufgeregt, schlug mit dem Notenständer auf den Boden und versuchte, sein Angstgefühl loszuwerden. Die anderen lachten über sein Unbehagen und neckten ihn mit Fragen, von denen sie wussten, dass er sie nicht verstehen konnte.

»Hey Chris«, rief ein älterer Junge. »Spuckst du oder schluckst du?«

Chris klopfte weiter mit dem Notenständer, starrte ins Leere und dachte nach. »Ich glaub, ich mach beides«, antwortete er dann aufrichtig, ohne die sexuelle Anspielung zu verstehen. Er hatte die Frage wörtlich interpretiert, also ob er denn überhaupt spucken oder schlucken würde. Alle lachten und drehten sich weg. Chris' ganzer Körper war angespannt. Er wusste, dass er in eine Falle getappt war, die die älteren Jungen ihm gestellt hatten.

Dann löste ein Witzbold den Feueralarm aus, und der ohnehin schon laute Raum füllte sich mit Glockenschrillen und Geschrei. Gelächter und Chaos brachen los, und alle stürmten zur Tür. Mir war übel und ich war wütend, aber ich konnte mich hinter meiner Maske verstecken. Chris hingegen musste aus dem Saal rennen.

Die Schulverwaltung fand ihn draußen auf dem Sportplatz, wo er schwer atmend im Kreis rannte. Durchs Fenster beobachteten wir, wie die Erwachsenen versuchten, ihn zu beruhigen und ihm zu erklären, dass es kein Feuer gebe und dass er in Sicherheit sei. Aber es war nicht das Feuer, das ihm Angst eingejagt hatte. Es waren der Lärm und die anderen. Es dauerte eine Stunde, bis sie Chris wieder ins Gebäude locken konnten.

Obwohl alle in der Schule wussten, dass Chris behindert war, brachte niemand Geduld für sein Verhalten auf. Die Erwachsenen stöhnten, weil es mühsam war, ihn zu beruhigen; und die Klasse und ich machten Witze, während er unbeholfen seine Runden auf der Laufbahn drehte. Wir alle empfanden ihn als hoffnungslos zurückgeblieben und peinlich. Ich erkannte an Chris einen verhassten, tief vergrabenen Teil von mir selbst und lehnte ihn dafür ab. Gleichzeitig dachte ich, ich sei besser als er, denn ich konnte mich ja »zusammenreißen«. Ich war stolz darauf, dass mich niemand jemals nervös und schwächlich erleben würde. Ich weiß noch genau, dass ich von Chris gleichermaßen angewidert und fasziniert war. Von da an behielt ich ihn bei jeder Orchesterprobe im Blick und analysierte alles an ihm, was ich verbergen musste. Und ich versuchte, mich noch besser mit einer Maske aus Kälte und Zorn zu tarnen.

Masking als Überkorrektur

Für maskierte Autist:innen, die eine sozial unerwünschte Eigenart tarnen möchten, ist der beste Weg oft die komplette Umkehr. Eigenschaften, die neurotypische Menschen und Institutionen als hassenswert darstellen, werden dann überkorrigiert. Wer als autistisches Kind beispielsweise für seine Bedürftigkeit und Emotionalität verspottet wurde, tarnt sich womöglich als völlig autark und emotionslos. Im Gegensatz dazu kann sich eine autistische Person, die immer wieder zu hören bekam, sie sei egoistisch und roboterhaft, stattdessen eine Maske der Hilfsbereitschaft und Freundlichkeit zulegen und zur Schleimerin oder zum Liebling des Lehrpersonals werden. Wir verinnerlichen viele der Werte der ableistischen Gesellschaft, in der wir leben, und projizieren diese Werte sowohl auf andere Behinderte als auch auf uns selbst.[21]

Nach dem Vorfall mit Chris gab ich mir jede erdenkliche Mühe, alles an mir zu verbergen, was meine Behinderung hätte verraten können. Ich vermied es, Begeisterung oder starke Emotionen zu zeigen, um bloß nicht peinlich und unreif zu wirken. Ich verschwieg mein obsessives Interesse an Flughunden und Videospielen. Wenn ich in die Öffentlichkeit ging, setzte ich Kopfhörer und Sonnenbrille auf und blickte niemandem ins Gesicht. Lehrer beeindruckte ich durch meinen Scharfsinn, ich sammelte Debattiertrophäen und errang Stipendien, was mich in dem Glauben bestärkte, ich sei besser als andere, und meine Intelligenz sei der wahre Grund für meine Isolation. Ich strahlte so viel Aggression aus, dass niemand auf die Idee kam, mich herauszufordern. In alten Familienvideos aus dieser Zeit spotte ich über Freund:innen und kritisiere ihre Begeisterungsfähigkeit oder Naivität. Diese Boshaftigkeit machte mich natürlich nicht liebenswert, aber ich spielte sie perfekt. Bis ich wie viele maskierte Autist:innen irgendwann erkannte, dass die Maske mir viel mehr raubte, als sie mir geben konnte, und dass ich sie fallen lassen musste, wenn ich am Leben bleiben wollte.

In der folgenden Tabelle habe ich einige der häufigsten negativen Klischees über autistische Menschen aufgelistet und ihnen die Eigenschaften gegenübergestellt, mit denen sie oft getarnt oder überkompensiert werden. Beim Durchgehen der Liste kannst du darüber nachdenken, welche Eigenschaften in dir als Kind gefördert wurden und welche du mit aller Macht unterdrückt hast. Ich habe zu jeder Maske auch typische Verhaltensweisen aufgelistet und ein paar Zeilen leer gelassen, damit du deine eigenen Beispiele eintragen kannst. Du kannst gerne deine Antworten auf die Übung am Anfang des Kapitels noch einmal durchgehen, um darüber nachzudenken, welche Bedürfnisse und Ängste deine Maske geprägt haben.

Mir wurde beigebracht, diese Eigenschaft sei schlecht:	**Also musste ich mich so geben:**	**Das erreichte ich durch folgendes Verhalten: (Ergänze eigene Beispiele in den Leerzeilen)**
arrogant	bescheiden	• Ich tat so, als ob ich die Antworten auf Fragen nicht wüsste. • Ich schwieg, wenn andere etwas Falsches sagten. • Ich schwächte Aussagen mit Phrasen wie »falls das irgendwie Sinn macht« oder »vielleicht« ab, um unsicherer zu klingen. • • •
kaltherzig und gefühllos	warmherzig und freundlich	• Ich lächelte immer, egal wie schlecht es mir ging. • Ich fragte andere nach ihren Gefühlen, redete aber nicht über mich selbst. • Ich kümmerte mich um andere, wenn sie traurig waren. • • •

störend und laut	brav und still	• Ich ließ große Gefühle nur im Privaten zu. • Ich löste Probleme allein. • Ich freute mich nie »zu sehr« über etwas, auch nicht über etwas Gutes. • • •
kindisch	reif	• Ich diente Erwachsenen und Autoritätspersonen als Vertraute oder Vertrauter. • Ich benahm mich zurückhaltend und »anständig«. • Ich gab mich als »Musterschüler:in« oder »Professor:in« und distanzierte mich von Gleichaltrigen. • • •
peinlich	cool	• Ich ließ alle Aktivitäten fallen, wenn ich nicht gleich gut darin war. • Ich gab mich distanziert und gleichgültig. • Ich übte heimlich Dialoge ein, damit die Konversation mit anderen mühelos wirkte. • • •

hilflos und erbärmlich	unabhängig	• Ich nickte oder lachte, auch wenn ich keine Ahnung hatte, worum es ging. • Ich entwickelte eigentümliche Gewohnheiten und Tricks, um mein Leben im Griff zu behalten. • Ich sorgte dafür, dass mein Leben nach außen »geordnet« aussah, auch wenn das auf Kosten meiner körperlichen oder seelischen Gesundheit ging. • • •
empfindlich	hart	• Ich äußerte meine Bedürfnisse nicht. • Ich schämte mich, wenn ich weinen oder Wut herauslassen wollte. • Innerlich kämpfte ich mit jeder »störenden« Emotion. • • •
hilflos und schwach	stark	• Ich begegnete anderen mit Spott oder Aggression. • Ich hielt mich selbst für besser als die anderen. • Ich zeigte Abneigung gegen alles, was als feminin, weich oder zart galt. • • •

sonderbar	normal	• Ich analysierte genau, was die anderen mögen. • Ich imitierte Verhaltensweisen, Kleidungsstil, Tonfall etc. von echten oder fiktiven Personen. • Ich machte mich über alle lustig, die noch »sonderbarer« waren als ich. • • •

Das Anwenden solcher Abwehrstrategien hat massive psychologische Folgen, die weit über die bereits besprochenen Angstzustände, Depressionen und Burnoutsymptome hinausgehen. Um ihre Maske aufrechtzuerhalten und die Schwierigkeiten zu kompensieren, mit denen sie konfrontiert sind, suchen viele autistische Menschen ihr Heil in destruktiven und zwanghaften Bewältigungsmechanismen, etwa in Drogenkonsum, Kalorienrestriktion, exzessivem Sport, emotionaler Co-Abhängigkeit oder sogar im Beitritt zu einer Sekte. Wenn wir uns wirklich mit der Rolle auseinandersetzen wollen, die die Maske in unserem Leben gespielt hat, und darauf hinarbeiten wollen, uns von ihr zu trennen, müssen wir meines Erachtens in den Blick nehmen, wie schwierig es war, uns zu maskieren, und wie viel es uns gekostet hat. Wir opfern so viel von unserem Wohlbefinden und unserer Individualität, um »normal« zu wirken. Wie schädlich das ist, belege ich im folgenden Kapitel mit Forschungsergebnissen. Dazu berichte ich von einigen autistischen Erwachsenen, die sich mittlerweile fragen, ob sich die Mühe, die sie in Kompensation und Camouflage gesteckt haben, wirklich gelohnt hat.

KAPITEL 4

DIE FOLGEN DES MASKINGS

»Ich bin mir ziemlich sicher, dass mein Vater Autist war«, erzählte mir Thomas. »Ich glaube, für ihn war der Drogenkonsum ein Mittel, um der Welt ihre Schrecken zu nehmen.«

Thomas ist Programmierer und wurde vor einigen Jahren als Autist diagnostiziert. Einen Großteil seines vorherigen Lebens war er von Alkohol abhängig, so wie sein Vater von Drogen abhängig gewesen war. Betrunken zu sein, war die einzige Möglichkeit, sich in der Welt halbwegs wohlzufühlen.

»Als Teenager merkte ich, dass ich mich nach ein paar Drinks anders wahrnahm. Ich hatte mehr Selbstvertrauen und kam im sozialen Miteinander besser zurecht. Aber noch wichtiger war, dass es die Realität so weit abdämpfte, dass ich mich in einer vollen, lauten Umgebung aufhalten konnte. Ohne Alkohol hätte ich das nicht geschafft.«

Auf neurotypische Menschen wirkte Thomas meist wie ein »hochfunktionaler« Mensch. Aber unter der Oberfläche brodelte es schon immer. Im College erreichte er fast den bestmöglichen Notenschnitt – und schmiss dann ganz plötzlich hin, weil er mit den sozialen Aspekten des Studiums überfordert war. Ein paar Jahre später hatte er einen guten Job, bewältigte eine 60-Stunden-Woche, trank allerdings heimlich und kam verkatert zur Arbeit. Er hatte zwar einen Partner, aber sie sprachen kaum miteinander. Sein Privatleben war ein einziges Chaos. Trotz alledem war er davon überzeugt, dass Alkohol das einzige Mittel war, um im Alltag zu bestehen. Ohne Alkohol konnte er nicht einschlafen, er brauchte ihn dringend, um sein ansonsten unerträgliches Leben zu meistern und seine neurotypische Maskerade aufrechtzuerhalten. Bald sollte dieses Leben jedoch in sich zusammenbrechen und ihn mit der Frage konfrontieren, warum er (wie sein Vater) immer wieder den Rausch brauchte, um das Leben überhaupt auszuhalten.

Untersuchungen zufolge leiden maskierte Autist:innen in der Regel unter starken sozialen Ängsten[1], und einige lernen, diese Ängste mit Drogen oder Alkohol zu betäuben. Manche greifen auch zu Rauschmitteln, um sensorische Empfindlichkeiten zu dämpfen oder sich selbstsicherer geben zu können. Alkohol, Marihuana und andere »Beruhigungsmittel« sind eine verführerische, sozial akzeptierte Möglichkeit, um nach einem stressigen Tag, an dem man ständig im Kopf durchgespielt hat, wie dies und jenes wohl aufgenommen wird, endlich Entspannung zu finden.

Autist:innen setzen allerlei fehlerbehaftete Strategien ein, um sich zu entspannen, allzu störende Verhaltensweisen zu unterdrücken oder sich neurotypischen Standards anzupassen. Einige betreiben zwanghaft Sport oder schränken ihre Kalorienzufuhr ein, um ihren zappeligen, widerspenstigen autistischen Körper zu beruhigen oder in eine gefälligere Form zu bringen. Manche verletzen sich selbst, um mit Ängsten oder Überreizung fertigzuwerden. Andere werden so einsam, dass sie Anerkennung in Sekten oder starken Herrschaftsstrukturen suchen oder missbräuchlichen häuslichen Beziehungen nicht entfliehen können. Selbst viele psychiatrische Fachkräfte wissen nicht, dass solch gestörtes und selbstzerstörerisches Verhalten häufig mit Autismus zusammenhängt. Das weit verbreitete Klischee vom Autist:innen als weltfremden »Versager:innen«, die den ganzen Tag zu Hause am Computer sitzen, hindert viele daran, sich selbst zu erkennen und die Wurzel ihrer Probleme zu verstehen. Für viele Maskierte ist es schwer einzusehen, dass ihr Leben mit Alkohol, Partys und missbräuchlichen Beziehungen auch die Folge einer unerkannten Behinderung sein kann. Wer auf diese Weise kompensiert, hält sich oft einfach für einen schlechten, willensschwachen Menschen.

In der folgenden Liste sind problematische Bewältigungsstrategien aufgeführt, die maskierte Autist:innen laut Forschungsergebnissen nutzen, und mit Stichpunkten ergänzt, die die Beweggründe erklären.

Was die Maske stützt

Schädliche Bewältigungsstrategien und die Gründe dafür

Problematischer Alkohol- oder Drogenkonsum

- Dämpft sensorische Empfindlichkeiten
- Dient als »flüssiger Mut« in schwierigen sozialen Situationen
- Löst Hemmungen und entfernt Filter
- Liefert Energie, um mit Überforderung umzugehen
- Stimuliert die Sinne
- Lenkt von Ängsten oder Grübeleien ab
- Bringt den inneren Kritiker zum Schweigen

Essstörungen

- Geben Halt durch Tagesziele und Rituale
- Bieten physische Stimulation durch Hunger, Bewegung, Erbrechen etc.
- Lenken durch Beschäftigung mit dem Körper von sozialen Problemen ab
- Definieren, was »gut« und »wertvoll« ist, durch Verhalten oder Aussehen
- Verschaffen ein Gefühl von Selbstbeherrschung und Disziplin
- Können als Erklärung für Geschlechtsdysphorie oder körperliche Dissoziation herhalten

Abspaltung und Dissoziation

- Verhindern Zurückweisung, da man sich ja zuerst trennt
- Dämpfen schmerzhafte Gefühle wie Trauer, Kummer und Reue
- Ermöglichen die Beschränkung auf das, worin man von Natur aus »gut« ist
- Nehmen den Druck, schwierige emotionale oder soziale Fähigkeiten zu erlernen
- Ersticken Bedürfnisse und Emotionen, die andere als störend empfinden
- Sparen begrenzte Energie

Festhalten an starren Regeln oder Glaubenssystemen

- Macht die schwierige Realität verständlicher und greifbarer
- Übersetzt vage soziale Normen in festgelegte Erwartungen
- Schafft eine Gruppe Gleichgesinnter, der man angehören kann
- Bietet einen strukturierten Alltag und beruhigende Rituale
- Lindert Selbstzweifel und die Angst, ein »schlechter Mensch« zu sein
- Verspricht Erlösung von der gegenwärtigen ungerechten Welt

Unterwürfigkeit und Gefallsucht

- Bringt Lob ein
- Verspricht (fälschlicherweise) Akzeptanz
- Vereinfacht komplizierte Beziehungsdynamiken
- Reduziert soziale Interaktionen auf eine einfache Regel: immer zustimmen
- Bestätigt in dem Glauben, dass eigene Gefühle und Bedürfnisse ignoriert werden müssen
- Minimiert Konflikte und reduziert Wut

Bedenke beim Durchgehen dieser Liste mit Verhaltensweisen, dass die Grenze zwischen »guter« und »schlechter« Bewältigung oft fließend ist und es keine Schande ist, schädliche Strategien genutzt zu haben, wenn es dem Überleben diente. Manche Methoden – etwa dass man ein Bier trinkt, bevor man sich mit anderen trifft – funktionieren eine Weile ziemlich problemlos, können dann aber in etwas Zwanghaftes umkippen, etwa in heimliches Trinken bei der Arbeit. Manchmal wird das Trinken auch nur in besonderen Stressphasen zum Problem. Exzessives Fitnesstraining kann durchaus zur Beruhigung taugen, wenn man kurz vor einem Meltdown steht, kann aber auch zur zwanghaften Angewohnheit werden, die die Gelenke ruiniert. Diese Strategien sind keineswegs nur schlecht oder nur gut. Manchmal zwingen uns die Umstände, unsere körperliche und geistige Gesundheit zu ignorieren, weil es dringlicher ist, den Arbeitsplatz oder die Wohnung zu behalten. Wer sich der eigenen Behinderung nicht bewusst ist und vom gesamten Umfeld nicht als behindert wahrgenommen wird, versucht eben, so gut wie möglich mit dem Alltag klarzukommen.

In diesem Kapitel lernen wir eine Reihe von autistischen Menschen kennen, die ihre Behinderung mit raffinierten, aber mitunter ungünstigen Strategien verborgen haben. Sie haben sich durch exzessiven Sport oder Drogen soziale Anerkennung verschafft. Einige haben jahrelang jeden Kontakt gemieden oder sich um Zugehörigkeit zu reaktionären Gruppen bemüht. Alle haben letztlich aber gemerkt, dass ihre Maske sie nicht nur vor sozialer Ablehnung schützt, sondern ihnen auch den Weg zu einem authentischen, glücklichen Leben versperrt. Sie haben damit begonnen, ihre Bewältigungsmechanismen zu überprüfen und ihre unerfüllten Bedürfnisse zu erkennen, die sich mit angemessenen Teilhabemaßnahmen befriedigen lassen, nicht mit Selbstzerstörung und Selbstverleugnung.

Problematischer Alkohol- und Drogenkonsum

Als Thomas älter und noch stärker von Alkohol abhängig wurde, um seinen Alltag zu bewältigen, geriet sein Leben komplett aus den Fugen. Da er mit seinem Partner immer weniger klarkam, stand eine Trennung im Raum. Etwa zur gleichen Zeit kündigte er seinen Job und unternahm einen Suizidversuch.

Dann zog er wegen einer anderen Stelle weit weg, kündigte aber ziemlich schnell wieder. Ständig begleiteten ihn Gedanken an den Tod, weil er darin den einzigen Ausweg aus einer Existenz sah, die völlig unerträglich geworden war. Die Therapeut:innen, die Thomas in dieser Zeit aufsuchte, diagnostizierten bei ihm eine bipolare Störung und eine Borderline-Persönlichkeitsstörung, schließlich waren seine Beziehungen instabil und seine Emotionen manchmal explosiv, außerdem durchlebte er lange depressive Phasen. Er versuchte immer wieder, trocken zu werden, schaffte es aber nicht.

»Ich habe für meine erste 30-Tage-Medaille [von den Anonymen Alkoholikern] ganze sechs Monate gebraucht«, gestand er. »Und selbst danach war ich immer noch sehr unglücklich. In diesem verrückten Sommer, in dem ich ständig rückfällig wurde und meinen Tod plante, machte mich mein Ex mit einem neuen Therapeuten bekannt.«

Thomas' Ex-Partner war Sozialarbeiter und hatte bei einer Konferenz an einer Podiumsdiskussion über Autismus-Spektrum-Störungen teilgenommen. Was einer der Teilnehmer über Autismus sagte, hatte ihn überraschend stark an seine Erfahrungen mit Thomas erinnert. Da sich der Mann als Therapeut entpuppte, stellte Thomas' Ex den Kontakt zwischen den beiden her. Mit der Hilfe eines Therapeuten, der etwas vom Zusammenhang zwischen Autismus und Alkoholismus verstand, konnte Thomas endlich Fortschritte im Umgang mit seiner Sucht machen.

»Ich habe dann herausgefunden, dass ich mein ganzes Leben lang unter massiven sozialen Ängsten und sensorischen Problemen gelitten habe und das alles mit Alkohol betäuben wollte«, erklärte Thomas.

Eine sehr häufige und auf Dauer ziemlich kräftezehrende Erfahrung, die wir Autist:innen machen, ist die Überreizung. Ich habe bereits beschrieben, dass die Detailbasiertheit der autistischen Sinnesverarbeitung dazu führt, dass uns Dinge wie Hintergrundgeräusche und visuelle Unordnung schnell überreizen und leicht ablenken. Hinzu kommt ein weiteres neurologisches Merkmal des Autismus, das erheblich zu unseren sensorischen Problemen und Meltdowns beiträgt: unser Unvermögen, uns mit der Zeit an einen Reiz zu gewöhnen.

Neurotypische Gehirne sind zu *sensorischer Anpassung* und *Gewöhnung fähig*: Je länger sie einem Geräusch, einem Geruch, einer Textur oder einem visuellen Reiz ausgesetzt sind, desto mehr lernt das Gehirn, ihn zu ignorieren und in den Hintergrund treten zu lassen. Je länger ein Umgebungsreiz andauert, desto unwahrscheinlicher ist es, dass dadurch Neuronen aktiviert werden. Bei autistischen Menschen ist genau das Gegenteil der Fall: Je länger wir einen Reiz erleben sind, desto mehr stört er uns.[2] Wie ich bereits erwähnt habe, sind unsere Neuronen auch »übererregbar«, was bedeutet, dass unsere Sinne schon durch einen geringen Reiz angesprochen werden, den neurotypische Menschen nicht einmal bemerken würden, beispielsweise ein Haar, das uns ins Gesicht fällt, oder ein auf unserem Schreibtisch abgelegter Stapel Briefe.[3] Wir sind zwar besser darin, kleine Details und Veränderungen in unserer Umgebung wahrzunehmen,[4] was bei manchen Tätigkeiten (etwa in Thomas' Beruf als Programmierer) ein echter Vorteil sein kann, aber wir sind auch anfälliger dafür, aufgeschreckt oder abgelenkt zu werden.[5]

Wenn eine autistische Person zu lange störenden sensorischen Informationen ausgesetzt ist, gerät sie in einen Zustand der *Reizüberflutung*. Dieser kann sich in einem Wutanfall oder einem Weinkrampf äußern, kann zum Meltdown oder Shutdown führen oder sich darin zeigen, dass die Person verwirrt ist und auf Fragen nur mit Phrasen oder Unsinn reagiert. Eine Reizüberflutung erschwert es, komplexe Aufgaben zu erledigen, Dinge rational zu durchdenken oder mit Emotionen umzugehen. Wenn Autist:innen reizüberflutet sind, agieren sie impulsiv oder verzweifelt; manche fangen sogar an, sich selbst zu verletzen, um einen Endorphinschub zu bekommen oder sich zu erden. Der Körper ist dann sichtlich angespannt vor Angst, und es ist schwierig, in diesem Zustand mit ihnen zu interagieren. Was Nichtautist:innen oft nicht verstehen, ist, dass Autist:innen starke Sinnesreize wie körperliche Schmerzen empfinden.[6]

Wenn sich autistische Menschen über ihre sensorische Pein beschweren, wird leider oft angenommen, dass sie überdramatisieren, Aufmerksamkeit suchen oder sogar regelrecht »verrückt« sind. Ich kann gar nicht beschreiben, wie frustrierend es ist, wenn mich ein anhaltendes Geräusch, das mein Partner nicht einmal hören kann, in die Verzweiflung treibt. Wenn ich aufgebracht durch die Wohnung tigere und mit dem Besen auf den Boden klopfe, um meine Nachbarin dazu zu bringen, die Musik leiser zu stellen, komme ich mir »verrückt« vor. Mein Partner weiß, dass ich mir das nicht einbilde, und er tut sein Bestes, um mir entgegenzukommen und geduldig zu sein. Doch die meiste Zeit meines Lebens hatte niemand Verständnis für meine sensorischen Beschwerden. Alle taten so, als würde ich das absichtlich wahrnehmen und mich aufregen.

Als Reaktion auf Reizüberflutung habe ich schon geschrien, geweint und musste in den Arm genommen werden. Ich habe auf Kissen eingehämmert, mit der Haarbürste auf meine Arme und Beine geschlagen, bin weggelaufen und habe mir gegen den Kopf gehauen. Da die wenigsten dieser Reaktionen gesellschaftlich erlaubt sind, habe ich sie meist im Privaten ausgelebt. In den letzten Jahren habe ich gelernt, wie ich diese Ausbrüche schon vor Beginn stoppen kann, und zwar indem ich mir viel Zeit für mich allein nehme und mich aus Stresssituationen zurückziehe, bevor ich panisch werde. Sobald ich merke, dass ich Frust unterdrücke, und das

Gefühl habe, ihn nicht äußern zu dürfen, weiß ich, dass ich gehen muss. Kommt es jedoch zum Meltdown, kann ich nur wenig tun – dann muss ich entweder der Situation entfliehen oder ein Ventil für all meine Energie finden. Alkohol ist wirklich das einzige Ventil, das neurotypische Menschen akzeptieren – solange man den Konsum als harmlose Gewohnheit und nicht als Zwang darstellt.

Viele autistische Erwachsene berichten von problematischen Trinkgewohnheiten oder Drogenmissbrauch.[7] Hauptursache dafür ist das Bemühen, die sensorische Empfindlichkeit zu reduzieren.[8] Ein weiterer Grund ist, dass uns Rauschmittel das soziale Miteinander erleichtern. Wenn man gewohnt ist, die eigenen Handlungen stets sorgfältig zu kontrollieren und anzupassen, kann ein starker Drink dabei helfen, die Wachsamkeit fallen zu lassen und sich vorübergehend zu entspannen.[9] Trinken Menschen, sind die sozialen Normen gelockert. Betrunkene Allist:innen reden auch zu lange und fallen sich ins Wort. Betrunkene vergessen durchaus mal, dass jemand auf einer Party etwas Seltsames gesagt hast. Mit anderen Betrunkenen zusammen zu sein, kann ein Gefühl der Leichtigkeit hervorrufen, das berauschend sein kann. Leider kann es schnell selbstzerstörerisch werden, wenn man Rauschmittel braucht, um sich wohl oder angenommen zu fühlen.

Die Netflix-Serie *Damengambit* aus dem Jahr 2020 zeigt das Leben von Beth Harmon, einem fiktiven Schachwunderkind aus der Mitte des 20. Jahrhunderts. Beth trägt deutlich autistische Kennzeichen.[10] Sie ist schroff, analytisch und kann wenig mit den Gefühlen anderer anfangen. Sie schüchtert ihre Gegner mit ihrem kühlen, starren Blick ein und rattert Fakten über Schach und mögliche Züge monoton herunter – Eigenschaften, die autistische Zuschauer:innen sofort als typisch wiedererkennen. Sie ist außerdem süchtig nach Beruhigungspillen und trinkt viel. Anders als bei den meisten autistischen Figuren im Fernsehen ist Beth nicht nur ein hyperkompetenter Nerd, sondern ein wilder Freigeist, der zwanghaft Drogen nimmt, stiehlt und Sex hat, um sich zu stimulieren. Ihr selbstzerstörerisches Verhalten ist auch Teil ihrer Maske: Mit ihrem coolen, wilden Auftreten entwaffnet sie ihre chauvinistischen männlichen Konkurrenten und ihre oberflächlichen Mitschülerinnen.

Ich habe mich noch nie so sehr mit einer autistischen Figur identifiziert wie mit Beth. Wie sie (und wie Thomas) war ich als Jugendlicher und junger Erwachsener durchwegs erfolgreich und habe gleichzeitig mein Privatleben völlig ruiniert. Um die Anerkennung meiner Freund:innen zu gewinnen, habe ich mich in der Highschool manchmal tagsüber auf dem Parkplatz mit einer Mischung aus Wodka und Gatorade bewusstlos gesoffen. Ich habe Unterricht geschwänzt, Entschuldigungen gefälscht, um nicht im Orchester mitspielen zu müssen, und oft gestohlen. Einmal stand ich kurz vor dem Schulverweis, aber ich wurde verschont, weil jemand in der Schulverwaltung Mitleid hatte und augenzwinkernd die entsprechenden Papiere »verlor«.

Für mein schlechtes Betragen bekam ich wenig Ärger, weil ich Bestnoten schrieb und bei nationalen Debattierwettkämpfen Erfolg hatte. Dieselbe Mischung aus Cleverness und Selbstzerstörung trug mich durch meine frühen Zwanziger. Ich geriet in lauter chaotische, destruktive Beziehungen und fügte mir durch Nikotin, Magersucht und sexuelle Abenteuer selbst Schaden zu. Das alles war Teil der abgehärteten, »reifen« Maske, die ich mir schon in der Mittelschule aufgesetzt hatte. Schrieb ich herausragende Arbeiten und führte dabei ein cooles, beneidenswertes Leben, dann würde mich niemand als »kindisch« oder »erbärmlich« bezeichnen, dachte ich. Niemand konnte mir Überempfindlichkeit vorwerfen, wenn ich meine sensorischen Probleme verbarg, indem ich mir in der Vorlesung über Entwicklungspsychologie Amaretto in den Kaffee kippte. Ich habe Alkohol nie gut genug vertragen, um süchtig zu werden (dafür habe ich viel zu schnell gekotzt), wenn dem nicht so gewesen wäre, wäre ich vielleicht schnell auf die gleiche Bahn geraten wie Thomas.

In der Serie ist Beth Harmons Trinkerei erst irgendwie cool, dann schrecklich. Sie nutzt ihre engsten männlichen Freunde sexuell aus und lässt sie dann fallen; sie stößt ihr ganzes unterstützendes Umfeld ab, vermasselt entscheidende Schachpartien, weil sie verkatert ist, und kann nur noch betrunken durch ihr schmutziges Haus laufen, sich die Augen mit Kajal bemalen und dabei an einer Weinflasche nippen. Das selbstzerstörerische Dauerfeiern, das einmal ihre zwischenmenschliche Hilfe war, entgleitet ihr, so wie bei Thomas und mir. Anders als bei uns führt Beth' fiktive Abwärtsspirale jedoch nicht dazu, dass sie eine Therapie macht oder eine Autismusdiagnose erhält. Sie ist eine schöne, erfolgreiche, unglückliche Frau, die in den 1950er-Jahren lebt. Und noch gibt es für ihr Problem keinen Namen.

Wenn man die körperlichen, sensorischen, emotionalen oder seelischen Bedürfnisse versteht, die der Rauschmittelkonsum befriedigen soll, kann das dabei helfen, andere, günstigere Bewältigungsstrategien zu finden. Eine im Fachjournal *Autism in Adulthood* veröffentlichte Umfrage unter mehr als 500 autistischen Erwachsenen hat ergeben, dass die am häufigsten genannten Beweggründe für Alkoholexzesse entweder soziale Motive waren oder der Wunsch, positive Gefühle zu verstärken.[11] Mit Alkohol- und Drogenmissbrauch lässt sich Autismus sehr gut verschleiern, da die meisten Menschen immer noch glauben, Autist:innen seien zugeknöpfte Nerds, die lieber zu Hause bleiben. Sind sich Menschen ihrer Behinderung lange Zeit nicht bewusst oder verleugnen sie, neigen sie womöglich dazu, Drogen zu nehmen oder sich zu betrinken, um ihr Leiden zu vertuschen oder die Energie für soziale Kontakte zu haben. Sie gehen davon aus, dass sie ohne Rauschmittel nicht interessant oder lustig sein können. Wenn sie durch Misshandlungen traumatisiert sind, die sie als maskierte Autist:innen (oder aus anderen Gründen) erlitten haben, nehmen sie Rauschmittel vielleicht zur Selbstmedikation bei posttraumatischem Stress.

Wenn eine Suchterkrankung zusammen mit anderen psychischen Erkrankungen wie posttraumatischem Stress oder Depressionen auftritt, bevorzugen die meisten Betroffenen laut Forschungsergebnissen einen integrierten Behandlungsansatz, der die vielfältigen, ineinandergreifenden Probleme gleichzeitig angeht, und sie profitieren auch davon.[12] Autismus ist an sich keine Störung, die behandelt werden muss, aber die meisten autistischen Menschen haben psychische Probleme, die mit dem Leben in einer intoleranten neurotypischen Welt zusammenhängen. Für Autist:innen, die von Rauschmittelsucht betroffen sind, ist ein integriertes Behandlungsprogramm wahrscheinlich ein guter Ansatz.

Wenn du meinst, ein ungesundes Verhältnis zu Drogen oder Alkohol zu haben, ist es wichtig, eine Behandlungsmethode zu finden, die zu deinem Neurotyp passt, oder Therapeut:innen ausfindig zu machen, die Erfahrung mit Autist:innen haben. Da eine wachsende Zahl von Forschungsergebnissen darauf hindeutet, dass kognitive Verhaltenstherapie (KVT) bei Autist:innen nicht so gut funktioniert wie bei neurotypischen Menschen,[13] ist eine auf KVT basierende Suchtbehandlung wohl eher ungeeignet – zumindest nicht ohne Modifikationen. Eine 2019 veröffentlichte explorative klinische Studie hat ergeben, dass die von psychiatrischen Fachkräften angebotene kognitive Verhaltenstherapie autistischen Erwachsenen bei ihren Suchtproblemen half, nachdem die Therapeut:innen darin geschult worden waren, effektiv mit autistischen Patient:innen zu kommunizieren (eine Fähigkeit, die den meisten Fachkräften fehlt).[14]

Leider haben die meisten Therapeut:innen wenig Wissen darüber, wie autistische Menschen denken und kommunizieren, und es gibt kaum Forschungsliteratur darüber, welche Suchtbehandlungsprogramme für erwachsene Autist:innen am besten geeignet sind. Viele der wirksamen Behandlungspläne beinhalten, dass auch für Gesundheitsversorgung, Unterkunft und andere materielle Bedürfnisse gesorgt wird und die Betroffenen in ein Netzwerk von unterstützenden Menschen eingebunden werden. Zahlreiche Ängste, die in der KVT als irrational erkannt werden sollen, sind für Autist:innen vollkommen rational *(wenn ich etwas Falsches sage, verliere ich meinen Job und lande auf der Straße!)* und wurzeln in tatsächlichen Erfahrungen.

In Thomas' Fall legte die Reduzierung des Alkoholkonsums die darunter verborgenen sensorischen Empfindlichkeiten und Ängste frei. Es wurde auch schnell klar, dass er einer Arbeit mit viel Stress und hoher Reizdichte nicht dauerhaft nachgehen konnte, weil ihn das eher wieder zum Trinken bringen würde. Heute bewältigt er seine sensorischen Probleme mit geräuschunterdrückenden Kopfhörern und zwingt sich, regelmäßig Pausen abseits des lärmenden Betriebs einzulegen. Er arbeitet von zu Hause aus und achtet darauf, wann ihn Ängste oder Lärm überfordern. Er muss seine autistischen Züge jetzt weniger verstecken und hat daher auch weniger Lust zu trinken. Inzwischen lebt er schon mehrere Jahre lang völlig trocken.

Viele autistische Menschen, die ihr problematisches Verhältnis zu Betäubungsmitteln in den Griff kriegen möchten, müssen akzeptieren, dass sich ihr Autismus stärker bemerkbar macht, was ein langwieriger Prozess sein kann. In ihrem Aufsatz »Alcohol: An Autistic Masking Tool?« (Alkohol: Ein Mittel des autistisches Maskings?)[15] schreibt Jesse Meadows dazu:

»Ich habe durch das Trinken Freunde gefunden. Alkohol hat mir Dates, Abenteuer und Sex beschert. Ohne ihn ist all das viel schwieriger, manches davon sogar unmöglich. Ich gehe nicht mehr sehr oft aus dem Haus. In vielerlei Hinsicht bin ich autistischer geworden, als ich trocken wurde.«

Oder andersherum: Um trocken leben zu können, muss man manchmal bereit sein, autistischer zu werden.

Essstörungen

Dorian Bridges ist Horrorautor:in und YouTuber:in, dier auf siesem Kanal *Of Herbs and Altars* über alternative Mode und Kultur der frühen 2000er-Jahre, den Heilungsprozess nach Essstörungen und Drogenabhängigkeit sowie Themen aus der Autismus- und Aspergercommunity spricht. In den frühen 2000er-Jahren war Dorian ein:e nicht diagnostizierte:r Aspie-Teenager:in mit Problemen in der Schule und im sozialen Umfeld. In einem besonders ergreifenden Video beschreibt sier, wie das Aufwachsen ohne Diagnose den Verlauf sieses Lebens grundlegend geprägt hat.[16]

»Ich bemerkte schon in ganz jungen Jahren, dass ich das Leben schwieriger finde als andere«, sagte sier, »aber es gab nie einen Grund dafür. Es hieß immer nur: Du bist faul, du bist faul.«

Dorian erzählte, dass sier viele eindeutige Anzeichen des Asperger-Syndroms aufwies. Sier verschlang Bücher und saß bei Familientreffen allein in der Ecke. Sier sprach »wie ein Lexikon« und schnitt bei IQ-Tests gut ab, tat sich aber schwer damit, im Schulunterricht mitzukommen. Aber wie so viele andere maskierte Autist:innen wurde sier als »Mädchen« angesehen, und man hielt sien für begabt und ein wenig seltsam, aber nicht behindert.

»Meinen Eltern wurde gesagt, mit ihrer Tochter sei alles in Ordnung. … Das Kind wird es weit bringen! Das Kind hat nichts, was ihm im Weg stehen wird.«

Viele maskierte Autist:innen werden als Kinder in die Hochbegabtenförderung geschickt, statt in die Sonderpädagogik überwiesen zu werden.[17] Ihre merklich hohe Intelligenz bringt sie in eine Zwickmühle: Einerseits wird erwartet, dass sie Großes leisten, um ihre Andersartigkeit zu rechtfertigen. Und andererseits wird angenommen, dass sie, weil sie eine beneidenswerte, gesellschaftlich geschätzte Eigenschaft besitzen, weniger und nicht mehr Hilfe brauchen als andere. Dorian konnte mit dem hohen Erwartungsdruck und dem Mangel an Mitgefühl nicht umgehen. Also begann sier, sich selbst zu verletzen. Mit 13 Jahren stieß sier in einer Zeitschrift zufällig auf einen Artikel über ein magersüchtiges Mädchen und war unglaublich neidisch. Dieses deutlich sichtbare kranke Mädchen wurde mit Zuneigung und Fürsorge überschüttet. Von ihr wurde nicht erwartet, irgendetwas Besonderes zu leisten, nur, am Leben zu bleiben.

»Was ich aus dem Artikel mitnahm, war, dass sich dieses Mädchen so nah an den Tod gebracht hatte, dass ihre Familie sie zu verlieren fürchtete, und dafür bekam sie so viel Liebe und Unterstützung. Und sie musste nichts mehr schaffen, weil sie ja fast gestorben wäre«, sagte Dorian.

Dorian hob den Artikel jahrelang auf und las ihn immer wieder, bis sier ihn fast auswendig konnte. Sier begann zu hungern und hoffte, dass man sien endlich in Ruhe lassen würde, wenn sier aussähe, als würde sier sterben.

Dorian war auch in Internetforen der Pro-Anorexie-Bewegung (»Pro Ana«) unterwegs, freundete sich dort mit anderen essgestörten Teenager:innen an, tauschte sich über Methoden zur Gewichtsabnahme aus und teilte »inspirierende« Fotos. Schließlich trafen sich einige persönlich und veranstalteten Bulimie-Partys. Laut Dorian war das eine Gemeinschaft aus selbstzerstörerischen Menschen, die sich gegenseitig negativ beeinflussten. Gleichzeitig war es auch eine Gruppe, in der Dorian nicht verurteilt wurde und siesen Schmerz wirklich zeigen konnte.[18]

Meine eigene Essstörung hatte andere Gründe als die von Dorian, aber sie war genauso mit meiner Autismus-Spektrum-Störung verbunden. Von meinem 15. bis zum 25. Lebensjahr versagte ich mir das Essen, weil ich »androgyn« aussehen wollte und glaubte, dass das bedeutete, dünn zu sein. Ich betrieb exzessiv Fitnesstraining, um zu beweisen, dass ich stark war.

Die Schmerzen meines leeren Magens gaben mir körperliche Befriedigung; das Pochen in den Beinen, wenn ich zwei Stunden Dance Dance Revolution gespielt hatte, vermittelten mir das Gefühl, meinen eigensinnigen Körper endlich im Griff zu haben. Anders als Dorian wollte ich nicht, dass andere meine Not bemerkten. Niemals. Ich wollte ein Wesen aus einer anderen Welt sein, frei von albernen menschlichen Bedürfnissen. Ich machte viele Nächte durch und glaubte meine Zeit besser zu nutzen, weil ich lange aufblieb und trainierte, statt mich auszuruhen. Als mir jemand aus dem Debattierteam sagte, ich sei ja wie ein »Roboter«, weil ich nie zu schlafen oder zu essen schien und überhaupt nicht menschlich wirke, fühlte sich das wie ein Triumph an. Meine Maske war aus hartem Stahl.

Autismus und Essstörungen korrelieren stark miteinander, besonders bei Frauen[19], Transpersonen[20] und maskierten Personen, bei denen die Diagnose erst spät im Leben gestellt wurde. Viele Faktoren spielen dabei eine Rolle. Einige Maskierte meinen sich besser anpassen zu können, wenn sie gemäß gängiger Konventionen hübsch und schlank sind. Andere vernachlässigen ihre körperlichen Bedürfnisse, weil sie sich mental vom Körper abgespaltet haben. Bulimie kann zur Selbstverletzung oder zur Regulierung eines gestörten sensorischen Systems genutzt werden. Der Körper wird dabei mit Endorphinen geflutet, die beruhigend wirken und süchtig machen können. In einem Video erzählt Dorian, dass eine Freundin aus den Pro-Ana-Foren die ganze Nacht lang im Flur auf und ab marschierte, nur um unbedingt Kalorien zu verbrennen. Das klingt sehr nach repetitivem selbststimulierendem Verhalten[21] zusätzlich zur Anorexie. Mein zwanghaftes Hüpfen auf der Videospiel-Tanzmatte war definitiv eine unterschwellige Art der Selbststimulation, aber auch das Bestreben, Gewicht zu verlieren.

Einige maskierte Autist:innen fühlen sich von der Struktur und dem Gefühl von Selbstbeherrschung angezogen, die eine Essstörung bieten kann. Wir suchen oft nach klaren »Regeln« für gutes Benehmen, an die wir uns dann in der Hoffnung, dass uns das Akzeptanz und Achtung einbringt, strikt halten.[22] Als ich noch ein nicht diagnostizierter autistischer Teenie war, schwirrte in meinem Kopf ständig eine vage Angst herum. Kalorien zählen, meinen Körper im Spiegel betrachten, mich wiegen – das waren konkrete Dinge, mit denen ich mich beschäftigen konnte statt mit unbestimmten Ängsten. Die fettphobische Gesellschaft, in der ich lebte, hatte mir beigebracht, dass dünn zu sein besser ist, als dick zu sein, und ich befolgte diese Regel mit großem Eifer. Nur wenn ich mich beim Training völlig verausgabt hatte, konnte ich auch irgendwann einschlafen. Die Online-Community der Essgestörten gab mir eine Struktur, die meinen Tag bestimmte.

Das Ganze war fast schon wie eine Religion. Ich glaubte zwar nicht an Gott, aber ich huldigte jeden Abend mit Dance Dance Revolution meiner Überzeugung, schwitzte und trank Eiswasser, während mein Gehirn vor Nährstoffmangel vollkommen umnebelt war. Die Sport-Bulimie war auch etwas, das mich mit den Mädchen um mich herum verband. Dünn sein zu wollen, war eine der wenigen geschlechtskonformen Eigenschaften.

Klinischen Erhebungen zufolge sind von den Patient:innen mit diagnostizierter Anorexia nervosa zwischen 20 und 37 Prozent autistisch.[23] Da Autismus in den Bevölkerungsgruppen, bei denen Essstörungen am häufigsten festgestellt werden (Frauen, Transpersonen und schwule Männer), unterdiagnostiziert ist, könnte das parallele Auftreten in Wirklichkeit viel häufiger sein. Bei der konventionellen Behandlung von Essstörungen schneiden autistische Patienten schlechter ab: Sie müssen länger stationär behandelt werden, reduzieren ihr gestörtes Essverhalten weniger bereitwillig und zeigen in Selbsthilfegruppen häufiger Depressionen und soziale Isolation.[24] Essstörungskliniken und stationäre Programme tendieren jedoch immer mehr zu Maßnahmen, die es autistischen Patient:innen leichter machen, und das mit einigen vielversprechenden Ergebnissen. So beschrieben Tchanturia und Kollegen (2020)[25] ihre neue autismusfreundliche Station für Essgestörte:

> *Wir haben die für die Erzeugung einer [autismus]freundlicheren Stationsumgebung nötigen Anschaffungen getätigt, einschließlich der Gestaltung der Station in einem neutralen Farbschema, der Entwicklung von Aufbewahrungskästen für patienteneigene Gegenstände wie Gewichtsdecken und sensorisches Spielzeug. Wir veranstalten gemeinsam mit Mitgliedern des interdisziplinären Teams Wohlfühlgruppen für*

autistische Patienten und für solche ohne autistische Züge, in denen sensorische Schwierigkeiten besprochen und der Umgang miteinander gestärkt werden (z. B. durch Kommunikationspässe und andere Methoden).

Tchanturia und Kollegen stellten fest, dass sich autistische Patient:innen deutlich weniger lange auf dieser barrierefreien Station aufhalten mussten, und Folgestudien belegen, dass eine autismusfreundliche Behandlung von Essstörungen zu besseren Ergebnissen führt.[26] Da das essgestörte Verhalten bei vielen Autist:innen zumindest teilweise sozial motiviert ist, kann es auch hilfreich sein, Zugehörigkeit und neue soziale Strukturen auf eine andere Art zu suchen, die weniger Außendarstellung verlangt und mehr Authentizität zulässt. Dorian sagt in siesen Videos, dass es siem gesundheitlich am schlechtesten gegangen sei, als sier versuchte, wie eine normale, muntere, adrette Frau zu wirken.[27] Seit sier sich als transmaskulines Goth-Wesen mit schrillen Outfits und dickem Make-up präsentiert, fühlt sier sich in siesem Körper viel wohler, und im Kontakt mit anderen ebenso unkonventionellen Leuten findet sier das Gefühl der Zugehörigkeit, das sier einst in Pro-Ana-Gruppen gesucht hat. Jetzt, da sier weiß, dass sier autistisch ist, kann sier auch offener über siese Schwierigkeiten und die Gründe dafür reden und braucht kein obsessives Verhalten mehr, um Anschluss zu finden.

Abspaltung und Dissoziation

Um mit dem Druck des Maskings fertigzuwerden, ziehen sich viele austistische Menschen in ihre eigene Gedankenwelt zurück. Ich kann gar nicht sagen, wie oft ich von Autist:innen schon gehört habe, sie wären am liebsten einfach nur ein in Nährlösung schwimmendes Gehirn oder ein dunkler, gestaltloser, denkfähiger Nebel. Diese Wunschvorstellung ist unter uns Neurodivergenten weit verbreitet, weil sich unsere Körperlichkeit häufig allen Erwartungen von außen verweigert. Dissoziation ist auch ein Mittel, um den sozialen und sensorischen Input zu regulieren und zu starke Reize auszufiltern. Wenn mein Freund Angel zum Beispiel von zu vielen Menschen umgeben ist, verschwindet er, wie er es sagt, in die »Angel-Welt« in seinem Kopf, sodass alle um ihn herum verschwimmen. Er hat Verwandte, deren Gesicht er nicht erkennen würde, weil er ihnen immer nur bei großen Familientreffen begegnet ist, bei denen alle Beteiligten zu einem Meer aus verschwommenen, undeutlichen Formen verschmelzen. Wenn er dissoziiert, kann er zwar noch essen, baden und herumlaufen, aber geistig ist er nicht wirklich anwesend.

Das Einzige, was Angel zurückholt, sind viel Ruhe und Zerstreuung. Bei anderen autistischen Bekannten und auch bei mir selbst erhöht sich die Wahrscheinlichkeit, dass wir dissoziieren oder abschalten, wenn wir uns über längere Zeit maskieren und unter Leuten aufhalten müssen. Ich sehe Menschen nicht wirklich verschwommen, wenn ich überreizt bin, aber ich schaue ihnen nicht mehr ins Gesicht und erkenne mir bekannte Personen nicht wieder oder höre ihre Stimme erst, wenn sie vor mir stehen und winken. Dann hilft nur noch, weniger kognitive Anstrengung ins Masking zu stecken oder der überfordernden Situation zu entkommen, die mich überhaupt erst in die Abspaltung getrieben hat.

Kurzfristig funktioniert mentale Abspaltung hervorragend. Sie setzt viel Energie und Aufmerksamkeit frei, sodass man sich auf eine Tätigkeit konzentrieren kann, in der man gut ist, oder nur über Dinge nachdenken kann, die wirklich interessant sind. Aber langfristig entfremdet der Rückzug ins Innere noch mehr von den eigenen Bedürfnissen. Einige Forschungsergebnisse deuten darauf hin, dass autistische Menschen ein vermindertes *Gefühl der Handlungsfähigkeit* haben; mit anderen Worten: Wir haben stärker als nicht autistische Menschen den Eindruck, uns selbst und unseren Körpers nicht steuern zu können.[28] Dass wir unser Leben lang wegen Inkompetenz und Kindlichkeit zurechtgewiesen werden, wirkt sich auf unser Selbstverständnis aus und macht es uns schwer, so etwas Grundlegendes wie nach außen vertretenes Eigeninteresse oder Durchsetzungsvermögen zu entwickeln.

In einer Studie über die Handlungsfähigkeit von Autist:innen wurden autistische und nicht autistische Menschen gebeten, in einem Computerspiel den Cursor auf dem Bildschirm zu bewegen.[29] Das Spiel war mit zufälligen Zeitverzögerungen und Steuerungsfehlern versehen, sodass die Spieler:innen nicht immer die volle Kontrolle über die Maus hatten. Die

Mitwirkenden sollten versuchen, das Spiel zu gewinnen, und dabei melden, wann sie die Maus steuern konnten und wann nicht. Neurotypische Menschen konnten ziemlich genau einschätzen, wann sie die Maus unter Kontrolle hatten und wann nicht. Sie merkten, ob eine Mausbewegung durch einen Programmfehler verursacht wurde oder durch die eigene Hand. Autistische Spieler:innen hatten dagegen Schwierigkeiten, den Unterschied zu erkennen. Sie nahmen tendenziell an, dass sie das Spiel besser unter Kontrolle hatten, wenn sie gewannen, und dass sie es nicht unter Kontrolle hatten, wenn sie verloren, selbst wenn beides gar nicht miteinander zusammenhing. Dieses Ergebnis scheint darauf zurückzuführen zu sein, dass autistische Menschen weniger auf innere Signale vertrauen: Ob sie Herr der Lage waren oder nicht, machten sie nicht am eigenen Gefühl fest, sondern eher am äußeren Maßstab des Spielerfolgs.

Auch wenn das Ganze ein Beispiel aus einer inszenierten Untersuchung ist, zeigt sich daran eine Tendenz, die viele von uns haben, nämlich sich als machtlos und grundsätzlich losgelöst vom eigenen Körper und von der Welt im Allgemeinen zu empfinden. Wir lassen uns von äußeren Anzeichen des Erfolgs leiten (Sieg in einem Spiel, Lob von jemand anderem), statt auf unsere Wahrnehmung und Urteilskraft zu vertrauen.

Wenn wir uns vom Körper abspalten, entgehen uns leider viele wichtige körperliche Selbstschutzsignale. Untersuchungen haben ergeben, dass die meisten autistischen Menschen ein vermindertes Gespür für die Warnsignale des Körpers haben, die sogenannte *Interozeption*.[30] Die meisten von uns haben tendenziell das Gefühl, dass ihr Körper nicht wirklich ihnen gehört, und tun sich schwer damit, Zusammenhänge zwischen der Außenwelt und dem, was sie innerlich fühlen, zu erkennen.[31] Eine neurotypische Person bemerkt beispielsweise, dass die Kolleg:innen in die Mittagspause gehen, horcht dann in sich hinein und stellt fest, dass sie selbst auch Hunger hat. Ein autistischer Mensch ist dagegen in Gedanken versunken und stellt keine Verbindung zwischen dem Weggehen der anderen und einem möglicherweise bei sich selbst vorhandenen Hungergefühl her. Es ist unklar, inwieweit dies durch eine neurologische Gegebenheit des Autismus verursacht wird und inwieweit es ein Nebeneffekt des Maskings und des sozialen Drucks ist. Schließlich sind maskierte Autist:innen sozial darauf konditioniert, wahrgenommene körperliche Bedürfnisse zu verbergen. Wenn ich meinen Drang, auf und ab zu gehen und vor mich hinzusingen, unterdrücken muss, weil ich dann wie ein »Irrer« wirke, woher soll ich dann wissen, dass es in Ordnung ist, auf Hunger oder Müdigkeit zu hören?

Obwohl autistische Menschen tendenziell überempfindlich auf Sinnesreize reagieren, sind die meisten verhältnismäßig unempfindlich gegenüber körperlichen Schmerzen.[32] Das mag paradox erscheinen, ergibt aber Sinn, wenn man sich die Forschungsergebnisse vor Augen führt, wonach autistische Gehirne generell detailorientiert und übererregbar sind. Rutscht mir das Hemd aus der Hose, ertrage ich den minimalen kühlen Luftzug nicht, den ich am Bauch spüre. Es ist nur ein anhaltender kleiner Reiz, aber zu lästig, um darüber hinwegzusehen. Andererseits bin ich schon kilometerweit mit blutenden Fersen gelaufen und habe kaum etwas gemerkt. Masking bedeutet auch, Schmerzen nicht zuzulassen, um den neurotypischen Menschen um einen herum keinen Kummer zu bereiten. Beschwert man sich über ein Unbehagen, das sonst niemand verspürt, wird man schnell als »verrückt« oder »anstrengend« abgetan. Viele Autist:innen sind es daher gewöhnt, Schmerzen zu ignorieren, so wie sie Hunger oder Durst keine Beachtung schenken.

Leider gilt dies nicht nur für körperliche Schmerzen, sondern auch für emotionales Leid. Untersuchungen des Psychologen Geoff Bird haben ergeben, dass ungefähr die Hälfte aller Autist:innen an *Alexithymie* leidet,[33] also der Unfähigkeit, Gefühle zu erkennen und zu benennen.[34] Menschen mit Alexithymie merken zwar, dass sie irgendwie aufgebracht sind, können aber nicht bestimmte Gefühle wie Eifersucht oder Zorn zuordnen. Sie verstehen auch nur schwer, *warum* sie ein Gefühl empfinden. Das ist einer der Gründe dafür, dass neurotypische Menschen sie als gefühllos und distanziert beschreiben.

Alexithymie entsteht womöglich teilweise dadurch, dass Autist:innen nicht die Mittel an die Hand bekommen, um zu lernen, wie sich Emotionen im Körper anfühlen, und dass ihnen beigebracht wird, die Gefühle anderer über die eigenen zu stellen. Als Kinder lernen sie, wie neurotypische Emotionen aussehen und sich anfühlen. Sie sollen bei anderen Menschen auf Anzeichen von Unbehagen oder Ablehnung achten, damit sie ihr Verhalten ändern und gefälliger oder gefügiger werden können. Aber Gesichtsausdrücke, nonverbale Signale und die Wahrnehmung des Körpers und der Umgebung sind bei Autist:innen anders und werden von Neurotypischen häufig ignoriert. Darum bemerken sie Ärger oder Unbehagen oft erst, wenn sie kurz vor einem regelrechten Meltdown stehen. Mit beginnendem Unmasking hören sie auf, die Reaktionen anderer so scharf und so hypervigilant zu beobachten, und können mehr auf den eigenen Körper hören. Allmählich lässt die reflexartige Selbstzensur nach, sodass sie Unbehagen wahrnehmen und wertschätzen können. Trotzdem brauchen viele autistische Menschen (ich selbst eingeschlossen) noch Zeit für sich allein, um ihre Gefühle zu reflektieren, weil die vielen Informationen, die von anderen Menschen ausgehen, davon ablenken. Heute merke ich manchmal mitten im Gespräch, dass mir das Thema unangenehm ist oder dass mich jemand zu etwas drängt, das ich nicht tun möchte, und ich kann mein Gegenüber bitten, damit aufzuhören. An anderen Tagen fühle ich mich einfach panisch und durcheinander und finde die Ursache dafür erst Stunden oder Tage später heraus.

Da es autistischen Menschen oft schwerfällt, sich um den eigenen Körper zu kümmern oder die eigenen Bedürfnisse zu erkennen und zu äußern, erleben sie Erwerbsarbeit, Schule und andere soziale Situationen häufig als Qual. Laut einer viel zitierten Statistik sind 85 Prozent der autistischen Erwachsenen arbeitslos,[35] wobei eine Querschnittsstudie von höherer Qualität die Zahl eher bei 40 Prozent ansiedelt.[36] Einige Untersuchungen deuten darauf hin, dass Autist:innen, die ihre Behinderung dem Betrieb gegenüber offenlegen, dies bereuen, weil ihnen nicht viele brauchbare Teilhabemaßnahmen gewährt und sie schnell unterschätzt oder ausgegrenzt werden.[37] Aus diesen und vielen anderen Gründen haben autistische Menschen manchmal keine andere Wahl, als von zu Hause aus zu arbeiten. Vergleichsweise viele sind daher digital arbeitende Selbstständige.[38] Heimarbeit und Beratungstätigkeiten sind oft unterbezahlt und anstrengend, aber sie bieten ein Maß an Flexibilität und Privatsphäre, das festeren Arbeitsverhältnissen fehlt.

Zusätzlich zur Kompensation durch Heimarbeit oder digitale Selbstständigkeit entzieht sich ein erheblicher Prozentsatz der Maskierenden der Realität durch die Nutzung des Internets und Gaming.[39] Digitales Arbeiten und Gaming sind für das autistische Gehirn reizvoll. Im Internet und in Videospielen sind Ursache und Wirkung klarer erkennbar als im »echten« Leben.[40] Hier lassen sich Subtext oder nonverbale Signale leichter ignorieren und man kann sich nur auf geregelte Zusammenarbeit und klare, messbare Ergebnisse konzentrieren. Die digitale Kommunikation lässt autistischen Menschen die nötige Zeit, um Botschaften sorgfältig zu verarbeiten, unbekannte Begriffe zu googeln und die eigene Reaktion in Ruhe zu durchdenken.

Grundsätzlich ist nichts falsch daran, das Internet zu nutzen, um das Bedürfnis nach sozialen Kontakten und Struktur zu befriedigen. Behinderte finden seit Jahrzehnten im Internet Gleichgesinnte und gegenseitige Hilfe. Aber exzessive und zwanghafte Computerspiel- und Internetnutzung können sich für autistische Menschen als schädlich erweisen und die persönliche Entwicklung und den Aufbau von Beziehungen hemmen.[41] Wer zu viel Zeit online verbringt, dem bleibt wenig Raum, um sich darin zu üben, mit der Außenwelt zu interagieren und zu kommunizieren. Es trägt zu Einsamkeit und Depression bei und fördert die Abspaltung vom Körper, die so viele von uns empfinden. Die eigenen Probleme vor der Welt zu verbergen, ist kein produktiver Weg zu mehr Akzeptanz. Es ist ein Unterschied, ob man das Internet nutzt, um gewandter und kompetenter zu werden, oder ob man sich ins Netzt flüchtet, weil man keine andere Wahl zu haben glaubt.

Thomas berichtete mir, dass er besser darin geworden sei, seine Gefühle zu spüren und zu merken, was er für sich selbst tun muss, seit er seinen Autismus erkannt habe und an seinem Unmasking arbeite. Viele Jahre habe er Emotionen und Bedürfnisse einfach verdrängt, vor allem in der Zeit vor der Diagnose.

»Diese Woche habe ich gemerkt, dass meine Energiereserven aufgebraucht waren«, erzählte er. »Ich konnte mich nicht auf die Arbeit mit Daten konzentrieren, was eigentlich eine meiner Leidenschaften ist. Als ich darüber in mein Tagebuch geschrieben habe, habe ich festgestellt, dass meine Freundin in letzter Zeit mehr zu Hause war als sonst. Ich liebe sie, aber den ganzen Tag mit ihr zusammen zu sein, hat mich überreizt. Am nächsten Tag war das Wetter wunderschön, und ich habe nur draußen gesessen und gelesen. Das war wunderbar, ohne die ganzen Reize, die mich hyperaktiv machen.«

Thomas spürt immer noch Altlasten aus der Zeit, als er voll maskiert und ohne Diagnose war und dachte, er wäre eben schwierig oder aufbrausend. Im Laufe der Jahre hat er jedoch gelernt, diese kulturelle Programmierung zu überwinden und sich endlich ein Leben aufzubauen, das ihm entspricht. Dass er sich diese Art von Selbsterkenntnis und Akzeptanz erarbeitet hat, war entscheidend für sein Glück und seine Abstinenz.

»Ich treibe mich gerne auf Bahnhöfen herum und stopfe mich mit unnützem Wissen voll. Und ich puzzle lieber, als fernzusehen. Weil mein Leben jetzt auf mich abgestimmt ist, habe ich viel weniger Verlangen nach Alkohol. Gesund zu werden, basiert darauf, dass du dein Leben an deinen Werten ausrichtest, und das kannst du nicht, solange du nicht weißt, wer du bist.«

Dies gilt auch für Autist:innen, die sich reflexartig von der Realität abspalten, weil sie so daran gewöhnt sind, jedes ihrer Gefühle und Bedürfnisse zu tarnen. Man kann kein angenehmes oder erfülltes Leben führen, wenn man nicht weiß, wer man wirklich ist, oder wenn das eigene Selbstbild ausschließlich von Regeln geprägt ist, die einem von anderen auferlegt wurden. Glücklicherweise ist es möglich zu lernen, sich nicht mehr nur dadurch zu definieren, ob andere einen anerkennen oder inwieweit man gesellschaftliche Regeln einhält. In späteren Kapiteln werden wir untersuchen, wie dieser Prozess aussehen kann, und Menschen zu Wort kommen lassen, die sich in ihrer Lebensgestaltung von der Suche nach Anerkennung und vom Masking verabschiedet haben.

Festhalten an starren Regeln oder Glaubenssystemen

Maskierte Autist:innen finden manchmal Halt und Zugehörigkeit in autoritären Gemeinschaften, etwa in radikalen politischen Organisationen, strengen religiösen Gemeinden oder Sekten. Autoritäre Gemeinschaften sind dafür bekannt, dass sie Menschen ausnutzen, die einsam sind und verzweifelt nach einem Lebenssinn suchen. Mit repetitiven Ritualen, scheinbar engen sozialen Bindungen und klaren Regeln, wer »gut« und wer »böse« ist, sprechen sie isolierte Menschen an, die sich nach Anschluss und Halt sehnen.

Ich habe mit vielen verschiedenen maskierten Autist:innen gesprochen, und über ein Dutzend haben mir von zeitweiliger Zugehörigkeit zu religiösen Randgruppen, verschwörungstheoretischen Zirkeln, Multi-Level-Marketing-Systemen und anderen autoritären Gemeinschaften erzählt. Ich habe keine empirischen Belege dafür gefunden, wie weit verbreitet dieses Phänomen in der Bevölkerung ist. Allerdings besagt eine aktuelle Studie von Griffiths und Kollegen (2019), dass autistische Erwachsene besonders anfällig für finanzielle Ausbeutung, häusliche Gewalt, Beziehungsmissbrauch und emotionale Manipulation sind.[42] Dies sind genau die Merkmale einer Sekte oder ähnlichen Gruppierung, und sie machen solche Gemeinschaften so verlockend für Autist:innen.

Wir sind aus verschiedenen Gründen anfällig für Manipulation. Autistische Erwachsene befinden sich in der Regel in einer sozioökonomisch prekären Lage, und das erschwert es, Menschen zu entkommen, die sie misshandeln. Wer arbeitslos oder prekär beschäftigt ist, ist schon aus der Not heraus eher bereit, mit einer Partnerperson zusammenzuziehen oder sich von einer radikalen religiösen Gruppe abhängig zu machen. Unser Bedürfnis nach Akzeptanz und unsere Tendenz, die eigenen Gefühle herunterzuspielen, machen uns ebenfalls anfällig für Misshandlung. Durch ABA und Masking lernen wir, gefügig und angepasst zu sein. Orthodoxie und strenge Verhaltensregeln können sich erdend und »vernünftig« anfühlen.

Andrew wuchs als Autist im ländlichen Westen der Vereinigten Staaten auf und wurde in eine streng religiöse Gemeinschaft gelockt. Er berichtete, dass die Kirchenmitglieder in ihm schnell ein potenzielles Opfer erkannten.

»Ich lebte allein und fiel als einer der wenigen Nichtweißen in einer sehr weißen Kleinstadt auf. Ich war depressiv, von Ängsten geplagt und saß den ganzen Tag im Diner und trank Kaffee. Da sprachen sie mich an und meinten, sie wollten mich einfach nur kennenlernen.«

Er sah sich dem sogenannten *Love Bombing* ausgesetzt, einer gängigen Technik in Sekten, bei der neue Mitglieder mit übermäßiger Zuneigung und besonderer Aufmerksamkeit überschüttet werden.[43] Dies führt dazu, dass Menschen ihre Vorbehalte fallen lassen und sich der neuen Gruppe gegenüber öffnen. Für autistische Menschen, die ihr ganzes Leben lang am Rande der Gesellschaft gestanden haben, kann es sich großartig anfühlen, plötzlich grundlos angehimmelt zu werden.

Als Andrew sich zum Kircheneintritt entschloss, wendete sich das Blatt. Gemeindemitglieder hielten ihn bis spät in die Nacht am Telefon wach und fragten ihn über seine Familie aus, mit der er gebrochen hatte. Einer der Kirchenoberen sprach mit ihm über seine Bisexualität, die mit den Lehren der Konfession in Widerspruch stand. Daraufhin hörte Andrew auf, sich mit Männern zu treffen, sodass dieses Thema vom Tisch war. Aber die Anforderungen wurden nicht weniger. So wuchs sich das ehrenamtliche Babysitten bei anderen Kirchenmitgliedern etwa zu einer allabendlichen Verpflichtung aus.

»Ich mache mir immer noch Vorwürfe, weil ich auf diese Tricks hereingefallen bin, denn es ist ja nicht so, als hätten sie mir eine Pistole an den Kopf gehalten«, sagte er. Aber dennoch war es im Rückblick Manipulation. »An einem Tag wird man umarmt, man scherzt miteinander, und am nächsten gucken sie einen nicht einmal an, und das beeinflusst mit der Zeit, wie man denkt und handelt.«

Autoritäre und dogmatische Gruppen versprechen ein sinnerfülltes Leben und eine neue Familie, die einen nie verlässt. In Wirklichkeit umspinnen sie Menschen mit einem komplexen Netz aus mitunter unvereinbaren Erwartungen und ständig drohender Zurückweisung. Da viele dieser Organisationen auf die Treue, die unentgeltliche Arbeit und die Spenden ihrer Mitglieder angewiesen sind, um zu funktionieren, haben sie ein ureigenes Interesse daran, den Einzelnen das Gefühl zu vermitteln, ihre Bemühungen seien nie ausreichend.

Andrew erklärte, dass er ein paar Jahre brauchte, um zu begreifen, dass er manipuliert wurde. Der Stress des Gemeindelebens löste bei ihm mit der Zeit Panikattacken aus, aber als er eine Gruppentherapie begann, sahen die Kirchenmitglieder dies als Verrat an ihrer »Familie« an. Das brachte ihn schließlich dazu, ihre Überzeugungen erstmals infrage zu stellen. In dieser Phase fand er auch heraus, dass er Autist war.

Andere Autist:innen, mit denen ich gesprochen habe, haben weniger dramatische Erfahrungen gemacht, die aber dennoch schädlich waren, so etwa eine ungesunde Bindung zu Studienberatern oder jahrelange Mitarbeit in gemeinnützigen Organisationen oder Aktivistengruppen, an deren Ziele die Betroffenen wirklich glaubten, wo aber nur unzureichend Abgrenzung möglich war oder eine toxische Arbeitssucht herrschte. Einige autistische Menschen erzählten mir, dass sie in einem rigiden Glaubenssystem Halt fanden, das sie sich selbst ausgedacht hatten, ohne äußeren Einfluss. Sie wollten sich ihre Welt berechenbar, leicht zu durchblicken und beherrschbar machen. Was als Mittel begann, um das Leben in den Griff zu bekommen, wuchs sich dann zu einer überbordenden Menge an selbst auferlegten Verhaltensregeln aus.

Einige autistische Menschen werden von rechtsextremen Online-Communitys radikalisiert, die sich auf einsame, frustrierte Männer als Zielgruppe spezialisiert haben.[44] Gruppen wie Qanon und andere rechtsextreme Zusammenschlüsse ermöglichen jenen, die immer wieder ausgegrenzt werden, ein Gefühl der Zugehörigkeit. Sie bieten Freundschaft an und einen Raum, in dem man tabuisierte Fragen stellen und anstößige Dinge sagen darf, ohne soziale Konsequenzen fürchten zu müssen. Diese Kreise nutzen auch die Neigung von Autist:innen aus, sich auf ein begrenztes Themengebiet zu fixieren. Sie bombardieren ihre Mitglieder mit Propaganda, bringen ihnen eine obskure Sprache bei, die niemand außerhalb der Gruppe versteht, und fördern mit Witzen und Memes die Entwicklung von Intoleranz. Sobald eine autistische Person tief in dieser Subkultur verankert ist, kann sie sich nur mehr sehr schwer daraus befreien, denn mit extremen Ansichten und einer sehr speziellen Kommunikationsweise ist es umso schwerer, eine Arbeit oder Kontakt zu Menschen zu finden.

Neurodivergente Frauen und Leute, die nicht dem herrschenden Geschlechterbild entsprechen, werden in ähnlicher Weise von »genderkritischen« und transphoben Gruppen ins Visier genommen, die oft vergleichbare Manipulationstaktiken anwenden. Als ehemaliges Mitglied einer dieser Gruppen berichtete dier Autor:in Ky Schevers, dass sier im Grunde genommen von anderen Gruppenmitgliedern einer Anti-Trans-Konversionstherapie unterzogen wurde.[45] Man brachte sien dazu, siese geschlechtsdysphorischen Gefühle zu zensieren und siesen Wunsch nach Transition als Verrat an der Gruppe und an der ganzen Frauenheit zu sehen. Ich habe mich umfassend über diese Gruppen informiert und bin jahrelang vielen anonymen »genderkritischen« Accounts gefolgt. Es hat mich schockiert, wie viele der Anhängerinnen autistisch sind. Dieser Umstand ist sogar Teil ihrer Ideologie geworden: Sie behaupten, autistische Frauen davor zu bewahren, vom »Trans-Kult« angelockt zu werden. In Wirklichkeit bilden sie selbst eine Sekte, die nach schutzlosen, geschlechtsdysphorischen Menschen sucht, um sie von der Trans-Community zu isolieren.

In der folgenden Liste habe ich einige Merkmale aufgeführt, die autoritäre Gemeinschaften ausmachen und die erstmals vom Psychiater Robert Lifton in seinem Standardwerk *Thought Reform and the Psychology of Totalism* herausgearbeitet wurden.[46] Lifton befasste sich mit Manipulationstechniken, die bei politischen Gefangenen und Kriegsgefangenen angewendet wurden, aber nachfolgende Forschungen haben ähnliche Vorgehensweisen bei extremistischen Gruppen in den USA festgestellt,[47] ebenso bei vielen evangelikalen Glaubensgemeinschaften und ähnlichen Organisationen, die genau genommen keine Sekten sind, aber dennoch eine starke Anziehungskraft auf ihre Mitglieder ausüben.[48] Missbräuchliche, manipulative Dynamiken treten in geringerem Umfang in Multi-Level-Marketing-Systemen[49], ausbeuterischen Betrieben und sogar in Kreisen auf, die sich damit brüsten, Bastionen des Fortschritts und des freien Denkens zu sein, zum Beispiel im Universitätsmilieu[50]. Es ist wichtig, dass autistische Menschen die Warnsignale psychologischer Manipulation erkennen, da sie eher in die Fänge von Organisationen (und sogar informellen sozialen Gruppen) geraten, die solche Methoden anwenden.

Kennzeichen autoritärer Gemeinschaften

1. Die Gruppe pflegt einen feindseligen Blick auf die Außenwelt und auf Außenstehende: »Wir gegen den Rest der Welt.«

2. Gruppenmitglieder können sich ihrer Stellung innerhalb der Gruppe nie sicher sein; für jeden kleinen Fehler oder Misserfolg drohen Strafen.
3. Persönliche Grenzen werden nicht anerkannt; von Mitgliedern wird erwartet, dass sie die Gruppe als »Familie« betrachten und ihr so viel wie möglich opfern.
4. Ansichten, die der strikten Lehre der Gruppe zuwiderlaufen, sind nicht akzeptiert. Mitglieder schämen sich dafür, die »falschen« Dinge zu denken oder zu fühlen.
5. Kritik wird mit wiederkehrenden Phrasen und Gruppenjargon abgeschmettert. Gruppenmitglieder beten leere Klischees herunter, um heikle Fragen abzuwenden.

Natürlich lassen sich die meisten autistischen Menschen nicht von Hassgruppen radikalisieren, und es wäre sowohl ethisch fragwürdig als auch ableistisch, die Tatsache, dass sich jemand rassistische, sexistische oder transphobe Ideen aneignet, mit seiner Behinderung zu entschuldigen. Aber wir müssen auch anerkennen, dass eine Mischung aus sozialer Ausgrenzung, autistischer Hyperfokussierung und dogmatischer, sektenhafter Indoktrinierung das Denken schutzloser Menschen verändern kann. Wer sich nirgendwo in der Welt wohlfühlt, sucht Trost und Sinn dort, wo sie zu finden sind. Für eine Teilmenge der autistischen Menschen bedeutet das, in übergriffige, sektenähnliche Gemeinschaften abzurutschen. Für andere zeigt es sich so, dass sie Misshandlung in privaten Beziehungen wegerklären oder entschuldigen. Viele von uns maskieren sich durch zwanghafte Gefallsucht und Gefügigkeit.

Unterwürfigkeit und Gefallsucht

The Big Bang Theory ist eine der populärsten Sitcoms der Fernsehgeschichte und hat ihren Protagonisten Sheldon vielleicht zum berühmtesten fiktiven Autisten überhaupt gemacht. Er ist schroff, distanziert, ein schwieriger Mensch, der mit seiner Rücksichtslosigkeit durchkommt, weil er so viel weiß. Lisbeth Salander aus *Verblendung* ist ein weiteres klassisches Beispiel für das Klischee der Mischung aus Unsympathin und Genie. Mit ihrer fast schon roboterhaften Auffassungsgabe und Rationalität kritisiert und beleidigt sie andere, klärt aber auch Verbrechen auf. Rick aus der Serie *Rick and Morty* ist ein weiteres hervorstechendes Beispiel. Er fügt seinen Enkelkindern aktiv Schaden zu und ist ein totaler Chaot, der immer wieder das Haus seiner erwachsenen Tochter zerlegt, aber seine ganze Familie (und die meisten Fans der Serie) bewundert ihn dafür, dass er mit seinem brillanten, nüchternen und analytischen Verstand die Portaltechnologie erfunden hat.

Auch reale Autist:innen werden ständig mit dem Klischee des »unsympathischen Genies« konfrontiert. Eine Umfrage unter College-Studierenden im Jahr 2016 über ihre Einstellung zu Autist:innen hat ergeben, dass der Neurotyp mit Introvertiertheit, sozialer Selbstisolation und einer »schwierigen« Persönlichkeit in Verbindung gebracht wird.[51] Diese Stereotypen existierten schon vor Serien wie *The Big Bang Theory* und *Rick and Morty*, aber deren Darstellungen haben sicherlich die bereits vorhandenen Vorurteile verstärkt. Die Vorstellung, wie autistische Erwachsene auftreten, ist bei vielen Menschen ähnlich und eindeutig: Es handelt sich dabei um Genies, fast immer männlich, die schroff, direkt bis hin zu grausam sind.

Um diesem Klischee auf keinen Fall zu entsprechen, machen autistische Menschen allerlei Verrenkungen, um sich anzupassen. Wir tun unser Bestes, um nicht schwierig, rücksichtslos oder selbstsüchtig zu wirken. Wir verinnerlichen das mediale Bild von uns: dass es langweilig ist, wenn wir über uns und unsere Interessen reden, dass wir sozial ungeschickt sind und Emotionen schlecht deuten können, dass unsere sensorischen Bedürfnisse uns zu endlos jammernden Riesenbabys machen. Aus Angst, ein Sherlock zu werden, verwandeln wir uns in Watsons: nett, fügsam, extrem passiv und immer davon ausgehend, dass die anderen um uns herum es besser wissen.

Maskierte Autist:innen sind oft gefallsüchtig und wollen es allen recht machen. Sie geben sich fröhlich und freundlich oder harmlos und unbedeutend. Sie neigen auch insbesondere zu einer Traumareaktion, die entsprechend dem Therapeuten Pete Walker *Fawning*[52] genannt wird und bedeutet, sich kleinzumachen und Konflikte zu vermeiden. Stressbewältigung heißt nicht immer, in den Kampf- oder Fluchtmodus zu schalten. Eine weitere Reaktion besteht in Unterwerfung und Anbiederung und zielt darauf ab, eine bedrohliche Person zu beschwichtigen. Und maskierte Autist:innen sehen sich fast überall von sozialen Bedrohungen umgeben.

»Menschen dieses Typus vermeiden emotionale Investition und potenzielle Enttäuschung, indem sie kaum etwas von sich zeigen, Hilfsbereitschaft zur Schau tragen, übermäßig viel zuhören und nachfragen oder übermäßig viel für den anderen tun«, schreibt Walker.[53]

Laut Walker ersparen sich Menschen, die Fawning betreiben, das Risiko einer Zurückweisung, indem sie ihre eigenen Bedürfnisse oder ihr Unbehagen gegenüber anderen konsequent verheimlichen. So gelingt es ihnen aber nicht, echten zwischenmenschlichen Kontakt herzustellen. Das hat ein Leben in Einsamkeit zur Folge. Außerdem ist dieses Vorgehen zutiefst erschöpfend. Viele maskierte Autist:innen schaffen es nicht, neben ihrer Vollzeitarbeit noch ein Sozialleben oder Hobbys zu pflegen, weil sie acht Stunden am Tag eine beschwichtigende Maske aufrechterhalten müssen und dies so viel Arbeit ist, dass keine Energie für andere Dinge übrig bleibt.[54] Die Beziehungen, die sie eingehen, fühlen sich nie befriedigend oder authentisch in Bezug auf das eigene, wahre Ich an, weil sie auf dem Verhalten beruhen, die Bedürfnisse der anderen reflexartig zu erfüllen und ihnen nur das zu sagen, was sie vermeintlich hören wollen.

Der autistische Wellness-Coach Samuel Dylan Finch hat viel darüber geschrieben, warum Autist:innen sich oft unterwürfig geben und wie dies ihre Beziehungen belastet. Er selbst neigt auch zum Fawning, hat dies aber erst nach einiger Zeit erkannt.

»Ich möchte Menschen gefallen«, schreibt er in seinem Blog.[55] »Es hat jedoch lange gedauert, bis ich das begriffen habe. Weil ich meine eigene Meinung habe! Und sie auch äußere!«

Finch schreibt, dass er Leuten gegenüber, zu denen er wirklich eine Beziehung aufbauen möchte, instinktiv sein wahres Ich verschleiert und sie »spiegelt«: »Je mehr ich an einer emotionalen Verbindung interessiert war, desto unwahrscheinlicher war es, dass ich mein Gegenüber kritisierte, auf

Grenzüberschreitungen hinwies, meine Unzufriedenheit mit seinem Verhalten äußerte oder irgendetwas von mir preisgab, das womöglich der Beziehung schaden konnte.«

Im Folgenden findest du einige Merkmale für die Fawning-Reaktion auf Stress und soziale Bedrohung, maßgeblich inspiriert von Finchs Arbeit und seinen Schriften.

Fawning und Gefallsucht erkennen[56]

Lies jede Aussage einzeln durch und überlege, wie sehr sie auf dich zutrifft.

1. Ich glaube nicht, dass irgendjemand mein »wahres« Ich kennt.
2. Ich kann anderen gegenüber einfach nicht Nein sagen.
3. Ich sehe es als meine Aufgabe an, mich um die Gefühle und Reaktionen anderer zu kümmern, auch wenn sie mich gar nicht betreffen.
4. Manchmal habe ich das Gefühl, mich selbst zu verraten, weil ich Dinge tue, mit denen ich eigentlich nicht einverstanden bin.
5. Ich achte im sozialen Miteinander genau auf schwelende Konflikte und versuche, sie zu verhindern, bevor sie ausbrechen.

Die Fawning-Reaktion, wie Finch sie beschreibt, ist mir sehr vertraut. Einen Kollegen zu korrigieren, der eine falsche Behauptung aufgestellt hat, macht mir nichts aus, aber als ich in einer missbräuchlichen Beziehung mit einem Mann feststeckte, den ich sehr liebte, hatte ich Angst, ihm zu widersprechen. Allein die Vorstellung, ihm zu sagen, dass er mich ungerecht behandelte, brachte mich zum Stottern und löste Fluchtgedanken aus. Auch Jahre später fällt es mir immer noch schwer, andere zu kritisieren, auch die, bei denen ich mich sicher und angenommen fühle. Mein Gehirn weiß, dass keine Gefahr besteht, aber mein Körper rechnet trotzdem mit einem Wutausbruch. Autist:innen tragen ein erhöhtes Risiko, Opfer häuslicher Gewalt zu werden, zum Teil weil sie tendenziell leichtgläubig oder vertrauensselig sind und sich schnell verbiegen, um andere zu besänftigen.[57] Wenn man sich hinter einer Maske versteckt, fühlt sich Liebe nie bedingungslos an. Und es ist ungewiss, welche Bedürfnisse man unbeschadet äußern darf. Autistische Personen übernehmen auch gern die Rolle des Vermittlers oder der Friedensstifterin, wenn es zu Spannungen zwischen Dritten kommt, denn für sie kann jeder Streit gefährlich sein.

Psychologische Untersuchungen haben ergeben, dass es emotional und zwischenmenschlich sehr schädlich ist, anderen Menschen ständig gefallen zu wollen und ihnen nur die Emotionen und Reaktionen zu zeigen, die sie sehen wollen. Eine gängige Fawning-Taktik von Autist:innen ist das Spiegeln. Dabei ahmt man das Verhalten und die Emotionen des Gegenübers ungefähr nach, um möglichst auf der gleichen Wellenlänge zu bleiben und normal und vertraut zu wirken. Genau auf die Handlungen und Gefühle einer Person zu achten und sie dann so gut wie möglich nachzubilden, ist jedoch kognitiv anstrengend und verwirrend. In einer experimentellen Studie von Kulesza und Kollegen (2015) wurde festgestellt, dass es den Teilnehmer:innen, die gebeten wurden, das Verhalten ihres Gegenübers subtil nachzuahmen, tatsächlich schwerer fiel, die Emotionen der nachgeahmten Person zu erkennen.[58] Obwohl die (neurotypischen) Teilnehmer:innen der Studie den emotionalen Ausdruck ihrer Gesprächspartner erfolgreich imitierten, waren sie so auf das Äußere konzentriert, dass sie nicht wirklich darüber nachdachten, was diese Anzeichen überhaupt bedeuten konnten. Die Studie wurde nicht mit einer autistischen oder neurodiversen Versuchsgruppe wiederholt, aber wenn das Spiegeln anderer Menschen mental so aufwendig ist, dass es das Einfühlungsvermögen von Neurotypischen herabsetzt, gilt dies sehr wahrscheinlich auch für autistische Personen. Die Ergebnisse lassen sogar den Schluss zu, dass die ganze Mühe, die wir darauf verwenden, eigene Emotionen zu verbergen und die Emotionen anderer zu spiegeln, ein Grund für unsere Schwierigkeiten mit Empathie sein könnte.

Da es Autist:innen oft schwerfällt, ihre eigenen Emotionen zu erkennen (besonders mitten in einer stressigen Interaktion), merken sie oft gar nicht, dass sie jemand durch sein Handeln verletzt oder ihnen Unbehagen bereitet hat. Ich brauche immer etwas Zeit, um herauszufinden, wie und warum mich jemand verletzt hat. Der autistische Sexualpädagoge und Autor Stevie Lang hat beobachtet, dass sich Autist:innen manchmal schwer damit tun, einvernehmlichen Sex zu vereinbaren, weil ihnen der

Unterschied zwischen »etwas selbst wollen« und »etwas jemand anderem zuliebe wollen« nicht immer klar ist.

»Weil wir Zurückweisung fürchten und uns nach Akzeptanz sehnen, ist es manchmal schwierig zu entscheiden, ob unsererseits tatsächlich ein Einverständnis vorliegt oder ob wir nur Erwartungen erfüllen wollen, um gemocht und nicht verlassen zu werden«, schreibt er.[59]

Letztendlich geht es beim Masking immer darum, eigene Gefühle beiseitezuschieben, um mit aller Kraft anderen zu gefallen oder sozialen Normen zu entsprechen. Sich nach diesen Werten zu richten, bleibt selbstzerstörerisch, egal welche Bewältigungsmechanismen man dazu einsetzt. Egal ob man zur Anpassung Alkohol, exzessiven Sport, Arbeitssucht, soziale Isolation, Co-Abhängigkeit oder andere selbstzerstörerische Strategien nutzt, es ist immer schädlich, soziale Anerkennung und das Erfüllen neurotypischer Standards über seine eigentlichen Bedürfnisse zu stellen.

Doch wir müssen so nicht leben. Wir Autist:innen können lernen, mehr auf uns selbst zu hören. Wir können die Scham, die die Gesellschaft uns auferlegt hat, zurückweisen, können radikal sichtbar werden und die Teilhabemaßnahmen, die wir benötigen und verdienen, offen einfordern. Um uns vom reflexartigen Selbstschutz des jahrelangen Maskings zu verabschieden, braucht es vielleicht viel Kraft und Mut, aber ein Leben frei von dieser Einengung ist möglich. In den nächsten Kapiteln schauen wir uns an, wie autistische Menschen ihr Leben in allen Facetten ihrem Neurotyp anpassen können. Wir befassen uns mit Coaches und Spezialist:innen, die Autist:innen beim Unmasking unterstützen, und wir lernen Maskierte kennen, die damit angefangen haben, sich so zu akzeptieren, wie sie sind, und die die Autoritäten infrage stellen, die ihnen das Versteckspiel aufgezwungen haben.

KAPITEL 5

AUTISMUS NEU DENKEN

Fangen wir ganz von vorne an: Der erste Schritt beim Unmasking ist zu erkennen, dass man autistisch ist. Das fühlt sich vielleicht nicht wie ein aktiver Schritt in Richtung Selbstakzeptanz oder Authentizität an, aber sich selbst als behindert zu begreifen, ist eine drastische Neubewertung des eigenen Lebens. Fast alle Neurodivergenten, die ich für dieses Buch befragt habe, haben mir gesagt, dass die Einsicht, autistisch zu sein, eine einschneidende Erkenntnis war und sie dazu gebracht hat, alle Annahmen über sich selbst zu überdenken. Schmerzhafte Fremdurteile, die sie jahrelang mit sich herumgetragen hatten, schienen plötzlich nicht mehr so relevant zu sein: Sie waren gar nicht dumm, unfähig oder faul, sie waren einfach behindert. Es stimmte gar nicht, dass sie sich nie genug Mühe gaben oder dass an ihnen etwas falsch oder schlecht war. Sie hatten einfach nicht das Mitgefühl bekommen, das sie verdient hätten, oder nicht die Mittel, mit denen Selbstentfaltung möglich gewesen wäre. Indem sie ihren gesellschaftlichen Status als behinderte Person anerkannten, externalisierten sie das, was sie lange internalisiert hatten, und wiesen nach, dass sie an ihrem Leiden keine Schuld trugen.

Natürlich löst das Bekenntnis zur autistischen Identität die gewohnheitsmäßige Camouflage und Kompensation, auf die so viele von uns angewiesen sind, nicht sofort auf. Ähnlich wie die Hypervigilanz von

PTBS-Betroffenen ist Masking ein Reflex, der sich dann am stärksten bemerkbar macht, wenn man im Miteinander Verunsicherung oder Bedrohung erlebt. Und nur weil man sich selbst als behindert sieht, erscheint die Welt gewiss nicht weniger verwirrend oder bedrohlich. Aber wenn wir unseren Autismus akzeptieren, erlaubt uns das (vielleicht zum ersten Mal) die Frage, ob es fair ist, dass wir uns ein Leben lang verstellen und entschuldigen müssen.

Beim Unmasking geht es darum, die Denk- und Verhaltensweisen zu hinterfragen, die normal erschienen, bevor der Autismus erkannt wurde. Es bedeutet, die Klischees über Autist:innen (und andere Behinderte) zu überdenken, die durch Medien, Schule und prägende Jugenderfahrungen vermittelt worden sind.

Es erfordert, tief verwurzelte und anerkannte gesellschaftliche Werte infrage zu stellen und zwischen der Art, wie eine Person leben *soll*, und der Art, wie sie leben *möchte*, unterscheiden zu lernen. Schließlich verlangt das Unmasking, gnädig auf das vergangene Ich zurückzublicken und allmählich zu erkennen, dass das, was angeblich zu laut, zu gestelzt, zu schräg oder einfach zu viel war, eigentlich völlig in Ordnung, ja sogar wunderbar und liebenswert ist.

Autismusklischees neu bewerten

Vor ein paar Jahren war Trevor mit seinen Freunden beim Camping. Alle waren leicht betrunken, schlugen sich mit ihren zusammengerollten T-Shirts und alberten herum. Plötzlich schlug jemand einen spontanen »Unterarm-Schönheitswettbewerb« vor. Alle lachten und starrten Trevor an. Es wurde still in der Gruppe.

Trevor tat so, als zierte er sich, stolzierte dann aber langsam in die Mitte des Kreises. Er krempelte vorsichtig, fast schon verführerisch die Ärmel hoch und nahm dann eine theatralische Pose ein, die allen seine unverhältnismäßig großen, muskulösen Unterarme offenbarte. Der Anblick rief rundherum viele Ohs und Ahs hervor, und Trevors Mitbewohner fächelte sich spaßhaft Luft zu, so als fiele er gleich in Ohnmacht.

»Das ist ein Insider-Witz in unserer Freundesgruppe«, erklärte Trevor. »Ich habe wirklich kräftige Unterarme. Wie Popeye. Weil ich ständig mit den Händen herumwedle.«

Trevor hat seine Gefühle schon immer reguliert und ausgedrückt, indem er mit den Händen wedelte und flatterte. Das Händewedeln ist eine der häufigsten selbststimulierenden Gesten. Als sichtbares Zeichen von Autismus ist es so bekannt, dass das Antrainieren von »ruhigen Händen« zu den wichtigsten Zielen der ABA-Methode gehört.[1] Zwar ist das Händewedeln harmlos und stört auch nicht, aber neurotypische Menschen erkennen es sofort als Zeichen von Behinderung – und bestrafen es daher hart. Manche äffen das autistische Händewedeln nach, wenn sie andeuten möchten, dass eine behinderte Person dumm, nervig oder durchgedreht ist. Donald Trump erregte im Wahlkampf 2016 große Aufmerksamkeit, als er mit einer grässlichen Nachahmung des Händewedelns einen körperlich behinderten Reporter abwies. Aber trotz aller gesellschaftlichen Vorbehalte hat Trevor in den letzten Jahren gelernt, seine Gestik zu akzeptieren.

Vor einigen Jahren hat sich Trevor vor seinen Freund:innen als Autist geoutet. Er ist jetzt 45, weiß aber von seiner Behinderung, seit er zwölf ist. Als die Diagnose gestellt wurde, sagte ihm seine Mutter, dies müsse für den Rest seines Lebens ein Geheimnis bleiben. Sie fürchtete, sein Umfeld würde ihn unterschätzen und ausgrenzen, wenn es wüsste, dass ihm viele der Fähigkeiten neurotypischer Menschen »fehlten«. Jahrzehntelang maskierte Trevor pflichtbewusst seine selbststimulierenden Gesten und seinen Hang zum Grübeln. Im College machte er im Impro-Theater mit, um kontaktfreudiger zu erscheinen. Er las Benimm-Ratgeber und brach Dates mit Männern früh genug ab, damit sie nicht merkten, wie schwer ihm das Reden fiel, wenn er müde wurde.

Als die Autismusbewegung mehr Sichtbarkeit erlangte, begann Trevor irgendwann, die einstigen Ratschläge seiner Mutter in Zweifel zu ziehen. Er stöberte im Reddit *r/AutismTranslated* und las Berichte von Menschen, die sich als neurodivergent geoutet hatten. Außerdem fand er einen Online-Shop, über den er Schmuck aus kaubarem Gummi *(chewelry)* beziehen konnte, der für die Selbststimulierung gedacht war, und bestellte sich heimlich etwas.

Als er seinem Freundeskreis seinen Autismus offenbarte, blieb die große Überraschung aus.

»Sie waren nicht wirklich erstaunt«, erinnerte er sich lachend. »Kein bisschen. Sie kennen mich wirklich gut.«

Vor seinem Coming-out konnte Trevor niemandem erklären, warum seine Unterarme so muskulös waren. Es war eben eine dieser Besonderheiten, die ihm peinlich waren. Denn der Rest seines Körpers war nicht wirklich muskulös. Wie viele Autist:innen hatte Trevor im Vergleich zu den meisten seiner neurotypischen Bekannten einen geringen Muskeltonus.[2] Er ging gebeugt und hatte dünne Oberarme. Seine typisch autistische Körperlichkeit verbarg er unter weiten, bis oben geknöpften Hemden.

Doch sobald sich Trevor »geoutet« hatte, konnte er Bewunderung für und Witze über seine muskulösen Arme zulassen. Er war erstaunt, dass manche sie sogar attraktiv fanden. Inzwischen sind ihm sein Körper und sein Stottern nicht mehr peinlich. Die mentale Energie, die er früher darauf verwendet hat, seine Behinderung zu verbergen, kann er nun für andere Dinge nutzen. Und die Angst, erkannt zu werden, die ihm seine Mutter eingeflößt hatte, hat sich als völlig unbegründet erwiesen.

In den vorherigen Kapiteln haben wir die üblichen Reaktionen neurotypischer Menschen besprochen, wenn bei einem Kind zum ersten Mal Behinderungen erkennbar werden. Wir haben auch die vielen negativen Klischees über Autist:innen behandelt, die sie beschämen und zum Masking drängen. Jetzt wollen wir diese frühen Erfahrungen und stereotypen autistischen Merkmale erneut in den Blick nehmen und überlegen, ob man sie auch in einem neutraleren oder sogar positiven Licht sehen kann.

In ihrem Buch *Raising Your Spirited Child* (deutscher Titel: *Wie anstrengende Kinder zu großartigen Erwachsenen werden*) rät die Autorin und Elternberaterin Mary Sheedy Kurcinka frustrierten und erschöpften Bezugspersonen dazu, ihre negativen Eindrücke von ihrem Kind neu zu überdenken.[3] Kurcinka bezog sich nicht ausdrücklich auf Autismus, als sie Anfang der 1990er-Jahre den Begriff *spirited child* oder *anstrengendes Kind* prägte, aber ihr eigener anstrengender Sohn hat offensichtlich viel gemeinsam mit autistischen Kindern. Ähnlich wie mit dem Begriff *Indigo-Kind* (der seit Langem bei esoterischen Eltern verbreitet ist)[4] ist mit »anstrengend« eine etwas unklare Kombination von Verhaltensweisen und Eigenschaften gemeint, die starke Ähnlichkeiten mit Autismus und ADHS aufweist. Eltern von Kindern mit autistischen Zügen suchen (oder erschaffen) sich oft einen besser klingenden Euphemismus für die Andersartigkeit ihres Kindes. Sie versuchen damit zu vermeiden, dass ihnen ein Stempel aufgedrückt wird. Dass Kurcinka ihren Sohn als anstrengend bezeichnete, war ein Versuch, ihn und seine Zukunft vor dem stigmatisierenden Blick der Ärzt:innen und Psychiater:innen zu bewahren.

Fachleute nahmen Kurcinkas anstrengenden Sohn als stur, schwierig und willensstark wahr. Er neigte zu lautem Kreischen und heftigen Reaktionen auf Reize und widersetzte sich Anweisungen, die er nicht befolgen wollte. Kurcinka recherchierte selbst und merkte, dass sich sämtliche verfügbare Literatur für Eltern mit ähnlichen Kindern damit befasste, wie schwierig die Erziehung solcher Kinder war und wie viel sie den Erwachsenen abverlangte. In den frühen 1990er-Jahren ging man davon aus, dass der Autismus eines Kindes das Leben seiner Familie zerstörte. Eine oft zitierte (und völlig falsche)[5] Statistik aus dieser Zeit behauptet, die Scheidungsrate von Eltern autistischer Kinder liege bei 80 Prozent.[6] Neurodivergenz war ein Fluch, der Familien heimsuchte, und behinderte Kinder wurden dafür gehasst, dass sie ihn ins Haus brachten. Bestürzt über die schlechte Qualität der verfügbaren Informationen, machte sich Kurcinka daran, das Thema mit mehr Mitgefühl anzugehen und das Verhalten anstrengender Kinder eher mit Neugierde statt mit Missbilligung zu betrachten.

Kurcinka forderte Eltern auf, die anstrengenden Eigenschaften ihres Kindes positiv umzudeuten. Viele störende Verhaltensweisen könnten auch als Zeichen von Unabhängigkeit und Willensstärke gesehen werden. So schreibt auch die Aktivistin für Behindertenrechte Rabbi Ruti Regan im Blog *Real Social Skills*: »Verweigerung ist eine soziale Fähigkeit.«[7] Ungehorsam ist nur dann »schlecht«, wenn man ihn von außen betrachtet, aus der Perspektive der Person, die befiehlt oder verbietet. Auch wenn dem Klischee nach Autist:innen unfähig zu Empathie sind, sind es doch häufig die nicht autistischen Lehr- und Betreuungspersonen, die nicht über das innere Erleben autistischer Kinder nachdenken und die Motive und Gefühle verkennen, die deren Verhalten erklären würden. Ein unfolgsames

Kind mag anstrengend sein, aber wenn man möchte, dass das eigene Kind zu einem starken, gesunden Menschen heranwächst, der für seine Belange eintritt, dann muss es lernen dürfen, seine Interessen zu vertreten und Nein zu sagen.

In der folgenden Tabelle sind einige der stigmatisierenden Bezeichnungen für anstrengende Kinder, die Kurcinka infrage stellt, zusammen mit den von ihr empfohlenen positiven Alternativen aufgeführt.

Eigenschaften anstrengender Kinder	
Alte Bezeichnung	**Neue Bezeichnung**
stur	selbstbewusst, beharrlich
wild	energisch
leicht ablenkbar	aufmerksam
pingelig	wählerisch, anspruchsvoll
fordernd	weiß genau, was es will
unflexibel	konservativ, mag keine Veränderungen
manipulativ	weiß die eigenen Bedürfnisse zu erfüllen, charismatisch
ängstlich	vorsichtig
explosiv	dramatisch
aufdringlich	neugierig, wissbegierig
laut	begeisterungsfähig, enthusiastisch
rechthaberisch	meinungsstark, engagiert

Vielleicht ist dir aufgefallen, dass einige der in Kurcinkas Tabelle aufgeführten Eigenschaften auch in den Aufzählungen mit negativen Autismusklischees weiter vorne im Buch vorkommen. Die Tabellen im 3. Kapitel habe ich entwickelt, lange bevor ich Kurcinkas Buch gelesen habe. Sie basieren auf den Rückmeldungen einer großen Gruppe autistischer Erwachsener. Tatsächlich sind die Eigenschaften, die viele autistische Erwachsene am wenigsten an sich mögen, genau die Merkmale, über die sich vor 30 Jahren, als Kurcinka ihr Buch schrieb, die Eltern beschwerten. Die Tabellen entstanden zwar unabhängig voneinander, weisen aber eindeutig Ähnlichkeiten auf. Autistische Kinder werden von Erwachsenen oft als laut, stur, empathielos, aufbrausend und lästig bezeichnet. Daher wachsen sie in dem Glauben auf, schwer auszuhalten und wenig liebenswert zu sein.

Wenn das Mitglied einer stark stigmatisierten Gruppe die Vorurteile, mit denen die Gruppe belegt ist, für sich aufnimmt und für wahr hält, dann erleidet es das, was die Forschung *Selbststigmatisierung* nennt. Und die ist gefährlich: Menschen, die stark davon betroffen sind, haben ein geringeres Selbstwertgefühl und halten sich für weniger kompetent als andere, und sie scheuen oft davor zurück, sich Hilfe zu suchen.[8] In der Psychologie hat man jahrzehntelang dazu geforscht, was man gegen die Selbststigmatisierung von Menschen mit psychischen Störungen wie Depressionen, Angstzuständen und Schizophrenie tun kann. Es gibt jedoch praktisch keine Untersuchungen darüber, wie sich Selbststigmatisierung bei Autist:innen reduzieren lässt. Die wenigen vorhandenen Aussagen beziehen sich darauf, wie nicht behinderten Angehörigen von autistischen Kindern geholfen werden kann, sich weniger dafür zu schämen, dass sie mit einer behinderten Person *verwandt* sind.[9]

Da es an Forschungsergebnissen zur Minderung der Selbststigmatisierung bei Autist:innen mangelt, müssen dazu die Daten zur Behandlung internalisierter Vorurteile bei anderen Bevölkerungsgruppen angesehen werden. Eine Untersuchung von Corrigan, Kosyluk und Rush (2013) kam zu dem Schluss, dass es bei vielen Menschen mit psychischen Erkrankungen die Auswirkungen der Selbststigmatisierung verringert, wenn sie sich stolz zu ihrer Krankheit bekennen und sie als wertvollen Teil ihrer Identität sehen.[10] In einer neueren experimentellen Studie von Martinez-Hidalgo und Kollegen (2018) wurden Menschen mit stigmatisierten psychischen Erkrankungen mit neurotypischen Gesprächspartnern in einer Reihe von Workshops zusammengebracht, in denen sie sich über psychische Gesundheit, aber auch über Themen wie Kreativität austauschten.[11]

Danach gaben die psychisch Erkrankten an, weniger Scham für ihre Erkrankung zu empfinden, und auch die Vorurteile der neurotypischen Gesprächspartner:innen gegenüber psychisch Erkrankten waren leicht zurückgegangen. Autist:innen gehörten auch zur Versuchsgruppe, die sich allerdings aus vielen verschiedenen Neurotypen zusammensetzte, doch die Ergebnisse sind auf jeden Fall vielversprechend. Generell zeigen die meisten Forschungsarbeiten, dass das stolze Bekenntnis zur Behinderung einen großen Einfluss darauf haben kann, wie sich Betroffene fühlen – und es kann die Einstellungen des neurotypischen Umfeldes verändern.

Es ist schön zu sehen, wie maskierte Autist:innen nach und nach Merkmale mit Stolz betrachten, die ihnen einst zuwider waren und die sie zu hassen gelernt hatten: Kindlichkeit, Egoismus, Sturheit, Gefühllosigkeit. Aus einem anderen Blickwinkel kann man Kindlichkeit auch als Freude und Neugier sehen. Und Egoismus ist ein lebenswichtiger Selbstschutz. Ein Interviewpartner hat mir erzählt, dass er nur dank seiner Sturheit und strikten Moral als Whistleblower agieren konnte, als er entdeckte, dass sein Unternehmen Datenschutzrechte der Kundschaft verletzte. Einige Forschungsergebnisse belegen, dass Menschen, die es gewohnt sind, unbeliebt zu sein und gegen den Strom zu schwimmen, eher dazu neigen, ihre Stimme zu erheben und Ungerechtigkeiten aufzudecken.[12]

Bobbi, das »missratene Kind« aus dem 1. Kapitel, hat mir erzählt, dass sier gelernt hat, siese einzigartige Kombination aus Unüberlegtheit und Sensibilität als echte Superkraft zu sehen. Bobbi ist Ergotherapeut:in und arbeitet mit kleinen Kindern. Dank sieser Vergangenheit und sieses Autismus kann sier schnell eine Verbindung zu frustrierten Kindern herstellen.

»Wenn Kindern gesagt wird, sie seien zu empfindlich, ihre Reaktionen seien falsch, dann macht sie das wirklich fertig. Aber empfindlich zu sein, ist nicht schlecht. Bei einem Metalldetektor etwa ist es gut, wenn er empfindlich ist. Oder bei einem Bombenspürhund. Ein gutes Instrument muss empfindlich sein. Was ist daran schlecht, wenn man sehr geschickt darin ist, emotionale Probleme in der Umgebung aufzuspüren?«

Bobbi war schon als Kind emotional wachsam. Sieser Familie gefiel es nicht, wie geschickt sier emotionale Manipulation, Vernachlässigung und Missbrauch erspürte. »Sensibilität« ist zwar ein Zeichen von

Aufmerksamkeit und Unterscheidungsvermögen, wird aber missbilligt, wenn man damit Dinge erkennt, die man nicht erkennen soll. Heute ist Bobbi an einem Punkt im Lebens, an dem siese Sensibilität als der Segen gesehen wird, der sie tatsächlich ist. Sier hilft Kindern, indem sier deren Schmerz mit Sensibilität erkennt und mitempfindet.

Manche autistische Erfahrungen sind unangenehm, egal aus welchem Blickwinkel man sie betrachtet. Magen-Darm-Beschwerden sind lästig. Reizüberflutung ist pure Qual. Es ist nur verständlich, dass viele Autist:innen (ich eingeschlossen) diese Merkmale ihrer Behinderung hassen. Aber keiner der Charakterzüge, keine der Eigenarten im Denken und Fühlen, die mit Autismus in Verbindung gebracht werden, sind nur schlecht. Das Vorurteil, wir seien schlechte, unreife, grausame Menschen, internalisieren wir nur deshalb, weil es den neurotypischen Menschen um uns herum an der Fähigkeit fehlt, unsere autistischen Merkmale aus dem richtigen Blickwinkel zu sehen.

In der folgenden Tabelle sind alle »negativen« autistischen Eigenschaften aufgeführt, die wir in Kapitel 2 untersucht haben – allerdings diesmal aus der Perspektive der autistischen Person neu bewertet. Du kannst auch deine eigenen Bewertungen hinzufügen oder Beispiele dafür nennen, wie dir deine »schlimmen« Charakterzüge gute Dienste geleistet haben.

Autismusklischees neu bewerten

Mir wurde gesagt, ich sei:	Aber eigentlich bin ich:	Warum ich diese Eigenschaft an mir schätze:
arrogant	selbstsicher prinzipientreu unabhängig	• Weil ich mich für das einsetzen kann, was richtig ist. • Weil ich oft die erste Person bin, die ein Problem anspricht. • Weil ich anderen ein Vorbild sein kann. • •

kaltherzig und gefühllos	analytisch rational nachdenklich	• Weil ich Dinge bemerke, die anderen entgehen. • Weil ich mich nicht so leicht von Aufregung mitreißen lasse. • Weil ich Zusammenhänge und Systeme erkennen kann, die andere nicht sehen. • •
störend und laut	enthusiastisch lebhaft offenherzig	• Weil niemand meine Interessen so gut vertritt wie ich selbst. • Weil ich andere mit meiner Energie anstecke. • Weil ich intensive Glücksgefühle habe und Schönheit erkenne. • •
kindisch	neugierig aufgeschlossen voller Freude	• Weil ich gut lernen und wachsen kann. • Weil ich die gesamte Bandbreite menschlicher Emotionen erlebe. • Weil ich mich an den kleinen Dingen des Lebens erfreue. • •
peinlich	authentisch einzigartig nonkonformis-tisch	• Weil andere wahrscheinlich auch Hilfe bei Dingen brauchen, die mir schwerfallen. • Weil die Art, wie ich mit meiner Umwelt umgehe, einzigartig ist. • Weil ich mich nicht ungerechten Regeln unterwerfe. • •

hilflos und schwach	mir meiner Schwächen bewusst nicht anmaßend bereit, mich verwundbar zu zeigen	• Weil mir klar ist, dass wir alle einander brauchen. • Weil ich um Hilfe bitten kann. • Weil ich meine Beziehungen zu anderen schätze. • •
empfindlich	empfindungs-fähig emotional intelligent mitfühlend	• Weil ich schlechte Behandlung schnell erkenne. • Weil ich die emotionale Stimmung einer Situation gut erfassen kann. • Weil ich im Kontakt mit meinen Gefühlen und mit den Gefühlen anderer bin. • •
sonderbar	einzigartig ein Vorreiter unkonventionell	• Weil ich die Welt offener und toleranter mache. • Weil ich überkommene Konventionen und unfaire Regeln infrage stelle. • Weil ich allein entscheide, wie ich zu leben habe. • •

Sehr häufig sind die Eigenschaften, die neurotypische Menschen ärgern oder abstoßen, genau die, die uns definieren und Sicherheit verschaffen. Das wird deutlich, sobald wir unsere Behinderung nicht mehr aus der Außenperspektive betrachten und stattdessen unsere eigenen Sichtweisen und Bedürfnisse in den Mittelpunkt stellen. Eigentlich ist nichts Schlechtes daran, dass wir anstrengend, laut, emotional, prinzipientreu oder seltsam sind. Diese Eigenschaften sind lediglich unbequem für Systeme, die von Nichtbehinderten entwickelt wurden und unsere einzigartige

Wesensart nicht berücksichtigen. Aber je mehr wir daran arbeiten, unseren Neurotyp zu normalisieren, und umso lauter und stolzer wir uns zu unserer autistischen Identität bekennen, desto mehr werden Institutionen gezwungen sein, sich zu ändern und uns und anderen Marginalisierten entgegenzukommen.

Ein weiterer wichtiger Schritt beim Unmasking besteht darin, unsere Leidenschaften und Spezialinteressen wieder für uns zu beanspruchen. Die meisten von uns haben all ihre großen Gefühle jahrelang unterdrückt – nicht nur Kummer und Unbehagen, sondern auch Freude. Indem wir uns freudig unseren Spezialinteressen widmen und unsere Fähigkeit zur Hyperfokussierung ausleben, bringen wir dem Gehirn bei, unseren Neurotyp als etwas Schönes und nicht als Schandmal zu empfinden.

Spezialinteressen würdigen

Clara liebt die New-Wave- und Popmusik der 1980er-Jahre. In ihrem Schlafzimmer finden sich jede Menge alte Schallplatten, und die Wände sind mit Konzertplakaten bedeckt, die lange vor ihrer Geburt im Jahr 1993 entstanden sind. Clara hat kirschrot gefärbtes Haar und trägt dicke Plateaustiefel, zerrissene Jeans, rosa Lippenstift und fließende, androgyne Oberteile, natürlich schwarz und asymmetrisch. Claras Lieblingsmusiker ist der verstorbene Pete Burns von der Band Dead or Alive, der vor allem für den Song »You Spin Me Round (Like a Record)« bekannt ist. Sie hat Pete mehrmals getroffen und sich jedes seiner Konzerte, jedes Interview und jeden Reality-TV-Auftritt angesehen.

Claras autistisches Spezialinteresse ist Pete Burns, und die Beschäftigung damit bereitet ihr große Freude. Wenn sie jemanden wirklich mag, offenbart sie ihr Selbst, indem sie Fakten über die vielen Schönheitsoperationen und Medienauftritte von Pete Burns herunterbetet. Sobald sie etwas wilder gestikuliert, schaut ein Tattoo mit Pete Burns' Gesicht unter ihrem Ärmel hervor.

Als Clara vor ein paar Jahren aufs College ging, beschloss sie, ihre Begeisterung für Pete Burns vor ihren Mitstudierenden zu verbergen. Sie wollte einen »guten« ersten Eindruck machen und niemanden mit ihrer Fixierung auf den Sänger und Reality-TV-Star abschrecken. Also nahm sie keine ihrer Platten oder Poster in ihr neues Zimmer mit und sie verdeckte ihr Tattoo unter langen Ärmeln. Doch so angezogen und maskiert, fiel es ihr sehr schwer, Anschluss zu finden.

»Jeder Tag war irgendwie leer«, sagte sie. »Ich spulte einfach nur die Routine ab, ohne irgendwas, das mich fesselte.«

Nach einem Jahr war Clara stark depressiv und lustlos. Ihre Noten waren schlecht, und sie hatte keinen Appetit. Mit der Unterstützung ihrer Eltern wechselte sie auf ein College, das näher am Elternhaus lag, sodass sie wieder in ihrem Zimmer wohnen konnte und all ihre Pete-Burns-Dinge in Reichweite hatte. Sie nahm wieder Kontakt zu Online-Bekanntschaften auf, die sich genauso für Musik und alternative Mode begeisterten wie sie, und so begann sich ihr Leben allmählich zu verbessern.

»Es war, als fände ich ins Leben zurück«, erinnerte sie sich, »wie ein Pflänzchen, das sich aufrichtet, sobald es in der Sonne steht.«

Wenn es um Spezialinteressen geht, kann ein autistisches Gehirn wie ein Schwamm Fakten und Zahlen in einem Tempo aufsaugen, das neurotypischen Menschen beinahe unmenschlich erscheint. Autistische Spezialinteressen können nahezu alles umfassen. Einige von uns lernen fließend Klingonisch, andere merken sich Algorithmen zum Lösen von Zauberwürfeln. Das Gehirn meiner Schwester ist eine Enzyklopädie voller Filmfakten und -dialogen. Meine eigenen Spezialinteressen reichen von der Biologie der Fledermäuse über die Geschichte der Tudor-Dynastie bis hin zu privater Finanzplanung und den Subreddits sogenannter Männerrechtsaktivisten.

Obwohl das *Diagnostic and Statistical Manual of Mental Disorders* (DSM) Autismus unter anderem durch ein »eingeschränktes« Interessenspektrum definiert, gehen manche Autist:innen alle paar Monate zu neuen Spezialinteressen über und werden zu Universalgelehrten in allen möglichen Themengebieten. Andere widmen sich ihr Leben lang unerschütterlich einem einzigen Thema. Wir haben keine Kontrolle darüber, welche Spezialinteressen wir haben und wann sie in unserem Leben auftauchen oder verschwinden. Das obsessive Interesse an einer Person oder einem Thema ist nicht frei gewählt und entspricht nicht unbedingt unseren Werten oder Überzeugungen – man denke an meinen ehemaligen Klassenkameraden Chris, der gemobbt wurde, weil er vom Zweiten Weltkrieg besessen war. Ich stelle oft fest, dass in meinen Spezialinteressen eine sonderbare Faszination für Personen oder Bewegungen zu finden ist, die ich moralisch verabscheue. Für andere wäre es vielleicht verstörend, stundenlang (zum Beispiel) transphobe Blogs zu lesen, aber für mich ist eine solche Lektüre ermächtigend und informativ.

Autist:innen empfinden die Beschäftigung mit ihren Spezialinteressen als belebend und anregend. In Studien über das Leben autistischer Erwachsener wird die Beschäftigung mit Spezialinteressen positiv mit subjektivem Wohlbefinden assoziiert.[13] Können wir unsere Hyperfixierungen schätzen, dann fühlen wir uns glücklicher und mit dem Leben zufriedener. Lange Zeit galten Spezialinteressen jedoch bei neurotypischen Forscher:innen als Hindernis für ein »normales« Leben. ABA-Therapeut:innen bestrafen autistische Kinder dafür, dass sie über ihre Interessen sprechen,[14] und entziehen ihnen Aufmerksamkeit und Zuneigung, sobald Lieblingsthemen zur Sprache kommen. Dadurch lernen diese, ihre tiefsten Freuden zu verbergen und ihre Leidenschaften lieber nicht zu pflegen.

Dass autistische Kinder für Äußerungen zu ihren Spezialinteressen bestraft werden, ist vielleicht die sinnloseste Grausamkeit der ABA-Methode. Die meisten Kinder haben irgendwann einmal ausgeprägte Interessen, und bei Erwachsenen kann eine intensive Leidenschaft dem Leben viel Sinn und Freude geben, ganz abgesehen von möglichen Kontakten mit Gleichgesinnten. Die ABA-Methode geht jedoch grundsätzlich von äußerst engen sozialen Normen aus und zwingt sie autistischen Kindern auf, in der Hoffnung, dass ein Höchstmaß an Konformität sie »schützt«. Eine übermäßig heftige Leidenschaft für ein Videospiel, einen Comic oder eine Wildtierart kann in der Gesellschaft als kindisch oder beschränkt angesehen werden, und deshalb wird von autistischen Kindern erwartet, dass sie ihre Begeisterung verbergen.

Interessanterweise müssen sich Erwachsene nur dann für ein obsessives Interesse schämen, wenn dieses Interesse etwas zu »seltsam« ist und nicht die Möglichkeit bietet, etwas Besonderes zu leisten oder viel Geld zu verdienen. Leuten, die 80 Stunden die Woche arbeiten, wird nicht vorgeworfen, sie seien zwanghaft oder zu sehr auf eine Sache fixiert; sie werden für ihren Fleiß gefeiert. Erwachsene, die nach Feierabend noch Programmieren lernen oder Schmuck herstellen und auf Etsy verkaufen, gelten als tüchtig. Wenn eine Person aber ihre freie Zeit einer Tätigkeit widmet, die nur ihr Freude bereitet, aber niemandem finanziell nützt, ist das unanständig oder peinlich, ja sogar egoistisch. Daran wird deutlich, dass hinter den Regeln, die zur Bewertung und Bestrafung autistischer Kinder herangezogen werden, ein viel umfassenderes gesellschaftliches Problem steckt: Purer Freude und unproduktivem, spielerischem Zeitvertreib wird kein Wert zugesprochen, und wenn sich jemand für die »falschen« Dinge begeistert, wird diese Leidenschaft unterbunden, weil sie von der Arbeit und anderen »respektablen« Verpflichtungen ablenkt.

Die psychischen Folgen, die sich daraus ergeben, dass autistischen Kindern der Spaß an ihren Spezialinteressen verwehrt wird, sind immens. Spezialinteressen entwickeln und ausleben zu dürfen, führt zu einer besseren sozialen, emotionalen und sogar feinmotorischen Entwicklung.[15] Eine Umfrage von Teti und Kollegen (2016) unter autistischen jungen Erwachsenen hat gezeigt, dass viele ihre Spezialinteressen dazu nutzen, emotionale Kompetenz und Bewältigungsstrategien zu entwickeln.[16] Dies spielt sich häufig in eigenen Communitys ab, in denen neurodivergente Menschen mit gemeinsamen Spezialinteressen zueinanderfinden, Kontakte knüpfen und manchmal sogar mit dem Unmasking beginnen. In einer Studie über Internetnutzung hat das Forscherteam Johnson und Caldwell-Harris (2012) festgestellt, dass autistische Erwachsene tatsächlich mehr und vielseitigere Interessen haben als ihre nicht autistischen Altersgenossen und dass sie zu ihren Lieblingsthemen weitaus mehr Social-Media-Beiträge schreiben, die zum Austausch einladen, als es neurotypische Menschen tun.[17] Das autistische Publikum ist auch ein Grundpfeiler vieler Fangemeinden und Conventions, die sich um gemeinsame Hobbys drehen. Wir tun viel dafür, uns Sphären zu schaffen, in denen wir mit Menschen interagieren können, die unsere Interessen teilen, und in eher ausgefallenen Fangemeinschaften sind soziale Normen tendenziell lockerer und entspannter. So gesehen, helfen uns unsere Spezialinteressen dabei, zu aufgeschlosseneren, vielseitigeren Individuen zu werden.

Im Jahr 2020 rief dier autistische Aktivist:in Jersey Noah die Special Interest Week ins Leben, indem sier eine Woche lang Denkanstöße postete, die autistische Menschen dazu anregen sollten, sich über das, was ihnen Freude bereitete, Gedanken zu machen und auszutauschen. Vieles von dem, was autistische Menschen online schreiben, dreht sich um ihre Frustration und um die Erfahrung, ausgeschlossen und missverstanden zu werden. Von autistischen Erwachsenen wird im Internet häufig erwartet, dass sie andere über das wahre Wesen ihres Neurotyps aufklären und all die Fehlinformationen widerlegen, die allistische Menschen ihr Leben lang aufsaugen (und auf Betroffene projizieren). Jersey hat die Special Interest Week geschaffen, um autistischen Menschen eine kleine Verschnaufpause von dieser emotional anstrengenden Bildungsarbeit zu gönnen. Im Grunde schuf Jersey damit eine Art Anti-ABA-Therapie, indem sier Neurodivergente dazu ermutigte, so viel über ihre Obsessionen zu reden, wie sie wollten, ohne sich um die Erwartungen oder Bedürfnisse der Neurotypischen zu kümmern.

Ich habe mit Jersey gesprochen, als sier die Prompts für die Special Interest Week entwickelte, an denen auch andere autistische Creators mitwirkten, darunter Matt und Brandy Haberer, die den Behinderten-Podcast *The Chronic Couple* moderieren. Im Oktober 2020 fand die erste Special Interest Week auf Instagram mit dem Hashtag #AutieJoy statt. Hunderte autistische Menschen nahmen teil und posteten Fotos ihrer Hutsammlungen, ihrer Excel-Tabellen mit Videospiel-Punktständen und ihrer selbst gemachten Perlenohrringe. Für mich war es befreiend, diese Berichte zu lesen und selbst darüber zu schreiben, wie meine Hyperfixierungen mein Leben zum Besseren verändert hatten.

Im Folgenden findest du eine angepasste Version von Jersey Noahs Denkanstößen aus der Special Interest Week. Du kannst sie allein bearbeiten oder sie für einen Blog oder eine Social-Media-Plattform verwenden, um über deine Passionen und ihre Bedeutung für dich nachzudenken.

Special Interest Week[18]

Sieben Denkanstöße zum Thema Spezialinteressen

Anleitung: Plane eine Woche lang jeden Tag ein bisschen Zeit ein, um über einen der folgenden Denkanstöße nachzudenken. In die dafür vorgesehenen Felder kannst du Bilder zeichnen, über das Thema schreiben oder sogar Fotos einkleben, die das Spezialinteresse wiedergeben. Vielleicht bekommst du Lust, nach »physischen Überresten« eines Spezialinteresses zu suchen, also etwa ein Album anzuhören, das du früher geliebt hast, oder in einer Schublade mit alten Sammelobjekten zu kramen. Was auch immer in dir eine starke autistische Freude auslöst!

Tag 1 Dein ältestes Spezialinteresse	
Tag 2 Dein neuestes Spezialinteresse	
Tag 3 Ein Spezialinteresse, das sich mit der Zeit verändert hat oder gewachsen ist	
Tag 4 Ein Spezialinteresse, das du sammeln kannst	
Tag 5 Das Spezialinteresse, das dein Leben am meisten geprägt hat	
Tag 6 Ein Spezialinteresse, das du mit jemandem teilst	
Tag 7 Heute würdigst und feierst du alle Spezialinteressen. Welchen positiven Beitrag haben sie in deinem Leben geleistet?	

Das Nachdenken über deine Spezialinteressen lässt dich womöglich beschwingt, gestärkt und hoffnungsvoll zurück, ähnlich wie es auch die fünf Schlüsselmomente aus Heather Morgans Übung »Wertebasierte Integration« (in der Einleitung zu diesem Buch auf Seite xx14) tun sollten. Masking bedeutet, dass wir uns selbst zum Verstummen bringen und unser Verhalten von neurotypischen Erwartungen dominieren lassen, statt uns von unseren eigenen Grundwerten leiten zu lassen. Wenn wir jedoch das freilegen, was uns stimuliert, was uns glücklich und lebendig macht, erkennen wir, wer wir wirklich sind und wie unser Leben aussehen sollte. Im nächsten Abschnitt nehmen wir uns die Schlüsselmomente aus Heather Morgans Übung noch einmal vor und untersuchen, was sie über unsere Identität und unsere Werte aussagen.

Die eigenen Werte wiederentdecken

»Autist:innen empfangen viele Botschaften, die ihnen suggerieren: ›Oh, das ist nicht erlaubt, dafür wirst du nie gut genug sein, für dich gelten andere Regeln als für die anderen‹«, sagt Heather Morgan. »Und diese Botschaften können wir dekonstruieren, indem wir uns fragen: Was sagen meine Werte dazu?«

Lange glaubte Heather, dass sich die Regeln, an die sich die anderen halten mussten, grundlegend von den Regeln unterschieden, die für sie selbst galten. Sie fügte sich, so gut es ging, in die Grenzen ein, die neurotypische Menschen für sie gezogen hatten, aber alle ihre Bemühungen schienen umsonst. Die Anweisungen, die sie erhielt, stimmten nicht mit den tatsächlichen (unausgesprochenen) Erwartungen überein. Das war lähmend. Schließlich beschloss sie, nicht mehr darauf zu achten, was andere von ihr erwarteten, und sich von ihren eigenen Werten leiten zu lassen. Da entwickelte sie erstmals ihre Übung zur wertebasierten Integration, die sie inzwischen mit vielen autistischen Klient:innen durchgeführt hat.

In der Einleitung habe ich dich die erste Phase der wertebasierten Integration durchlaufen lassen, bei der du dich an fünf »Schlüsselerlebnisse«

in deinem Leben erinnern solltest, in denen du dich wirklich lebendig gefühlt hast. Ziel der Übung ist unter anderem, dass du Vertrauen in deine Instinkte und Wünsche aufbaust. Außerdem kannst du anhand der einmaligen Umstände und Gefühle, die mit jedem deiner Schlüsselerlebnisse verbunden sind, herausfinden, was du im Leben am meisten wertschätzt. Um deine Werte benennen zu können, musst du nur auf diese Erinnerungen zurückblicken und möglichst genau zum Ausdruck bringen, was daran so besonders war.

»Wenn du alle fünf Erlebnisse notiert hast«, schreibt Heather Morgan,[19] »gehst du sie durch und suchst darin nach den Schlüsselwörtern. Die meisten werden mindestens zwei oder drei Schlüsselwörter haben, und einige davon werden wiederholt in verschiedenen Erlebnissen auftauchen.«

Nehmen wir zum Beispiel an, dass einer der Schlüsselmomente, auf die du gekommen bist, dein Hochzeitstag ist. Was war an diesem Tag besonders ergreifend? Von so viel lieben Menschen umgeben zu sein? Die Verbundenheit, die ihr als Paar gespürt habt? Die Aufmerksamkeit? Die Feierlichkeit? Finde heraus, was diesen Moment so besonders gemacht hat, und urteile dabei nicht. Achte auf Wörter, die mehrfach in verschiedenen Erinnerungen auftauchen. Versuche dann, dein besonderes Erlebnis mit Wörtern zu beschreiben, die auf Werten basieren, also etwa Verbindung, Familie, Kreativität, Großzügigkeit.

Wertebasierte Integration:[20]

Schritt 2: Benenne deine Werte

Anleitung: Um diese Aufgabe zu bewältigen, musst du zu Schritt 1 der wertebasierten Integration zurückblättern, den du in der Einleitung des Buches (Seite xx14) abgeschlossen hast. Schau dir die Erlebnisse an und versuche, Schlüsselwörter aufzuschreiben, die die einzelnen Erlebnisse beschreiben und erklären, warum sie für dich so besonders waren. Die meisten werden mindestens zwei oder drei Schlüsselwörter haben, und einige davon werden wiederholt in verschiedenen Erlebnissen auftauchen. Du kannst so viele Wörter aufschreiben, wie du möchtest, bis du auf diejenigen stößt, die deine Gefühle wirklich einfangen.

Erlebnis Nr. 1:	Schlüsselwörter, die beschreiben, warum dieses Erlebnis so besonders war:
Erlebnis Nr. 2:	Schlüsselwörter, die beschreiben, warum dieses Erlebnis so besonders war:
Erlebnis Nr. 3:	Schlüsselwörter, die beschreiben, warum dieses Erlebnis so besonders war:
Erlebnis Nr. 4:	Schlüsselwörter, die beschreiben, warum dieses Erlebnis so besonders war:
Erlebnis Nr. 5:	Schlüsselwörter, die beschreiben, warum dieses Erlebnis so besonders war:
Überlege, welche der aufgeführten Wörter dir am wichtigsten sind. Lassen sich die Wörter zu Gruppen zusammenfassen oder drückt ein einzelnes Wort für dich eine bestimmte Idee aus? Hier kannst du Schlüsselwörter auflisten und sie nach Möglichkeit gruppieren:	

Unsere Schlüsselerlebnisse und die Wörter, mit denen wir sie beschreiben, können uns dabei helfen zu erkennen, was uns am wichtigsten ist, und den Kontrast zwischen dem Leben, das wir derzeit führen, und dem, das wir gerne hätten, deutlich machen.

Um diesen Prozess und die Schlüsse, die sich daraus ziehen lassen, etwas zu veranschaulichen, möchte ich dir eines meiner eigenen Schlüsselerlebnisse schildern. Im Sommer 2019 ging ich auf dem Nachhauseweg durch Wrigleyville, das Viertel voller Sportbars, das das Wrigley-Stadion der Chicago Cubs umgibt.

Offenbar waren da gerade einige Männer auf Kneipentour, denn einige Betrunkene schlenderten von Bar zu Bar. Als ich an einer ruhigen Seitenstraße vorbeiging, entdeckte ich eine Frau, die vor einem sichtlich betrunkenen, torkelnden Mann auswich. Sie nickte und lächelte ausdauernd, versuchte aber, ihm aus dem Weg zu gehen, und schien sich sehr unwohl zu fühlen. Der Mann stolperte weiterhin auf sie zu und rief ihr hinterher. Ich beschloss, von meinem ursprünglichen Weg abzuweichen und dem Paar zu folgen.

Eine Weile beobachtete ich, wie die Frau sich bemühte, Abstand zwischen sich und den Mann zu bringen, der sich immer wieder vor ihr aufbaute und ihr Fragen stellte. Ihr Verhalten wirkte beschwichtigend und friedlich. Mehrmals legte er ihr einen Arm um die Schultern, und sie entwand sich ihm immer wieder. Kurz darauf eskalierte das Ganze, als der Mann seine Hand auf den unteren Rücken der Frau legte. Sie zuckte zusammen. Als seine Hand noch weiter hinabwanderte, handelte ich rein intuitiv.

»Lass sie in Ruhe, Alter«, brüllte ich und rannte auf die beiden zu. Der Mann zuckte zusammen. »Lass sie los.«

Er sah mich mit trüben Augen an und nuschelte gedehnt: »Wir kommen schon klar.«

»Du hörst jetzt auf, sie zu begrabschen«, herrschte ich ihn mit tiefer Stimme an und stellte mich zwischen die beiden. »Du bleibst hier bei mir, bis sie weitergegangen ist.«

Er verzog das Gesicht und lallte: »Lass uns in Ruhe.«

»Nee, Alter. Du lässt sie in Ruhe. Du bleibst hier bei mir, bis sie weg ist.«

Er war sichtlich wütend und kurz fürchtete ich, einen Faustschlag abzubekommen. Aber ich hatte keine Angst. Ich hatte die Lage voll im Griff. Immer wieder forderte ich ihn lautstark auf, stehen zu bleiben, damit auch alle in der Nähe es hören konnten. Der Typ war definitiv wütend, blieb aber doch neben mir stehen und starrte mich bedrohlich schwankend an, bis die Frau ungefähr einen halben Block weiter an ihrem Wohnhaus angekommen war, hineinging und die Tür hinter sich abschloss.

»Verschwinde«, schnauzte ich den Mann an, als es vorbei war. »Aber in die andere Richtung.« Ich blieb noch eine Zeit lang stehen, als er schon lange weg war.

Die meiste Zeit meines Lebens hat es mir an Mut und Entschlossenheit gefehlt. Ich zögere, ich zweifle, ich habe die Befürchtung, dass ich jemanden in Verlegenheit bringen könnte. Oft beruhige ich mich damit, dass ich die Lage falsch einschätze oder dass ich nicht die Macht habe, das Unrecht zu beheben, das ich in meiner Umgebung wahrnehme. Ich neige auch dazu, mein eigenes Wohlergehen über das anderer zu stellen, weil ich nicht glaube, dass mich andere jemals wertschätzen werden. In dem geschilderten Fall hatte ich absolut keine Zweifel und war auch nicht feig. Ich setzte mich für das ein, was richtig war, auch wenn es »peinlich« war und ich dabei hätte verletzt werden können. Ich bewertete die Situation und nutzte meine wunderbare autistische Arroganz dazu, sie zu klären.

Vergleiche ich diese starke, selbstsichere Seite von mir mit der nervösen, lächelnden, maximal zurückhaltenden Person, die ich maskiert bin, erkenne ich genau, wo meine Werte liegen und wie sehr meine Maske mich daran hindert, authentisch ich selbst zu sein. Wenn ich mich von der Angst, »sonderbar« oder »unhöflich« zu wirken, leiten lasse, tue ich anderen und mir selbst keinen Gefallen. Kümmere ich mich nur um meinen Selbstschutz, vergesse ich, wie stark ich bin und wie wunderbar es sich anfühlt, sich um andere zu kümmern. Mein Erlebnis hat mich gelehrt, dass es mir mehr wert ist, *andere zu beschützen* und *charakterstark* und *mutig* zu sein, als mich anzupassen oder unsichtbar zu sein – aber dass ich dies trotzdem oft tue. Wenn ich mich nach meinen Werten richte, ist mein Leben erfüllter und sinnvoller. Ich fühle mich stärker und weniger gehemmt. Dieses Erlebnis beweist mir auch, dass es mein Autismus ist, der mich im Einklang mit meinen Überzeugungen leben lässt, und nicht meine Maske. Ich konnte einschreiten und der Frau helfen, weil ich bereit war, mich in eine unangenehme Situation zu begeben, und weil ich hartnäckig und energisch genug war, um mich gegen Aggression und Einschüchterung zu behaupten. Diese Eigenschaften sind für neurotypische Menschen vielleicht manchmal lästig, aber sich dagegenzustellen, ist manchmal das einzig Richtige.

Dankbar sein für den Autismus – und für die eigene Vergangenheit

Bisher haben wir uns in diesem Kapitel mit den internalisierten Vorurteilen über Autismus und über uns selbst befasst. Diese Arbeit kann ermächtigend wirken, aber sie ist auch mit Trauer verbunden. Vielleicht denkst du an all die Jahre, die du mit Masking »verschwendet« hast, und bereust, dass du dich von Scham und Abwertung hast beeinflussen lassen. Bei der Verarbeitung dieser schwierigen Gefühle hilft es, sich ein wenig in *Selbstdankbarkeit* zu üben und eine Bestandsaufnahme alles Guten zu machen, das der Autismus bereits in deinem Leben bewirkt hat. In einer neurotypischen Welt autistisch zu sein, ist oft traumatisierend,[21] und das erzwungene Masking ist im Grunde eine gesellschaftlich induzierte Missbrauchserfahrung. Und sosehr du dir auch manchmal wünschst, das Leben wäre anders verlaufen oder du hättest nicht leiden müssen, deine Behinderung ist nicht schuld an dem, was passiert ist, und du bist es auch nicht. Schuld an deiner schwierigen Lage ist ein weitverzweigtes, jahrhundertealtes System der Ungerechtigkeit. Aber auch wenn dir das bewusst ist, bedauerst du vielleicht zutiefst, wie sich dein Leben bisher entwickelt ist. Psychologische Untersuchungen belegen jedoch, dass starke Heilkraft darin liegt, dem traumatisierten früheren Selbst Dank entgegenzubringen.[22]

Sehr oft erleben Menschen, die eine traumatische Situation auf unvollkommene Weise überstanden haben, eine *Fragmentierung* des Selbst. Sie empfinden verschiedene Gefühle und Verhaltensweisen als fast eigenständige Einzelteile ihrer selbst und nicht als verschiedene Seiten eines Ganzen, das Sinn ergibt und sich beherrschen lässt. Das Auftreten, das sie in der Schule an den Tag legen, deckt sich womöglich überhaupt nicht mit der Art, wie sie sich zu Hause geben müssen. Womöglich müssen sie ein komplexes Geflecht aus sozialen Fiktionen schaffen, um ihr Leben zusammenzuhalten. Es ist einfach, sich für solche Bewältigungsstrategien zu schämen. Aber wenn du deinem früheren Ich gegenüber dankbar bist und dir bewusst machst, wie der Autismus dein Leben geprägt hat (selbst als du versucht hast, ihn zu verbergen), kann dir das helfen, dich als etwas Ganzes zu fühlen und die Dinge so zu akzeptieren, wie sie waren.

Mein Freund James Finn ist Romanautor, ehemaliger Aids-Aktivist und pensionierter Verteidigungsanalyst bei der US-Luftwaffe. In seinen 58 Lebensjahren hat er viele Rollen ausgefüllt, und alle passten gut zu seinem konzentrierten, scharfsinnigen autistischen Wesen. Da er die Diagnose erst vor zehn Jahren erhielt, hatte er den größten Teil seines Lebens keine Ahnung, *warum* er so gut darin war, Daten zu durchforsten und Systeme zu ihrer Strukturierung zu entwickeln, oder warum er fremde Sprachen im Nu lernen konnte. Er fühlte sich einfach von Natur aus zu Berufen hingezogen, bei denen er in Ruhe dasitzen und Informationen verarbeiten durfte.

»Die Air Force ist bestimmt schon dabei, autistische Analysten zu rekrutieren«, meinte er zu mir. »Und wenn nicht, dann sollten sie es tun. Ich konnte mich ewig mit Datensätzen beschäftigen, alles Mögliche vernetzen und nur in meinem Büro sein, das war wunderbar. Wenn nicht irgendwann das FBI angerückt wäre mit seinen stichprobenartigen Lügendetektortests, bei denen ich meine Homosexualität verleugnen musste, wäre ich wahrscheinlich beim Militär geblieben.«

Nachdem er die Luftwaffe in den 1980er-Jahren verlassen hatte, nahm James einen Job als Übersetzer bei den Vereinten Nationen an. Als sich die Aids-Krise langsam verschärfte, engagierte er sich in einer Hilfsorganisation für Betroffene und half queeren und drogenabhängigen Menschen. Er lebte in New York und arbeitete in der Aids-Hilfe, bis Ende der 1990er-Jahre der Kampf gegen die Krankheit endlich weniger aussichtslos aussah. Dann zog James nach Montreal zu seinem Freund und war im Verkauf tätig. In seiner Freizeit lernte er Französisch und füllte sein Notizbuch wie besessen mit Übersetzungen und Bearbeitungen.

»Und das war letztlich eines der Dinge, die meinen Therapeuten darauf brachten, dass ich ein Autist sein könnte«, erzählte James. »Ich hatte fünf Notizbücher, in denen ich auf der einen Seite französische Sätze festhielt, die ich auf der anderen Seite auf drei verschiedene Arten ins Englische übersetzte. Als ich meinem Therapeuten davon erzählte, war er einfach fassungslos.«

James wurde ziemlich bald getestet und fand so heraus, dass er Autist war. Die letzten 48 Jahre seines Lebens ergaben plötzlich einen Sinn. Für seine Arbeit im Verkauf schrieb sich James stundenlang hypothetische Dialoge auf, um jede mögliche Wendung eines Gesprächs durchzuspielen. So hatte er immer, egal was jemand sagte, eine Reaktion parat. Seine Leser loben ihn heute dafür, dass er fantastische Dialoge schreibt und wirklich versteht, wie Menschen sprechen und fühlen. Aber das liegt nicht daran, dass ihm diese Fähigkeit in die Wiege gelegt worden wäre. Er hat einfach Tausende von Stunden damit verbracht, Gespräche auseinanderzupflücken, um deren Sinn zu begreifen.

»Der Autismus hat mir in meinem Leben vieles schwer gemacht, und oft gefällt mir das gar nicht«, sagte James. »Aber ohne ihn wäre ich nicht Leiter einer HIV-Hilfsorganisation geworden. Ich hätte nie Romane geschrieben. Ich hätte nie Französisch gelernt. Auch wenn ich mich manchmal einsam und hin und wieder falsch beurteilt fühle, ist es das alles irgendwie wert.«

Solche Gedanken höre ich oft von autistischen Menschen, besonders von denen, die Anschluss an andere neurodivergente Menschen gefunden haben und Zeit hatten, sich mit ihrem wahren Ich zu versöhnen. Zunächst ist es ein Schock zu erkennen, dass man eine versteckte Behinderung hat, aber dann folgen oft Akzeptanz und Erleichterung.

In autistischen Kreisen wird häufig die Frage erörtert, ob Betroffene eine Tablette nehmen würden, wenn diese den Autismus »heilen« könnte. Die überwiegende Mehrheit in der Community lehnt dies vehement ab, weil Autismus als wesentlicher Teil des eigenen Seins verstanden wird und nicht von Persönlichkeit, Talenten, Vorlieben und Weltanschauung getrennt werden kann. Ohne Autismus wären die Betroffenen nicht dieselben Menschen. James Finns Leben – seine Karriere, seine Wohnortwahl, seine Liebesbeziehungen und seine Passionen – ist ganz grundsätzlich von seinem Autismus geprägt, ebenso wie von seiner Homosexualität. Es ist kaum vorstellbar, dass ein James Finn ohne all die damit zusammenhängenden Eigenschaften der gleiche Mensch wäre, der er heute ist.

Ich für meinen Teil weiß, dass ich ohne meinen Autismus nicht mit 25 Jahren meinen Doktortitel bekommen hätte, mir nicht Tausende von Liedtexten gemerkt, mich nicht mit Dutzenden von genderqueeren Sonderlingen mit Spezialinteressen angefreundet oder auch nur annähernd so viel geschrieben hätte, wie ich es getan habe. Wenn der Autismus mir das Autofahren nicht erschwert hätte, wäre ich vielleicht nicht nach Chicago gezogen. Ich hätte mich womöglich für eine Stadt ohne funktionierenden öffentlichen Nahverkehr entschieden und so auch meinen Partner nicht kennengelernt, mit dem ich seit über einem Jahrzehnt zusammen bin. Jeder Aspekt meiner Persönlichkeit ist eng mit dem Rest verwoben, und an guten Tagen liebe ich mich selbst genug, um für fast jeden einzelnen dankbar zu sein.

Zum Abschluss dieses Kapitels möchte ich dich bitten, an all das Bedeutsame zu denken, das der Autismus deinem Leben bereits beschert hat. Diese Vorzüge müssen nicht unbedingt nach neurotypischen Maßstäben wertvoll sein. Die meisten von uns sind keine genialen Inselbegabten, und unser Wert sollte nicht daran gemessen werden, ob wir konventionelle Erfolgsmaßstäbe erfüllen oder nicht. Hier und jetzt sollst du dir nur bewusst machen, inwiefern dir deine Neurodivergenz Freude, Beziehungen und Sinn im Leben gebracht hat. Autismus kann nicht »geheilt« werden, und das empfinden die meisten Betroffenen als gut, weil die Störung zentraler Kern ihrer Existenz ist und sie zu den wunderbaren Menschen macht, die sie sind.

Dank autistischer Hyperfokussierung habe ich diese Fähigkeiten entwickelt:	
Dank meiner Spezialinteressen habe ich viel über diese Themen gelernt:	
Wenn ich nicht autistisch wäre, hätte ich diese mir wichtigen Menschen nie kennengelernt:	
Wenn ich nicht autistisch wäre, hätte ich diese Erfahrungen nie gemacht:	
Wenn ich nicht autistisch wäre, hätte ich diese großartigen Charakterzüge nicht:	
Autistisch zu sein, ist schwierig, aber es hat mich auf folgende Weise resilient gemacht:	

Selbststigmatisierung ist falsch: Du bist nicht peinlich, »zu viel«, eine Heulsuse oder ein gefühlloser Unsympath. Du bist eine marginalisierte Person mit vielen schönen und einzigartigen Eigenschaften. Deine Bedürfnisse sind wertneutral, und deine Emotionen sind hilfreiche Signale, auf die du reagieren kannst, ohne dich dafür schämen zu müssen. Der Autismus war schon immer eine starke Triebkraft in deinem Leben, oft zum Besseren, auch als du noch nichts von ihm wusstest. Jetzt, da du von ihm weißt, kannst du den Menschen, der du unter deiner Maske schon immer warst, akzeptieren und lieben lernen und dich darin üben, diese Version von dir offen zu zeigen. Unmasking gelingt nicht mit einem einmaligen, riesigen Schub an Selbstvertrauen; es ist ein Prozess, bei dem du nach und nach Hemmungen lockerst, Gefühlen vertraust und dich von Kompensationsmethoden löst, die nicht mehr zu dir passen. Im nächsten Kapitel besprechen wir, wie du Camouflage und Kompensation reduzieren, neurotypische Anforderungen zurückweisen und zu einer Lebensweise finden kannst, die deinen Neurotyp in den Mittelpunkt stellt und nicht verbirgt.

KAPITEL 6

SICH EIN AUTISTISCHES LEBEN AUFBAUEN

»Im letzten Jahr habe ich über 10.000 Follower verloren. Das liegt wohl daran, dass ich mich von der ambitionierten Version meiner selbst gelöst habe und nur noch das mache, was ich will.«

Moorea Seal ist eine in Seattle ansässige Autorin und Unternehmerin, die viele Jahre lang auch als digitale Kuratorin und Influencerin tätig war. Sie ist vor allem als Autorin der erfolgreichen Tagebuchreihe *52 Lists* bekannt: Journale mit wöchentlichen Schreibanregungen zu einer bestimmten Thematik. Es gibt *52 Lists for Happiness*, *52 Lists for Bravery* und *52 Lists for Togetherness*. Unter der Marke gibt es außerdem Tageskalender, Postkarten und To-do-Listen. Jedes Buch ist wunderschön gestaltet, beruhigend schlicht, aber auch anregend, das Layout verwendet Hintergründe mit Erdtönen und Pflanzenmotiven. Die Prompts sind auf vielerlei Weise hilfreich, spiegeln aber auch Mooreas langen Weg in Sachen Selbsterkundung und psychische Gesundheit wider.

Das Ladengeschäft, das Moorea früher in Seattle betrieb, war ähnlich: ein mit Bedacht eingerichteter, einladender Raum voll mit stilvollen Kleidern und Schmuck, Taschen, Schuhen sowie kleinen Kakteen in weißen, geometrisch geformten Töpfen. Ersten Internetruhm erlangte sie auf Pinterest, weil sie ein außergewöhnliches Talent für visuelle Arrangements hatte. Ihr guter Geschmack führte auch auf Instagram zum Erfolg. Moorea wurde als digitale Marke schließlich so bekannt, dass immer mehr Internetfans ihren Laden aufsuchten, den sie aus Gründen der Markenbildung nach sich selbst benannt hatte. Im Laufe weniger Jahre wurde Moorea eine äußerst erfolgreiche Autorin, Kleinunternehmerin und Influencerin. Sie besuchte Konferenzen und hatte Meetings mit großen Marken. Sie schloss Verträge mit den Unternehmen Gap und Nordstrom ab und wurde von Medien wie Amy Poehlers *Smart Girls* porträtiert. All das meisterte sie als nicht diagnostizierte Autistin unter einer Maske von schlanker, weiblicher Schönheit. Je größer ihre Marke wurde, desto beengender fühlte es sich an.

»Ich stand sehr unter dem Druck, das Gesicht der Marke zu sein, bestimmte Dinge zu tragen und Moorea zu *spielen*«, erzählte sie mir. »Aber ich möchte Moorea *sein*. Ich möchte ich selbst sein. Ich will nicht ständig diese Show abziehen müssen.«

Auf dem Höhepunkt ihres Erfolgs befand sich Moorea in einer unglücklichen Ehe und begann, ihre sexuelle Orientierung infrage zu stellen. Ihr Unternehmen zu führen und zu repräsentieren, war eine ständige Belastung und zermürbte sie. Sie bekam Panikattacken. Um sie vor der Reizüberflutung zu retten, ging ihr Gehirn mitten in Meetings und Stresssituationen in den Shutdown.

»In Besprechungen schrien mich Leute, mit denen ich arbeitete, an: ›Moorea, hör doch mal zu. Du musst dies machen, du bist hiermit zu spät dran.‹ Ich fing einfach an zu heulen und dann hieß es, ich sei emotional manipulativ. Dabei fehlten mir einfach die Worte.«

Moorea hatte schon immer einen Widerspruch zwischen ihrem inneren »seltsamen« Ich und der attraktiven, adretten Frau gespürt, als die man sie sehen wollte.

Obwohl sie der LGBTQ-Gemeinschaft absolut positiv gegenüberstand, konnte sie ihre eigene Queerness nicht anerkennen. Ihre Geschäftspartner:innen schätzten ihren Verstand und die einzigartige Ästhetik, die sie erschaffen konnte, wollten aber nicht, dass sie mit gesellschaftspolitischen Äußerungen Stellung bezog. Sie hielt sich an die Regeln und versuchte, die richtige Balance zwischen Menschsein und Influencersein zu finden, aber das brachte sie in eine schrecklich unauthentische, anstrengende Zwickmühle.

Also begann Moorea loszulassen. Sie schloss ihren Laden und beschränkte ihre Geschäftsbeziehungen auf wenige wichtige Partner:innen. Sie und ihr Mann trennten sich, und sie outete sich als lesbisch. Sie begann zu boxen, wurde muskulöser und zog öfter weite, maskuline Kleidung an. Auf Instagram sank ihre Followerzahl. Als sie sich in den sozialen Medien zur Bewegung Black Lives Matter, ihren Depressionen und ihrer Homosexualität äußerte, verschwanden noch mehr Follower. Viele weiße, heterosexuelle Frauen, die Mooreas altes Image liebten, konnten mit ihrem wahren Ich nichts anfangen.

Je mehr Moorea ihr wahres Selbst akzeptierte, desto mehr ging ihr auch verloren. Aber es fühlte sich nicht wirklich wie ein Verlust an. Denn sie begann besser zu verstehen, wer sie wirklich war. Einige Monate nach Beginn der Pandemie schlug ihr eine Freundin vor, sich auf Autismus testen zu lassen. Daraufhin erhielt sie sehr schnell eine Diagnose.

»In dem Moment war ich einfach nur glücklich«, erzählte sie mir. »Ich fand, dass nun alles Sinn ergab.«

Mooreas Geschichte unterscheidet sich ein wenig von den bisherigen. Denn sie arbeitete eigentlich schon monatelang am Ablegen ihrer Maske, bevor sie überhaupt erfuhr, woher diese stammte. Die Widersprüche in ihrem Leben waren so ausgeprägt, dass sie keine Autismusdiagnose brauchte, um zu wissen, dass ihr Leben so nicht weitergehen und sich ändern musste. Als queere, androgyne Influencerin in einer hyperfemininen, konformistischen Branche zu arbeiten, war auf Dauer unmöglich. Sobald sie dies erkannt hatte und sich davon verabschiedete, erstrahlten alle ihre verborgenen Facetten. Und als sie herausfand, dass sie Autistin war, war Moorea weder schockiert noch beschämt. Da sie schon immer Freund:innen mit Autismus und auch mit geistigen Behinderungen gehabt hatte, fühlte sich diese Entdeckung in mancher Hinsicht eher wie eine Art der Zugehörigkeit an. Als Moorea sich auf Instagram als autistisch outete, folgten diejenigen, die das hätte stören können, ihr längst nicht mehr.

»Ich werde weiterhin absolut offen über mich selbst sprechen«, sagte sie. »Die Leute können dann darauf reagieren, wie sie wollen.«

Moorea hat in den letzten Jahren viele Veränderungen durchgemacht, und manche davon haben sie emotional aus der Bahn geworfen. Aber sie hat sich diesen Veränderungen mit radikaler Akzeptanz und Vertrauen zu sich selbst gestellt. Sie weiß, dass der Autismus eine gute Kraft in ihrem Leben ist, und weil sie auf sich selbst gehört hat, hat sie herausgefunden, welche Art von Leben für sie erfüllend und gut ist. Meiner Meinung nach ist es das, wonach alle maskierten Autist:innen streben sollten: genügend Selbstvertrauen und bedingungslose Selbstakzeptanz aufzubauen, um die Ablehnung und die Verluste hinnehmen zu können, die manchmal mit einer authentischen Lebensweise einhergehen. Wir können es nicht jedem recht machen. Unmasking bedeutet, dass wir aufhören, eine attraktive »Marke« sein zu wollen.

Moorea hatte ihren Autismus viele Jahre lang wunderbar getarnt und kompensiert. Aber sie hat gemerkt, dass es besser ist, nach eigenen Vorstellungen zu leben, als massentauglich zu sein. Als ich sie interviewte, lebte sie bei ihrer Schwester im Gästehaus und teilte sich ihre Arbeitszeit selbst ein. Sie fand tagsüber viel Zeit, um mit dem kleinen Kind ihrer Schwester zu spielen und sich beim Spaziergehen und Baden zu erholen. Ein paar Monate später zog sie in eine günstige, aber komfortable Einzimmerwohnung und beschränkte sich noch weiter auf das Wesentliche. Moorea ist immer noch kreativ und kuratorisch tätig, aber sie hat gelernt, auf vieles zu verzichten. Dieser Lebensstil ist nicht so hektisch und leistungsorientiert wie ihr altes Leben, aber er entspricht deutlich mehr ihrem Wesen.

In diesem Kapitel wollen wir uns einige evidenzbasierte Methoden anschauen, die autistischen Menschen dabei helfen, sich ein Leben einzurichten, das ihre Stärken, Werte und Bedürfnisse in den Mittelpunkt stellt. Ich möchte auch von autistischen Coaches, Aktivist:innen und Therapeut:innen erzählen, die ihre Arbeit an neurodivergente Körper und Gehirne angepasst haben. Außerdem stelle ich Menschen vor, die sich wie Moorea bei der Gestaltung ihres Zuhauses, ihrer Karriere und ihres Lebensstil nicht mehr an neurotypischen Vorgaben orientieren. Denk immer daran, dass Masking sowohl Camouflage als auch Kompensation umfassen kann. Es ist ein komplexes System aus Verhaltensweisen, Verstellungen und sogar Lebensentscheidungen. Daraus folgt zwangsläufig, dass Unmasking viel mehr bedeutet als nur den Abbau von Hemmschwellen. Es führt dazu, die gesamte Lebensgestaltung zu überdenken. Wenn wir Selbstvertrauen und Zugang zu unseren Werten finden, kann sich alles verändern: wie wir uns kleiden, wie wir wohnen, ja sogar wie wir Zeit wahrnehmen.

Divergentes Design

Marta Rose ist Pädagogin und Autismusberaterin und schreibt in den sozialen Medien regelmäßig unter dem Handle @divergent_design_studios. Ihre wichtigsten Arbeiten befassen sich mit *divergentem Design*, also der Idee, dass die Wohnräume autistischer Menschen deren sensorische Gesundheit priorisieren und deren tatsächliche Lebensmuster als Grundlage haben sollten.

»Beim Entwerfen eines Wohnraums«, schreibt Marta,[1] »muss man sich an der tatsächlichen Lebensweise orientieren, nicht an der gewünschten. Dein Raum muss so gestaltet sein, dass er der Realität deines Lebens gerecht wird, ohne Scham oder Werturteil.«

Bevor sie nach diesem Grundsatz lebte (und andere Autist:innen coachte), machte Marta sich Vorwürfe, wenn sie ihre Kleidung am Abend einfach auf einen Haufen schmiss. Sie stellte einen Wäschekorb neben den Schrank, um besser Ordnung halten zu können, aber am Abend war sie immer zu erschöpft, um ihre Wäsche dahingehend zu sortieren, was weggeräumt werden konnte oder in die Wäsche gehörte. Auf ihrem Esstisch lagen immer jede Menge Dinge herum, und sie fand es furchtbar, dass ihre Familie ihn deshalb nicht für gemeinsame Mahlzeiten nutzen konnte. Ihre Wohnungseinrichtung war eine Folge guter Absichten, aber für sie überhaupt nicht geeignet.

»Nach meinem neuen Plan hängen jetzt direkt neben meinem Bett Haken an der Wand, sodass ich keinen Schritt mehr machen muss, um Sachen aufzuhängen, die noch nicht dreckig sind«, erklärte sie. Schmutzige Kleidung kann sie in den Wäschekorb werfen oder einfach auf den Boden schmeißen und später einsammeln. Durch diese Regelung bleibt Martas Zimmer jetzt einigermaßen ordentlich, und sie macht sich keinen Stress, wenn nicht alles perfekt aufgeräumt und sauber ist.

Die Designerin Mariah, die erst vor Kurzem herausgefunden hat, dass sie Autistin ist, berichtet, dass die Umgestaltung ihrer Wohnung und ihres Arbeitsplatzes ein wichtiger Teil ihres Unmaskings war. »Aufgrund meines Berufes habe ich lauter ›Designregeln‹ im Kopf, aber bei meinem Schreibtisch habe ich jede Menge davon gebrochen«, gestand sie. »Durch die Arbeit zu Hause habe ich es geschafft, in vielen Punkten authentischer zu sein, die andere Menschen gar nicht erleben können. Aber ich entmaskiere mich, und das fühlt sich außerordentlich befreiend an.«

Mariah bewahrt in einer Box neben ihrem Schreibtisches sensorische und beruhigende Hilfsmittel auf, damit sie sie bei Bedarf jederzeit zur Hand nehmen und damit spielen kann. Unter dem Schreibtisch liegt eine Massagerolle zur Selbststimulierung mit den Füßen. Sie trägt geräuschunterdrückende Kopfhörer (wie sie auch von Landschaftsgärtnern genutzt werden) und hat mit Glitzer gefüllte Spielzeugzauberstäbe in Reichweite, um, wenn nötig, die Finger zu beschäftigen. Ihr Schreibtisch sieht nicht so aus, wie ein gut gestalteter Bereich nach herkömmlichen Designgrundsätzen »aussehen sollte«. Aber dass sie nach ihren eigenen Regeln lebt, hat eine große positive Wirkung gehabt. Sie passt immer wieder Einzelheiten an und hat ständig Ideen, wie sie es sich noch angenehmer machen kann.

»Alles fühlt sich jetzt anders an, und das verändert tatsächlich einiges. Als hätte sich auch mein Körper befreit!«, sagte sie. Da ihre alltägliche Umgebung nun auf ihren Körper abgestimmt ist und nicht gegen ihn arbeitet, fühlt sie sich körperlich und geistig frei.

Marta Rose schreibt, dass divergentes Design dem besonderen Verhältnis, das autistische Menschen zu Gegenständen haben, Rechnung tragen muss. Manche von uns stresst der Anblick von Unordnung sehr, weil er »sensorischen Lärm« erzeugt. Das bedeutet, dass die Wohnungsgestaltung und das Ordnunghalten uns ziemlich fordert. Wenn irgendetwas Neues in meine Wohnung kommt, bemerke ich es sofort, und es stört mich wahnsinnig. Manchmal werfe ich aus einem Impuls heraus eigentlich benötigte Gegenstände weg, weil mich ihr Anblick so stresst. Einmal hat mir eine Universität zur Vorbereitung auf eine virtuelle Veranstaltung eine ganze Ausrüstung dafür per UPS geschickt. Ich war davon so überfordert, dass ich den Karton am liebsten nicht angenommen und behauptet hätte, er sei auf dem Postweg verloren gegangen. So stark war der Drang, das Ganze aus meinem Haus zu bekommen. Manchmal muss ich diesem Impuls bewusst entgegensteuern. Als ich zum Beispiel einmal eine Kleidertauschbörse mitorganisierte, habe ich eine befreundete Person gebeten, alle Kleiderspenden bei sich aufzubewahren. Denn ich wusste, dass ich Kleidersäcke, die in meiner Wohnung herumstanden, womöglich eines Abends einfach wegwerfen würde.

Studien haben ergeben, dass viele autistische Menschen »visuellen Lärm« nur schwer ignorieren können und dass er deren Denkprozesse tatsächlich stört.[2] Durcheinander kann unsere Konzentration beeinträchtigen und das klare Denken oder die Regulierung von Emotionen erschweren. Eine Studie mit autistischen Schulkindern hat gezeigt, dass viele von ihnen im Unterricht weniger aufmerksam sind, wenn an den Wänden zahlreiche bunte Poster hängen und die Regale mit Büchern und Spielsachen gefüllt sind.[3] Doch die meisten Räume für Kinder sind sehr voll und bunt, obwohl dies die Verarbeitung autistischer Kinder negativ beeinflusst. Kein Wunder, dass Moorea Seal mit ihrer minimalistischen, schlichten Ästhetik solchen Erfolg hatte. Viele neurodivergente Menschen haben ein Verlangen nach einer schlichten oder sogar spartanischen Umgebung. Es gibt weniger zu ordnen, weniger zu putzen und weniger zu packen, wenn ein Umzug ansteht. Das liegt auch voll im Trend: Minimalistisches Design, eine reduzierte, gut kombinierbare Garderobe und das Wegwerfen von allem, was nur Unordnung und keine Freude (à la Marie Kondo) bringt – all das ist in jüngerer Zeit in Mode gekommen, weil es praktisch ist und visuell entspannt.[4]

Allerdings neigen nicht alle Autist:innen zum Minimalismus. Marta Rose hat festgestellt, dass Gegenstände für autistische Menschen eine sehr starke Bedeutung haben können, was das Aufräumen und Wegwerfen schwierig macht.[5] Viele von uns identifizieren sich mit geliebten Gegenständen und empfinden sogar ein gewisses Maß an Empathie für sie, als wären sie lebendig. Psychologen bezeichnen dieses Phänomen als

Objektpersonifizierung, und Autist:innen neigen in höherem Maße dazu als die neurotypische Bevölkerung.[6] Wir finden auch eher zu Tieren emotionalen Kontakt als zu Menschen, was sich auch auf die Gestaltung unserer häuslichen Umgebung auswirken sollte.

Oft brauchen Autist:innen geliebte Objekte, um Beständigkeit, Vertrautheit und emotionale Erdung zu schaffen.[7] Das Aussortieren und Wegwerfen von nicht benötigten Gegenständen führt bei vielen von uns zu *Entscheidungsmüdigkeit (decision fatigue)*[8], weil sie wirklich intensiv überlegen müssen, ob sie etwas behalten wollen oder nicht. Dazu muss jedes mögliche Szenario durchdacht werden, in dem sich ein Gegenstand als nützlich erweisen könnte. Auch gegen die soziale Programmierung muss dabei angekämpft werden: *Möchte ich meine gesammelten Actionfiguren wirklich wegwerfen oder glaube ich nur, dass ich dadurch erwachsener wirke? Trage ich diese Stiefel deshalb nie, weil sie zu bunt und unpraktisch sind oder weil sie unter einem Haufen T-Shirts liegen und ich immer vergesse, dass es sie gibt?*

Für den Umgang mit diesen widerstreitenden Gefühlen hat Marta Rose ein paar Vorschläge erarbeitet. Zum einen kann man einem Einzelobjekt als Repräsentant für eine ausgeuferte Sammlung einen Ehrenplatz zuweisen. Wer zum Beispiel eine Sammlung mit Dutzenden Objekten hat, könnte die aktuellen Lieblingsstücke in ein Regal stellen und den Rest wegräumen. Jede Woche oder jeden Monat neue Objekte für die »Ausstellung« auszuwählen, kann dann eine gute Gelegenheit sein, die gesamte Sammlung zu sichten und Freude daran zu haben. Man kann eine Sammlung auch fotografieren, um sie katalogisieren, und einiges davon wegwerfen. Alte Dinge können auch wiederverwendet werden: So lassen sich aus Kosmetikutensilien und Schmuck Kunstwerke gestalten oder aus löchrigen T-Shirts eine Patchwork-Decke nähen. Der Schmerz, sich von einem vertrauten Gegenstand trennen zu müssen, kann dadurch gelindert werden, dass er als Teil von etwas anderem genutzt und geschätzt wird.

Wer seine Sammlung in vollem Umfang behalten möchte, ihren Anblick aber im Alltag als störend empfindet, der kann auch einfach einen Vorhang vor das Regal hängen oder die Sammelstücke in geschlossenen Behältern verstauen. Marta empfiehlt autistischen Personen außerdem, jemanden einzustellen, der beim Aufräumen und Sauberhalten hilft. Obwohl dies für viele Autist:innen eine sinnvolle Maßnahme ist, hat Marta festgestellt, dass sich viele (besonders Frauen) zunächst schämen, diese Art von Hilfe in Anspruch zu nehmen. Natürlich kann es auch sein, dass sich autistische Menschen durch die Anwesenheit einer fremden Person, die bei ihnen aufräumt oder putzt, aufgebracht oder irritiert fühlen oder dass sie die Arbeiten auf eine ganz bestimmte Art und Weise ausgeführt sehen wollen, was für alle Beteiligten schwierig werden kann. Viele autistische Menschen können sich regelmäßige Putz- und Aufräumdienste auch gar nicht leisten. Manche lösen dies, indem sie die Hilfe von Freund:innen oder Partner:innen in Anspruch nehmen oder indem sie in lokalen Tauschbörsen dafür im Gegenzug ihre Fähigkeiten anbieten. Ich kenne eine autistische Person, die liebend gern Wohnungen aufräumt und Putzen als beruhigend empfindet. Daher sorgt sie kostenlos oder im Austausch gegen Lebensmittel oder selbst gekochte Mahlzeiten in den Wohnungen anderer Behinderter für Ordnung.

Algedra Interior Design ist ein in Dubai ansässiges Innenarchitekturunternehmen, das nach Beratungen mit autistischen Einzelpersonen und Familien verschiedene Praktiken des divergenten Designs entwickelt hat.[9] Angesichts dessen, was wir bereits herausgefunden haben, sind die Tipps wenig überraschend: klare Linien und gedeckte Farben wie Pastell- oder Erdtöne verwenden, unruhige Muster, grelles Licht und Verzierungen vermeiden. Falls die Selbststimulation mit Verletzungsgefahr einhergeht (etwa beim Schwingen der Arme), sollte man auf Möbel mit Ecken und Kanten verzichten. Für Körper mit starkem Bewegungsdrang kann man eine weiche Matte auslegen, um darauf herumzutoben. Algedra empfiehlt außerdem die Verwendung von Dämmstoffen, Teppichen und dekorativen Schallschutzplatten, um unauffällig Geräusche abzudämpfen.

Natürlich taugen diese Regeln nicht für alle. Die Bedürfnisse und Vorlieben autistischer Menschen sind unglaublich vielfältig, wie dieses Buch immer wieder belegt. Unmasking im unmittelbaren Lebensumfeld bedeutet in erster Linie, sich von den Erwartungen zu lösen, wie man wohnen »sollte«. Einige Autist:innen sind Reiz-Suchende und mögen kräftige, helle Beleuchtung oder vielfältige Klänge, und das sollte sich auch in ihren

Wohnungen zeigen. Das Verlangen nach Anregung und Aufregung sollte ebenso berücksichtigt werden wie das Bedürfnis nach Ruhe und Stille. Für manche Autist:innen bedeutet Unmasking im Grunde nur, sich selbst zu erlauben, in ihrer Umgebung so viel Unordnung zuzulassen, wie sie möchten. Als Pete-Burns-Superfan weiß Clara beispielsweise, dass sie sich dann am wohlsten fühlt, wenn sie von ihren Lieblingsplatten, Konzertplakaten, Kosmetikartikeln und bunten Accessoires umgeben ist.

»Ich brauche lauter buntes Zeug und einen Ort, an dem ich meine Musik so laut abspielen kann, wie ich will«, sagte sie.

Die folgenden Fragen sollen dich zum Nachdenken darüber bringen, was du zu Hause und am Arbeitsplatz brauchst und wie du deine Umgebung ein wenig hilfreicher gestalten kannst.

Wie sieht dein divergentes Design aus?

- Welche Texturen wirken auf dich oder deine Sinne erdend?
- Magst du minimalistische, eher leere Räume oder gemütliche Zimmer mit vielen vertrauten Gegenständen?
- Welche Gerüche findest du entspannend? Welche belebend?
- Magst du gedämpftes Licht, bunte Lichter oder helle, weiße Beleuchtung?
- Welche Gegenstände hältst du gerne in der Hand oder hast du gerne bei dir?
- Brauchst du Hintergrundgeräusche, um dich konzentrieren zu können? Gibt es Umgebungsgeräusche, die du ausblenden musst?
- Behältst du bestimmte Gegenstände oder Möbel, weil du das Gefühl hast, dass du sie »in Ehren halten« solltest? Wenn du dich davon trennen könntest, was hättest du dann stattdessen gerne?

Ein Kernelement von Marta Roses divergentem Design besteht darin, bei der Umsetzung die gelebte Erfahrung im Blick zu haben. Um zu bestimmen, wie man einen Raum am besten nutzt (und was man bräuchte, um ihn zu nutzen), schaut man sich am besten an, wie er gegenwärtig genutzt wird. Wenn du nie im Esszimmer zu Abend isst, kann dieser Raum vielleicht stattdessen zu einem Spielzimmer werden. Nervt dich das Aufziehen eines Spannbetttuchs so sehr, dass du nie dein Bett beziehst, kannst du einfach ein Laken auf die Matratze legen. Tatsächlich hat man das in der Vergangenheit meistens so gemacht.[10] Du musst nicht wie ein »mustergültiger« Erwachsener leben. Du kannst dein eigenes Ding machen, auf deine eigene, einzigartige Weise – und das bedeutet, dass du deine Gewohnheiten, deinen Wohnraum und sogar deinen Umgang mit Zeit überdenken darfst.

Erfolg und Zeit neu definieren

»Ich verstehe nicht, warum der Arbeitstag acht Stunden dauert«, sagte Sue. »Ich schaffe alles meist in drei Stunden.«

Sue ist Anfang 50 und arbeitet im IT-Bereich. Sie hat erst vor ein paar Jahren, als ihr heranwachsender Sohn untersucht wurde, herausgefunden, dass sie Autistin ist. Anders als für viele der maskierten Autist:innen, mit denen ich gesprochen habe, war es für Sue keine große Offenbarung. Es hat ihr nur die Möglichkeit gegeben zu benennen, warum sie andere Menschen so verwirrend findet.

»Ich habe begriffen, dass die Neurotypischen Zeit brauchen, um zu reden, Unterlagen zu ordnen, ihr Mailprogramm immer wieder zu öffnen und zu schließen, ohne dabei viel zu schaffen«, meinte sie achselzuckend. »Einige genießen es meines Erachtens tatsächlich, den ganzen Tag im Büro zu sein. Sie beschäftigen sich lieber den ganzen Tag mit etwas, als sich hinzusetzen und es zu erledigen.«

Sue ist sehr effizient und gestaltet sich ihr Leben dementsprechend. Für Tätigkeiten, die sie als Zeitverschwendung empfindet, bringt sie wenig Geduld auf.

»Ich erledige mein Tagespensum normalerweise bis Mittag, dann mache ich Besorgungen und Sport. Am Abend bin ich wieder bereit für die Arbeit und verschicke eine Menge E-Mails oder mache sonst was. Die anderen haben dann am Morgen einen Haufen Nachrichten auf dem Bildschirm, in denen ich ihnen mitteile, was erledigt werden muss.«

Vor Jahren hat Sues Teamleitung erkannt, dass das Unternehmen nur dann von ihrer Produktivität und Gründlichkeit profitiert, wenn ihr Flexibilität eingeräumt wird. Wie schon mehrfach erwähnt, zeigen Untersuchungen, dass autistische Menschen viel genauer auf Details achten als neurotypische, besonders wenn sie die dazu nötige kognitive Energie zur Verfügung haben, und am Arbeitsplatz kann das echte Vorteile bringen.[11] Viele IT-Firmen stellen bewusst autistische Arbeitskräfte ein, weil diese besonders gründlich arbeiten.[12] Dies kann jedoch zu einer ausbeuterischen Arbeitskultur führen, in der die Behinderung nur insofern geschätzt wird, als sie für jemand anderen Gewinn abwirft. Diese sehr eingeschränkte Form der Akzeptanz wird lediglich den scheinbar »Hochfunktionalen« und denjenigen entgegengebracht, die ihr Leben an ihrer Produktivität messen. Auf jeden Fall wird es im IT-Sektor eher hingenommen, wenn jemand sehr direkt oder sozial ungeschickt ist, und in Sues Fall passt die Situation für beide Seiten. Sie schätzt es, dass sie bei der Arbeit authentisch und so brüsk sein darf, wie sie eben ist.

»Ich habe nicht viel Geduld, wenn es um Ineffizienz, Schlamperei oder stupide Routineaufgaben geht«, gestand sie. »Aber dafür kann man sich darauf verlassen, dass ich als Mitarbeiterin das allgemeine Niveau im Team erhöhe.«

Die Tagespläne und Arbeitsgewohnheiten von Autist:innen stellen das einheitliche neurotypische Zeitverständnis infrage. Wie Sue sind viele von uns in der Lage, einen Großteil der Arbeit in einer hochkonzentrierten Phase ohne Pause zu erledigen, wobei wir, um solche Kraftakte durchzuhalten, in der Regel auch viel mehr Ruhe und Erholung brauchen. Die Schlaf-Wach-Zyklen autistischer Erwachsener unterscheiden sich im Durchschnitt von denen neurotypischer Personen,[13] und viele von uns leiden unter Schlafstörungen[14]. Dass wir mehr Schlaf benötigen als andere, könnte daran liegen, dass die Welt für uns sehr anstrengend ist. Reizüberflutung, soziale Überforderung und der Zwang zum Masking zehren erheblich an unseren Kräften. Deshalb taugen viele von uns nicht für einen regulären Vollzeitjob und haben stattdessen andere Arbeitszeiten.

Entsprechende Untersuchungen haben gezeigt, dass nur sehr wenige Menschen in einem streng strukturierten Acht-Stunden-Tag ihr volles

Potenzial entfalten können, und das unabhängig vom Behinderungsstatus. Die meisten Arbeitnehmer:innen können sich nur etwa vier Stunden pro Tag wirklich konzentrieren und »produktiv« sein.[15] Lange Arbeitstage und zeitaufwendiges Pendeln beeinträchtigen zudem die Lebenszufriedenheit[16], die Zufriedenheit mit der Arbeit[17] und die körperliche und geistige Gesundheit[18]. Darüber hinaus wirken viele Elemente von neurotypischen Arbeitsplätzen ablenkend und angstauslösend auf allistische wie autistische Menschen gleichermaßen. Nichtautist:innen können Unannehmlichkeiten wie helles Neonlicht oder das penetrante Rasierwasser eines Kollegen nur besser ertragen. Insofern kommt es allen zugute, wenn man einfühlsam die Nöte autistischer Arbeitskräfte ernst nimmt. Unsere Empfindlichkeiten und Bedürfnisse geben einen Hinweis darauf, wie schwierig Arbeitsbedingungen oft sind, selbst für neurotypische Menschen.

Viele der Autist:innen, die ich für dieses Buch interviewt habe, sind selbstständig, arbeiten freischaffend oder in einem Berufsfeld, das ihnen eine flexible Arbeitszeiteinteilung ermöglicht. Die autistische Autorin und Stripperin Reese Piper erzählte mir, dass sich ihr Arbeitsplan im Club ihrem Energielevel anpasst. In manchen Wochen schafft sie drei Zehn-Stunden-Schichten, in anderen nur eine. Wenn es gut läuft, hat Reese nach nur ein paar Tagen Striptease genug Geld verdient, um ihre Rechnungen für den Monat zu bezahlen, und sie kann sich dann relativ kurzfristig Tage oder Wochen freinehmen. Ich kenne einige autistische Sexarbeiterinnen, die wegen dieser Flexibilität in der Branche tätig sind. Außerdem gehört zur Sexarbeit anerkanntermaßen auch emotionale Arbeit und ein sich freundlich und zugewandt gebendes Masking. Kunden sind oft bereit, einen hohen Preis für eine vermeintlich authentische zwischenmenschliche und emotionale Erfahrung zu zahlen. Autistische Menschen, die sich ihr Leben lang verstellen mussten, erleben es mitunter als Selbstermächtigung, wenn sie für diese Fähigkeit bezahlt werden – und sich genügend Auszeiten leisten können, um sich von ihrem Einsatz zu erholen.

Manchmal bedeutet die Abkehr vom neurotypischen Zeitbegriff, dass wir mehr Energie in unsere Passionen stecken statt weniger. Der autistische Sexualpädagoge und Forscher Stevie Lang erklärt, dass die intensive Konzentration auf ein Spezialinteresse durchaus erholsam sein kann.[19]

»Wenn ich aktiv an etwas arbeite, konzentriere ich mich voll und ganz darauf«, schreibt er. »Nach dieser Phase der Fokussierung muss ich ausruhen. Ausruhen bedeutet aber nicht immer ein Entspannungsbad oder ein Nickerchen. Es kann auch bedeuten, dass ich mich in mein Spezialinteresse vertiefe oder mich von einem Bildschirm berieseln lasse.«

Autist:innen entspricht nicht unbedingt ein sorgsam ausgewogener Tagesablauf, der Schlaf, Arbeit und Freizeit zu gleichen Teilen enthält. Einige von uns funktionieren am besten in stark schwankenden Zyklen, bei denen sich Schübe intensiver Hyperfokussierung mit Erholungsphasen abwechseln. Ich hatte Phasen in meinem Leben, in denen ich zusätzlich zu meinem Hauptberuf mehr als 30 Wochenstunden ins Schreiben und Bloggen steckte, und dieses Arbeitsvolumen machte mir unglaublich viel Spaß. Zu anderen Zeiten verbrachte ich jede freie Minute in irgendwelchen Foren und Blogs, bis mir fast die Augen aus dem Kopf fielen. Aber ich genoss jede Minute davon und tat es immer wieder. Wenn mich ein Spezialinteresse packt, fühle ich mich lebendig. Begriffe wie »Work-Life-Balance« und »Burnout« haben im Zusammenhang mit Autist:innen häufig eine andere Bedeutung als bei Nichtautist:innen. Beispielsweise habe ich schon heftige Burnouts in Phasen erlebt, in denen ich relativ wenig arbeitete, aber viel Zeit mit anderen verbrachte.

Die Beschäftigung mit Spezialinteressen ist wichtig für die psychische Gesundheit autistischer Menschen. Eine Studie der klinischen Psychologin Melis Aday hat ergeben, dass bei autistischen Erwachsenen die Beschäftigung mit Spezialinteressen mit einer besseren Stressbewältigung und geringeren Depressionswerten einherging.[20] Daraus lässt sich schließen, dass eine autistische Person, die sich ihren Spezialinteressen widmen kann, damit einen wertvollen Beitrag zur Verringerung ihrer Angstzustände leistet.

Ebenso wichtig ist es, dass sie sich Zeit für repetitives, selbststimulierendes Verhalten nimmt, da dies der psychischen Gesundheit und der Stressbewältigung zugutekommt, wie mehrfach nachgewiesen wurde.[21] Die neurotypischen Standards berücksichtigen nicht, dass autistische Menschen Zeit zum Aufladen, Herumzappeln und Eintauchen in ihre Lieblingsbeschäftigungen brauchen. Das kann bedeuten, dass es ihnen an

Energie oder Zeit fehlt, um andere Aufgaben im Tempo von Nichtbehinderten zu erledigen.

Weil sich Motivation, Aufmerksamkeit und soziale und sensorische Bedürfnisse bei autistischen Menschen verändern, sollten wir uns laut Marta Rose Zeit eher als Spirale denn als gerade Linie vorstellen.[22] Anstatt Zeit in bestimmte Abschnitte mit vorgegebenem Zweck (Mittagspause, Arbeitszeit, Schlafenszeit) zu unterteilen, können wir sie als fließend und sogar in sich verschlungen sehen, als eine Reihe von sich überschneidenden Zyklen, als wechselnde, überlappende Phasen von Ruhe und Wachstum. Sie schreibt:

»Fast alle Maßeinheiten für Zeit, die uns heute als selbstverständlich erscheinen – die Strukturierung der Stunden, Tage und Wochen –, basieren auf dem Arbeitsmodell der Fabrik. Das nenne ich ›industriellen Zeitbegriff‹. Es gibt auch andere Arten der Zeitwahrnehmung, etwa jahreszeitliche oder zyklisch.«

In weiten Teilen der Menschheitsgeschichte war Zeit etwas relativ Intuitives; die Jahreszeiten und Sonnenzyklen beherrschten die Tätigkeit und die Erwartungen der Menschen. Dies änderte sich mit der Erfindung der Elektrizität und der Industriearbeit, die in von Glühbirnen beleuchteten Fabrikhallen und Büros stattfand. Mit der zunehmenden Verbreitung digitaler Arbeitsmittel ist die Möglichkeit hinzugekommen, permanent zu arbeiten. Es gibt keine Ruheperioden, keine dunklen Nächte und keine Tage, an denen das Wetter uns am Arbeiten hindert. Es gibt kein Entkommen von der Arbeit (und den Produktivitäts-Tools und -Apps), nicht einmal zu Hause.

Nach dem kapitalistisch geprägten industriellen Zeitbegriff gilt jedes Vorhaben, das aufgegeben wird oder unvollendet bleibt, als »gescheitert« – verschwendete Zeit, die zu keinem echten Endprodukt geführt hat. Wenn wir Zeit jedoch als eine Reihe von Zyklen oder Spiralen mit sich ständig ändernden Zielen betrachten, erkennen wir, dass sich der in ein abgebrochenes Projekt (oder auch ins Masking) gesteckte Lern- und Denkaufwand oft dennoch auszahlt, nur eben nicht so wie erhofft. Aus jeder Enttäuschung und jedem Scheitern lernen wir etwas darüber, was wir wollen und was das Beste für uns ist.

»Sieh das Scheitern als Erkenntnisgewinn«, schreibt Marta, »und schon ist alles anders.«

Marta ermutigt neurodivergente Menschen, Entwicklung nicht als das Hinstreben auf einen vor ihnen liegenden festen Punkt zu sehen, sondern als ein Sichbewegen und Sichanpassen, das je nach Situation langsamer oder schneller vorangeht. Da sich im autistischen Kopf alles darum dreht, Details zu verstehen und komplexe Informationssysteme zu analysieren, liegt es nahe, sich das autistische Leben als ein Fraktal vorzustellen, das sich unentwegt auf neue Themengebiete ausdehnt und sich gleichzeitig auf einen bestimmten Punkt fokussiert. Wir sind keine zielstrebigen Marios, die sich durch Levels arbeiten, um Prinzessin Peach zu retten. Wir sind eher wie der Protagonist des Videospiels Katamari Damacy, ein verrückter, farbenfroher Halbgott, der eine unablässig anwachsende Kugel aus Gegenständen durch die Gegend rollt und mit jedem Schritt wahllos noch mehr Materie in das sich ausdehnende Gravitationsfeld der Kugel zieht, bis diese das Universum verschlingt. Wir Autist:innen stellen keine einzelnen Projekte fertig. Wir erschaffen Welten.

Was bedeutet das nun aber für eine autistische Person? Was kann sie tun, um sich einen spiralförmigen Zeitbegriff anzueignen? Marta Rose zufolge kommt es dabei auf zwei Punkte an:

1. Erweitere den Zeitrahmen, den du anlegst, um Produktivität und Erfolg zu bewerten. Betrachte dein Leben als langwierigen »Prozess«. Scheue nicht davor zurück, alte Projekte wiederaufzunehmen oder dich von einem Interesse zu verabschieden, das dir nichts mehr bringt.
2. Reduziere das Tempo. Innezuhalten hilft dem neurodivergenten Gehirn, die riesigen Datenmengen zu verarbeiten, die es aufnimmt.

Es ist sehr schwierig für uns, das eigene Selbstbild von neurotypischen Erwartungen zu lösen, zu entschleunigen und zu einer Lebensweise zu finden, die tatsächlich der Person entspricht, die wir sein wollen. Fast alle Autist:innen, mit denen ich gesprochen habe, mussten irgendwann lernen, sich von bestimmten unangemessenen Erwartungen zu distanzieren und

Aktivitäten aufzugeben, die ihnen nicht wichtig waren. Sich zuzugestehen, andere enttäuschen zu dürfen, erscheint vielen beängstigend, aber es kann auch radikal verändernd und befreiend sein. Indem wir zugeben, dass wir dies und jenes nicht können, stellen wir uns der Tatsache, dass wir eine Behinderung haben und daher eine Randposition in der Gesellschaft einnehmen. Und dieser Schritt ist wichtig, um endlich herauszufinden, welche Unterstützung wir benötigen und welche Art zu leben die beste für uns ist. Man muss zu unangemessenen Erwartungen Nein sagen können, um zu dem, was einem wichtig ist, wirklich Ja sagen zu können.

Verfolge deinen Weg auf deine Weise

Rory ist Aktivist:in und Forscher:in auf dem Gebiet ADHS und Autismus und lebt in Neuseeland. Wie so viele von uns hat sier autismusfreundliche Tricks, sogenannte Lifehacks, entwickelt, um das normale Leben zu bewältigen. In gewisser Weise handelt es sich dabei um Kompensationsstrategien, aber nicht mit dem Ziel, siese Neurodivergenz zu maskieren, sondern um den Alltag einfacher und erträglicher zu machen.

Früher fiel es Rory schwer, bei der Hausarbeit konzentriert zu bleiben. Immer lenkte sien irgendetwas ab, dann ließ sier die Arbeit liegen und fing etwas anderes an. Wenn es jetzt Zeit für den Abwasch ist, zieht sier sich eine hübsche rosa- und cremefarbene Schürze an, setzt Lärmschutzkopfhörer auf und stellt vor jede Tür einen Spiegel, damit sier darin das dreckige Geschirr sieht, wenn sier gedanklich (oder körperlich) von sieser Aktivität abschweift.

»Mein ›Spülkostüm‹ hilft mir, am Ball zu bleiben«, sagte sier. »Die Spiegel erinnern mich an das, was ich tun soll.«[23]

Autismus und ADHS können die Erledigung normaler Hausarbeit zu einer immensen Herausforderung machen. Schmutziges Geschirr riecht komisch und fühlt sich eklig an; das Schrubben einer klebrigen Arbeitsplatte oder einer schmutzigen Toilette ist sowohl sensorisch uninteressant als auch körperlich unangenehm. Von einer zur nächsten Putzaufgabe überzugehen, ist mühsam, denn die meisten von uns würden viel lieber nur eine Sache auf einmal machen. Oft fällt es uns schwer, komplexe Tätigkeiten in einzelne Schritte zu unterteilen oder diese Schritte in eine logische Reihenfolge zu bringen. Darum wird ein scheinbar einfaches Vorhaben wie den Abwasch zu erledigen schnell zu einer langen Folge mühsamer Einzelschritte: in allen Zimmern schmutzige Gläser und Schüsseln einsammeln, dreckige Töpfe und Pfannen einweichen lassen, Platz auf dem Abtropfgitter schaffen, dann alles spülen, abtrocknen und wegräumen, und das alles mit Übelkeit erregenden Gerüchen in der Nase und nassen Ärmelbündchen, die irritierende Empfindungen an den Armen erzeugen.

Viele neurodivergente Menschen leiden unter *autistischer Trägheit*.[24] Die gleiche Hochkonzentriertheit, die uns erlaubt, stundenlang unseren Spezialinteressen nachzugehen, erschwert es uns, vom Sofa aufzustehen und den überquellenden Müll rauszubringen. Für einen neurotypischen Beobachter ist jedoch nicht zu erkennen, wie schwer uns das fällt, es wirkt eher, als seien wir einfach faul. Fast jede neurodivergente Person, mit der ich gesprochen habe, wurde schon mehrfach von entnervten Eltern, Lehrer:innen und Freund:innen als »faul« bezeichnet. Wenn wir regungslos dasitzen und vollkommen handlungsunfähig sind, nehmen sie das als Beleg dafür, dass uns das Problem egal ist oder dass es uns an Willenskraft fehlt.[25] Dann werfen sie uns vor, apathisch oder unzuverlässig zu sein, was dazu führt, dass uns die Angst noch mehr lähmt. Neurotypische Menschen setzen einfach voraus, dass wir wissen, wie eine Hausarbeit oder eine Aufgabe zu erledigen ist, und erklären nicht genau, was dazu nötig ist, weil sie nicht begreifen, dass wir unausgesprochene Erwartungen nicht intuitiv erfassen. Vielleicht verstehen wir gar nicht, dass mit der Aufforderung »Bitte putze das Klo« auch Waschbecken, Spiegel und Fensterbrett gemeint sind und nicht nur Schüssel, Brille und Deckel. Oder wir können nicht ermessen, wie sauber etwas sein soll, und entfernen akribisch jedes Krümelchen Schmutz aus den Bodenfugen. Wenn es sich dann zeigt, dass wir den Sinn der neurotypischen Bitte nicht richtig interpretiert haben, gibt es Ärger, weil wir zu langsam oder zu schlampig waren oder uns nicht in unser Gegenüber hineinversetzt haben. Viele von uns geraten dadurch in eine Spirale aus erlernter Hilflosigkeit, Verwirrung, Scham und Erstarrung.

Rorys »Spülkostüm« und sein Spiegeltrick sind brillante Lösungen für viele der Hürden, die Autist:innen die Hausarbeit erschweren. Die Schürze ist hübsch, motivierend und bringt etwas Spaß in eine langweilige Tätigkeit. Indem sich Rory ein aufgabenspezifisches Outfit anzieht, versetzt sier sich mental in den »Spülmodus«. Kopfhörer und Spiegel helfen siem, mental in dem Modus zu bleiben. Diese Tricks ermöglichen es Rory, den Abwasch alleinverantwortlich zu übernehmen, ohne auf die Anleitung oder Unterstützung einer nicht autistischen Person angewiesen zu sein. (Leider können wir nicht immer davon ausgehen, dass unser Umfeld geduldig oder verständnisvoll ist.)

Autist:innen müssen ständig eigene Lösungswege finden, um Dinge zu erledigen. Nur mit umfangreicher Recherche, digitalen Hilfsmitteln, allen möglichen Tricks und Schummeleien bewältigen sie Tätigkeiten, über die neurotypische Leute nicht einmal nachdenken müssen. Rhi, eine autistische Bloggerin aus Großbritannien, sagt zum Beispiel, dass sie immer erst ausgiebig im Internet recherchiert, bevor sie irgendeine unbekannte Lokalität aufsucht.

»Ich muss wissen, wo der Eingang ist. Wo der Parkplatz ist. Mit wem ich interagieren muss«, schreibt sie.[26] Dank Tools wie Google Streetview und Yelp sei ihr Leben viel einfacher als früher. Auch Kaitlin, die Autistin ist und sich gerade von einer Essstörung erholt, hat sich schon durch Internetrecherche auf das Essengehen mit Freund:innen vorbereitet.

»Ich studiere online die Speisekarte«, erzählte sie, »und entscheide, was ich essen kann, ohne dass ich damit Probleme mit meiner Magersucht oder meinen sensorischen Empfindungen bekomme. Ich übe auch, meine Bestellung laut auszusprechen, besonders wenn das Gericht einen ausländischen Namen hat und ich nicht weiß, wie man ihn ausspricht.«

Ich kenne keine neurotypischen Menschen, die zu Hause googeln, wie man *Bouillabaisse* oder *Injera* ausspricht, damit sie im Restaurant nicht »komisch« wirken. Aber für Autist:innen ist eine Vorausplanung bis ins Gesprächsdetail normal.[27] Sie verschafft uns das beruhigende Gefühl, alles unter Kontrolle zu haben. Wenn neurotypische Menschen dann allerdings herausfinden, dass wir für aus ihrer Sicht »einfache« Unternehmungen so viel Zeit- und Denkaufwand benötigen, finden sie das in der

Regel ziemlich irritierend. Maskierte Autist:innen, die nicht auffallen wollen, müssen also nicht nur die richtigen Tricks herausfinden, sondern auch den Umstand verheimlichen, dass sie überhaupt solche Tricks brauchen.

Kaitlin sagte, dass sie manchmal dabei »erwischt« wird, wie sie im Restaurant ihre Vorbereitungen abruft. Wegen der Essstörung in ihrer Vergangenheit kann dies zu falschen Schlussfolgerungen führen. »Meine Freundin Amy hat gemerkt, dass ich Speisekarten schon im Voraus studiere, weil ich das Angebot zu genau kannte. Sie hat daraus gefolgert, dass ich Kalorien zähle und immer noch unter der Essstörung leide. Das ist ein schmaler Grat. Einerseits muss ich Bescheid wissen, aber auch wieder nicht zu viel, damit es nicht auffällt.«

Amy verstand nicht, dass Kaitlin die Speisekarte nur deshalb vorab durchgesehen hatte, um die mit ihrer Essstörung verbundenen Ängste in den Griff zu bekommen und abzumildern. Stattdessen glaubte sie, ihre Freundin mache sich wegen ihrer Essstörung so viele Gedanken über das Essen. Maskierte Autist:innen machen sich verdächtig, wenn sie »zu viel« wissen oder zu sehr über etwas nachdenken. Wenn wir uns mehr Mühe mit etwas geben, an das die anderen keinen einzigen Gedanken verschwenden, erleben sie uns als berechnend oder unheimlich.

Die Notwendigkeit, sich autistische Lifehacks auszudenken, und der Druck, sich zu maskieren, sind häufig eng verbunden. Das muss aber nicht so sein. Zwar erwartet die neurotypische Welt von uns, dass wir unseren Anpassungsaufwand verbergen, aber es kann befreiend sein, unser Bemühen sichtbar zu machen. Wenn uns etwas schwerfällt, sollten wir nicht so tun müssen, als wäre es leicht oder als wären wir davon nicht erschöpft und gestresst. Und wenn wir viele Informationen benötigen, um uns an unbekannten Orten wohlzufühlen und zurechtzufinden, sollten wir auch das nicht verheimlichen müssen.

Obwohl Kaitlin nicht ihrem ganzen Umfeld gegenüber offen autistisch lebt, entschied sie sich, Amy ihre »verdächtige« Speisekartenkenntnis zu erklären.

»Als ich jünger und noch unsicherer war, wäre es mir peinlich gewesen zuzugeben, dass ich die Speisekarte schon vorher durchgelesen hatte. Aber Amy weiß, dass ich einen autistischen Bruder habe und wie sich das auf sein Leben auswirkt. Also habe ich zu ihr gesagt: ›Ich bin wie er, und wir machen das eben so. Wenn ich vorab mehr über neue Lokale und Gerichte weiß, ist es für mich leichter.‹«

Amy hat dadurch Kaitlins autistische Lifehacks verstanden, und die beiden sind sich dadurch nähergekommen. In neuen Restaurants fragt Amy jetzt Kaitlin, welche Gerichte welche Zutaten haben oder wo sich die Toiletten befinden. Kaitlin muss ihre Vorarbeit nicht mehr verstecken, sondern kann andere daran teilhaben lassen.

Viele autistische Lifehacks beinhalten die Verwendung unauffälliger Hilfsmittel, die uns nicht als behindert kennzeichnen. Wir tauschen uns darüber aus, welche Ohrstöpsel am unauffälligsten sind, welche geräuschunterdrückenden Kopfhörer am besten aussehen oder wie man ein Hobby wie Häkeln oder Stricken nutzen kann, um soziale Ängste einzudämmen und Blickkontakt im Klassenzimmer zu vermeiden. Diese Kompensationsmethoden sind so beliebt, weil sie wirklich gut funktionieren. Aber wir sollten nicht immer nach möglichst unauffälligen Lösungen suchen, die neurotypische Empfindlichkeiten berücksichtigen. Wir sollten stolz und nach außen sichtbar unseren eigenen Weg gehen und die Tricks und Methoden offenlegen, die uns das Leben erleichtern. So sollten wir uns mit ausladenden, ausdrucksvollen Gesten selbst stimulieren, auffälligen Gehörschutz tragen und bei Bedarf um Hilfe bitten. Je ehrlicher wir mit den Schwierigkeiten umgehen, mit denen wir zu kämpfen haben, desto schwerer wird es für die Neurotypischen, unsere Stimme zu ignorieren oder die Tatsache zu leugnen, dass die meisten öffentlichen Räume immer noch Teilhabe stark erschweren. Radikale Sichtbarkeit bedeutet auch, aktiv gegen das Gefühl der Scham anzugehen.

Radikale Sichtbarkeit

Sky Cubacub ist Gründer:in der Firma Rebirth Garments, die Kleidung und Accessoires speziell für queere und behinderte Körper herstellt. Sier bietet eine große Auswahl an farbenfrohen, bequemen Kleidungsstücken für Menschen aller Geschlechter und Körpergrößen an: Bodys aus

Netz- und Neonstoff, gendergerechte Brustabbinder, die nicht zu eng anliegen, und eine große Auswahl an bunt gemusterten T-Shirts, Bandanas und Anstecknadeln.

Bald nach Ausbruch der COVID-19-Pandemie bot Rebirth Garments als einer der ersten Betriebe Atemmasken mit einem durchsichtigen Vinylfenster an, durch das man die Lippen lesen konnte. Viele Behinderte (Autist:innen eingeschlossen) können einem Gespräch viel leichter folgen, wenn sie die Lippen der sprechenden Person sehen. Als alle Maske trugen, konnte ich nur schwer erkennen, ob jemand mit mir sprach, weil ich das visuelle Signal der Lippenbewegungen brauche, um meine Aufmerksamkeit auf die Person zu richten.

Die Nachfrage nach den durchsichtigen Masken war so groß, dass Sky sich entschied, das Schnittmuster kostenlos zur Verfügung zu stellen. Sky ist nicht nur in Sachen Mode visionär, sondern auch gesellschaftspolitisch engagiert, und das zeigt sich in jedem Aspekt der Unternehmensführung. Sies gesamtes Schaffen ist von einer Philosophie der radikalen Sichtbarkeit geprägt, die sier in Workshops, Vorträgen und der Publikation *Radical Visibility: A Queercrip Dress Reform Movement Manifesto* erläutert.

Was ist radikale Sichtbarkeit? Sie ist ein Ansatz, der auf die Akzeptanz von Queersein und Behinderung abzielt und all das hervorhebt und würdigt, was normalerweise verhüllt wird. Dabei werden Wörter, mit denen Betroffene bisher entmenschlicht wurden – etwa »Homo«, »verkrüppelt«, »irre« –, voller Stolz und ganz bewusst verwendet. Radikale Sichtbarkeit bedeutet auch, dass Hilfsmittel wie Gehstöcke und Prothesen als begehrenswerte Modeaccessoires angeboten werden, die das Anderssein cool machen.

»Kulturelle Normen halten transsexuelle und behinderte Menschen davon ab, sich stilvoll oder auffällig zu kleiden«, schreibt Sky.[28] »Die Gesellschaft möchte, dass wir ›unauffällig‹ bleiben und keine Blicke auf uns ziehen. Aber was wäre, wenn wir uns dem Bestreben der Gesellschaft, uns unsichtbar zu machen, widersetzen würden? Was, wenn wir durch eine Kleiderreform die Anpassung kollektiv verweigern würden?«

Radikale Sichtbarkeit steht also im absoluten Gegensatz zum Masking. Masking verhüllt, radikale Sichtbarkeit rückt ins Rampenlicht. Während Masking bedeutet, die Umgebung ständig nach Anzeichen sozialer

Bedrohung abzusuchen und die unkontrollierbaren selbststimulierenden Verhaltensweisen und Tics des autistischen Körpers im Zaum zu halten, bestärkt radikale Sichtbarkeit Menschen darin, einfach zu sein, wie sie sind. Maskierte Personen erfüllen ihre Bedürfnisse im Stillen, durch verschämte Tarnmanöver und halbherzige Bewältigungsmechanismen; eine radikal sichtbare Person zeigt dagegen offen, wer sie ist und was sie braucht, und zwar weil sie es verdient.

Lange bevor ich herausfand, dass ich autistisch bin, ist mir schon aufgefallen, wie Menschen mit sichtbaren Behinderungen dazu ermutigt werden, ihre Andersartigkeit möglichst zu verbergen. Eine enge Freundin in der Highschool wollte sich einen Rollstuhl mit giftgrünem Rahmen anschaffen. Er hätte wirklich gut zu ihr und ihrem damaligen Stil gepasst, aber ihre Mutter riet ihr davon ab.

»Du willst doch nicht, dass dein Rollstuhl das Erste ist, was Leuten an dir auffällt«, sagte sie.

Der unauffällige schwarze Rollstuhl änderte allerdings nichts an der Tatsache, dass die Behinderung den meisten als Erstes an meiner Freundin auffiel. Dafür war die Welt um sie herum zu ableistisch. Fremde redeten von oben herab mit ihr, als wäre sie ein Kind, oder taten so, als könne sie nicht für sich selbst sprechen. Ableismus verleitet uns dazu, uns auf die Aspekte einer Person zu konzentrieren, die uns ungewöhnlich erscheinen. Auch die weit verbreitete soziale Ausgrenzung von Menschen mit Behinderungen trägt dazu bei. Je weniger Menschen im Rollstuhl man sieht, desto auffälliger wirkt ein Rollstuhl. Und je mehr Rollstuhlfahrer von Fremden angestarrt werden, desto unwohler fühlen sie sich in der Welt. Es ist ein permanenter Kreislauf der Ausgrenzung.

Vielleicht hätte ein leuchtend grüner Rollstuhl langfristig mehr dazu beigetragen, dass die Behinderung meiner Freundin als normal akzeptiert worden wäre. Er hätte signalisiert, dass ein Rollstuhl nichts ist, was man verstecken muss, und dass eine Behinderung nichts ist, was man ignorieren oder mit Herablassung oder Beschönigung übertünchen sollte. Und wie die bereits erwähnten Forschungsergebnisse zur Selbststigmatisierung nahelegen, kann das stolze Zurschautragen der eigenen Identität das Gefühl der Scham und Entfremdung verringern.

Autismus ist nicht immer so augenfällig erkennbar wie ein Rollstuhl, aber die Forschung hat gezeigt, dass es viele subtile Anzeichen unserer Andersartigkeit gibt, die neurotypische Menschen wahrnehmen, wenn auch nicht immer bewusst. Sasson und Kollegen (2017) haben beispielsweise festgestellt, dass neurotypische Menschen schnell und unbewusst erspüren, dass eine fremde Person autistisch ist, oft bereits innerhalb von Millisekunden.[29] Sie identifizieren die Person jedoch nicht bewusst als autistisch, halten sie nur für merkwürdig. Die Proband:innen hatten weniger Lust, sich mit Autist:innen zu unterhalten als mit Nichtautist:innen, und mochten sie auch weniger – all das basierend auf einem kurzen ersten Eindruck. Dazu sei gesagt, dass die autistischen Menschen in der Studie nichts »falsch« gemacht hatten, ihr Verhalten war völlig angemessen, ebenso wie der Inhalt ihrer Äußerungen. Obwohl sie alles dafür taten, als neurotypisch angesehen zu werden, zeigte ihr Auftreten verräterische Merkmale und war ein kleines bisschen »anders«, weshalb sie nicht gemocht wurden.

Trotz all der Mühe, die sich maskierte Autist:innen beim Verbergen ihrer Neurodivergenz geben, bleibt der Erfolg oft aus. Denn Unauthentizität und ein gezwungen wirkendes Auftreten widerstreben neurotypischen Menschen. In einer richtungsweisenden Studie dazu, was Menschen an anderen als »unheimlich« wahrnehmen, haben die Psychologen McAndrew und Koehnke (2016) 1341 Studienteilnehmer:innen dazu befragt, welche Charaktereigenschaften und Verhaltensweisen sie damit verbinden. Aus ihrer Auswertung der Antworten entwickelten sie einen messbaren Wert, der auf folgenden Merkmalen beruhte: linkisches, unberechenbares Verhalten, aufgesetztes Lächeln, Lachen in unpassenden Augenblicken, zu langes Reden über dasselbe Thema und das Unvermögen, ein Gespräch rechtzeitig zu beenden.[30] Das sind genau die Züge, die wir Autist:innen an den Tag legen, wenn wir freundlichen Kontakt zu anderen aufnehmen wollen. Obwohl wir versuchen, unser neurotypisches Gegenüber nicht zu beunruhigen, indem wir lächeln, das Gespräch in Gang halten und zugewandt bleiben, empfindet man uns also dennoch als unheimlich oder verstörend.

Mehrere sozialpsychologische Experimente des Forschungsteams Leander, Chartrand und Bargh (2012) haben ergeben, dass die Technik des sozialen Spiegelns im Falle einer auch nur leicht unangemessenen Anwendung das Gegenüber eher abstößt oder sogar körperlich darauf reagieren lässt.[31] Ein wenig Nachahmung und Anpassung sind zwischen Bekannten normal. Menschen spiegeln die Körperhaltung und die Eigenheiten ihres Gegenübers, wenn sie sich wohlfühlen und ähnlich ticken. Doch wenn man andere zu stark oder zur falschen Zeit nachahmt, schreckt man sie eher ab, wie diese Studien belegen. Maskierte Autist:innen geben ihr Bestes, um das Verhalten anderer zu spiegeln, aber weil sie das nicht so gut und mühelos können wie neurotypische Menschen, lösen sie genau dadurch oft unabsichtlich Ablehnung aus.

Die Lösung wäre, dass wir aufhören, unser wahres Ich zu verstecken und so zu tun, als wären wir jemand anderes. Statt mühsam (und erfolglos) Neurotypik zu imitieren, könnten wir radikal sichtbar werden. In Sassons Versuchen schwand die Abneigung gegen die Autist:innen, wenn den Proband:innen gesagt wurde, dass sie es mit einer autistischen Person zu tun hatten. Plötzlich mochten sie ihr etwas linkisches Gegenüber und hatten Interesse daran, es kennenzulernen. Sobald es eine Erklärung für das sonderbare Verhalten gab, verschwand das Gefühl, dass dieses unheimlich war. Folgestudien von Sasson und Morrison (2019) haben bestätigt, dass neurotypische Menschen, denen eine Person als autistisch vorgestellt wird, einen weitaus positiveren ersten Eindruck von ihr haben und nach der Interaktion mehr Interesse daran zeigen, etwas über Autismus zu erfahren.[32] Radikale Sichtbarkeit lohnt sich also.

In Skys Schaffen bedeutet radikale Sichtbarkeit, die eigene Selbstdarstellung als eine Form des Protests zu begreifen. Sier schreibt: »Radikale Sichtbarkeit ist ein Aufruf: Kleidet euch so, dass ihr nicht ignoriert werdet. Widersetzt euch der Assimilation und dem Drang, als neurotypisch durchzugehen.«

Sky sieht im Alltag genauso auffällig und cool aus wie auf den Werbefotos: Sier trägt gerne eine silber-schwarze Kopfbedeckung aus Metall, bunt gemusterte Leggings und ein bauchfreies Oberteil, und sies Gesicht ist mit kristallinen Mustern bemalt. Man kann Sky nicht übersehen, der Blick der Nichtbehinderten schreckt sien nicht davon ab, siese natürlichen Bewegungen oder körperlichen Bedürfnisse zu zeigen. Vor Jahren hörte Sky wegen einer Magenerkrankung auf, Hosen aus festem, unelastischem

Stoff wie etwa Jeans zu tragen, und griff stattdessen auf dehnbare Materialien zurück. Heute zieht sier selten etwas anderes als Leggings oder bequeme Radlerhosen an. Auch in dieser Hinsicht sind Skys Erfahrungen lehrreich für Autist:innen, die ihre Maske ablegen wollen. Viele von uns zwängen ihren Körper in unbequeme, unscheinbare, aber »seriös« wirkende Kleidung, obwohl sich diese wie eine Aufgabe ihrer Individualität oder wie sensorische Folter anfühlen kann.

Für maskierte Autist:innen, die sich in ihrem Stil der radikalen Sichtbarkeit annähern wollen, gibt es im Folgenden einige Ideen für den Anfang.

Radikale Sichtbarkeit: Passe deine Garderobe deinem Wesen an

- Finde heraus, welche Kleidungsstücke zu sehr oder an den »falschen« Stellen Druck auf deinen Körper ausüben. Du kannst zum Beispiel zu enge Hosen durch ähnliche Modelle aus dehnbarem Stoff ersetzen oder Bügel-BHs durch Bralettes. Es gibt sogar Krawatten aus weichen, flexibleren Materialien.
- Welche Kleidungsstücke wirken durch sensorische Reize erdend oder beruhigend auf dich? Manche Autist:innen mögen beispielsweise ein einschnürendes Druckgefühl an den Handgelenken und tragen deshalb gerne enge Uhren oder Armbänder. Andere wiederum mögen schwere Mäntel oder Westen.
- Entferne alles aus deiner Garderobe, was sensorischen Stress verursacht: Schneide Etiketten heraus und lege Sohlen in unbequeme Schuhe. Viele Autist:innen laufen auf den Fußballen und brauchen dort möglicherweise zusätzliche Dämpfung.
- Welche Muster und welchen Stil würdest du gerne tragen? Fühlst du dich ganz wie du selbst, wenn du vollkommen in Schwarz gekleidet bist? Oder möchtest du lieber leuchten wie ein bunter Regenbogen?
- Lass deine Spezialinteressen Einfluss auf deine Kleidung nehmen. Ziehe T-Shirts mit deinen Lieblings-Anime-Figuren an oder besorge dir für besondere Anlässe Manschettenknöpfe oder Anstecknadeln mit Videospielmotiven. Du kannst dich auch in deiner Alltagskleidung vom Stil einer Lieblingsfigur inspirieren lassen.

- Stimuliere dich mit Stil: Trage Schmuck, an dem du herumspielen oder auf dem du herumkauen kannst *(chewelry)*, stecke dir Fidget-Spielzeug in die Taschen, beklebe deine Handyhülle mit bunten Aufklebern oder einem Klappständer, mit dem du spielen kannst.

Viele maskierte Autist:innen sind so sehr von ihrer Körperlichkeit und ihrer authentischen Außendarstellung entfernt, dass sie sich kaum vorstellen können, wie sich ein selbstverständlicher oder selbstbewusster Umgang damit anfühlt. Wenn du dich bisher immer nur neurotypisch verkleidet hast, weißt du womöglich gar nicht, wie ein authentischer, ganz persönlicher Stil bei dir aussehen könnte. Ist das der Fall ist, dann solltest du erst einmal damit anfangen, alles Unbequeme aus deiner Garderobe zu entfernen. Trenne dich von Kleidungsstücken, die dir unangenehm sind. Tausche zu enge Teile gegen weitere Alternativen aus und hinterfrage es kritisch, wenn dich Vorstellungen von »anständiger« Kleidung davon abhalten. Vielleicht musst du ja gar nicht das Make-up, die Strumpfhosen oder die unbequemen Sakkos tragen, die dir Respektspersonen einst als obligatorisch aufgezwungen haben. Womöglich schaffst du den »ganz großen Schnitt« und hörst auf, dein Haar chemisch zu glätten,[33] oder trägst den traditionellen Schmuck oder die Kleidung, die deiner Kultur entsprechen. In vielen Branchen gibt es strenge Vorschriften, was Bekleidung und Kosmetik betrifft, aber wenn du zu der Mehrheit der Autist:innen gehörst, die außerhalb von Unternehmenshierarchien arbeiten, hast du vielleicht mehr Spielraum, als du denkst.

Immer mehr autistische Kreative stellen hübsche Spielzeuge zur Selbststimulierung und andere Hilfsmittel her. Die bildende Künstlerin und Schmuckdesignerin Carly Newman hat etwa eine Kollektion von Ohrstöpselohrringen für Autist:innen entworfen.[34] Statt zu verbergen, dass eine Person in der Öffentlichkeit manchmal Ohrstöpsel braucht, stellen diese Ohrringe das sensorische Hilfsmittel zur Schau. Firmen wie Stimtastic und ARK Therapeutic bieten speziellen Schmuck zur Stimulierung an, zum Beispiel Spinning-Ringe und Akupressur-Armbänder. Einige autistische Designer:innen bieten auch Anstecker, Mützen und Schmuck an, die bestimmte Botschaften vermitteln, beispielsweise große grüne Buttons mit der Aufschrift »Sprich mich ruhig an!« oder gelbe mit der Information »Ich brauche Abstand«. Auf Conventions mit viel autistischem Publikum sind diese Hilfsmittel von unschätzbarem Wert, da sie die Kontaktaufnahme erleichtern oder auch Grenzen aufzeigen. Sie gelten noch nicht als normal und sind wenig verbreitet, aber genau wie beim Nennen der eigenen Pronomen auf Anstecknadeln oder in E-Mail-Signaturen gilt: Je mehr Leute mitmachen, desto normaler wird das Ganze.

Natürlich sind Kleidung und Accessoires, die die eigene Identität unterstreichen, nur ein möglicher Schritt in Richtung radikale Sichtbarkeit. Im Kern geht es sowohl beim Unmasking als auch bei der radikalen Sichtbarkeit darum, dass du die Fassade der braven Neurotypik fallen lässt und lernst, offen und ehrlich als du selbst zu leben. Das ist in erster Linie eine Veränderung in der Art und Weise, wie du dich anderen gegenüber ausdrückst und deine Bedürfnisse äußerst. Dazu findest du im Folgenden ein paar hilfreiche Anregungen.

Unmasking im Alltag

Schrittweise zu radikaler Sichtbarkeit

- Enttäusche jemanden: Übe, Nein zu sagen oder »Ich habe keine Zeit dafür« oder »Das ist mir unangenehm« oder »Ich muss jetzt gehen«, und zwar ohne Erklärung oder Entschuldigung.
- Lege Widerspruch in einer Situation ein, in der du normalerweise um des lieben Friedens willen einfach gute Miene machen würdest.
- Achte darauf, ob du dich zu etwas gedrängt fühlst, was du nicht tun möchtest. Übe diesen Satz laut ein: »Ich weiß nicht, warum du darauf bestehst, da ich doch bereits Nein gesagt habe.«
- Nimm dir vor, einen ganzen Tag lang nicht die Gefühle anderer zu erraten oder zu antizipieren.
- Versuche einen Tag lang nicht zu kontrollieren, welche Botschaften dein Gesichtsausdruck oder deine Körpersprache aussenden.
- Bitte um etwas, nach dem du normalerweise aus Schuldgefühl nicht fragen würdest.
- Führe ein Gespräch, ohne irgendwelche Reaktionen oder Emotionen vorzutäuschen.
- Singe beim Musikhören mit, während du durch die Stadt gehst.

- Nimm ein stimulierendes Spielzeug mit zu einem Treffen mit Bekannten oder an einen öffentlichen Ort und benutze es ohne Scham.
- Zieh ein originelles Outfit oder ein Kostüm an, das du liebst, ohne auf einen besonderen Anlass oder eine »Ausrede« dafür zu warten.
- Gib eine ehrliche Antwort, wenn eine befreundete Person dich fragt, wie es dir geht.
- Tu irgendwas, ohne es mit jemand anderem abzusprechen.
- Zeige große Emotionen in Gegenwart von Menschen, bei denen du dich sicher fühlst: Überlege, in wessen Gegenwart du weinen oder deine Wut herauslassen kannst.
- Erzähle jemandem, dem du vertraust, von deiner Neurodivergenz und davon, was sie für dich bedeutet.

Radikale Sichtbarkeit ist Selbstbehauptung und Selbstdarstellung zugleich. Aber den meisten maskierten Autist:innen jagt die Vorstellung Angst ein, sich authentisch zu geben. Wir neigen dazu, zwischenmenschliche Konflikte mit Schmeichelei, falschem Lächeln und nervösem Lachen zu umschiffen, und zwar so reflexartig, dass es wirkt, als verschwänden unsere wahren Gefühle und Vorlieben, sobald irgendjemand in der Nähe ist. Diese Reflexe dienen unserem Schutz und sie sind keine Schande. Wenn wir jedoch freier leben wollen, müssen wir Beziehungen pflegen, in denen wir aufrichtig kommunizieren können und uns gehört und geachtet fühlen. Im nächsten Kapitel geht es darum, autistische Beziehungen zu gestalten, in denen wir uns entfalten können. Damit meine ich den Aufbau wahrhaftiger Beziehungen und Gemeinschaften mit anderen Autist:innen und eine weitaus autismusfreundlichere Gestaltung unserer bestehenden Beziehungen zu Nichtautist:innen.

KAPITEL 7

AUTISTISCHE BEZIEHUNGEN PFLEGEN

Es ist Jahre her, dass er seine Arbeit in der Aids-Hilfe eingestellt und New York verlassen hat, aber James Finn ist nach wie vor ein sehr engagierter LGBTQ-Aktivist. Von dem kleinen Dorf in Michigan aus, in dem er jetzt lebt, veröffentlicht er regelmäßig Artikel über die neuesten juristischen und politischen Angriffe auf LGBTQ-Rechte in der ganzen Welt. Er trifft sich regelmäßig mit aktivistischen Gruppen und betreut auch eine der größten LGBTQ-Gruppen auf Facebook. Manchmal stößt sein direkter, sehr autistischer Kommunikationsstil bei Mitstreiter:innen auf Unverständnis. Einmal brüskierte er eine andere Organisatorin, indem er sie bat, langsamer zu sprechen und ihre Pläne klarer zu erläutern.

»Ich musste mich tatsächlich outen und sagen: ›Pass auf, ich verstehe dich wirklich nicht‹«, erzählte James. »›Ich weiß, dass die anderen dich wahrscheinlich verstehen. Aber ich bin Autist und kann nicht gut zwischen den Zeilen lesen. Darf ich dich bitten, einfach langsamer zu reden?‹«

Theoretisch hatte James alles richtig gemacht. Er hatte sich selbst behauptet und um die relativ einfache Teilhabemaßnahme gebeten, die er benötigte, und sogar erklärt, warum es ihm schwerfiel mitzukommen. Das war makelloses Unmasking. Leider kam es nicht gut an – zumindest nicht gleich auf Anhieb.

»Sie meinte, ich würde sie manipulieren und ihre Fähigkeiten infrage stellen«, sagte er seufzend. »Dabei habe ich mich nur verwundbar gezeigt, aber sie war verärgert.«

Autist:innen neigen dazu, vor anderen ihr Wissen auszuschütten, um eine Bindung herzustellen – wir nennen das *Infodumping*. Wir übersehen soziale Signale, die anderen sofort ins Auge springen, und wir neigen dazu, monoton zu sprechen, was oft als trocken oder sarkastisch aufgefasst wird. Viele von uns haben Schwierigkeiten mit dem natürlichen Gesprächsfluss: Entweder unterbrechen sie zum »falschen« Zeitpunkt oder schaffen es nicht, sich in einen schnellen Wortwechsel einzuschalten, weshalb sie einfach übersehen werden. Aus diesen und anderen Gründen nimmt man autistische Frauen (nicht weiße besonders) oft als kalt oder »zickig« wahr, während autistischen Männern fälschlicherweise herablassende Arroganz unterstellt wird. Das führt zu einem zwischenmenschlichen Eiertanz, denn natürlich mussten die meisten Frauen schon einmal männliche Arroganz und Manipulation ertragen und reagieren deshalb verständlicherweise gereizt auf ein ähnliches Gesprächsverhalten. Nichtbehinderte, die wegen ihrer Identität, etwa ihres Geschlechts, unterdrückt werden, verstehen nicht immer, dass sie möglicherweise ein gewisses Maß an Macht über Behinderte ausüben, die ihnen sozial sehr mächtig erscheinen.

Die Organisatorin war sich sicher, dass James sie ärgern oder mit der Bitte, ihre Argumente erneut zu erläutern, aus dem Konzept bringen wollte. Zweifellos hatten Männer in aktivistischen Kreisen in der Vergangenheit solche Tricks gegen sie eingesetzt. Glücklicherweise gab es andere Teilnehmende, die sich für James einsetzten.

»Zum Glück haben sich ein paar Anwesende zu Wort gemeldet und gesagt: ›Nein, der verarscht dich nicht, der ist wirklich ein Autist‹«, berichtete er.

Die Organisatorin wollte James nicht glauben, als er seine eigene Behinderung ansprach (es ist so selten, dass man uns vertraut und uns zuhört, wenn wir unsere Bedürfnisse äußern), aber sie glaubte den Nichtbehinderten, die James unterstützten. Die Spannung in der Gruppe verringerte sich dann etwas. Aber ohne die Hilfe Dritter wäre James für seine Ehrlichkeit und Selbstbehauptung möglicherweise bestraft worden.

James' Verhalten ist ein perfektes Beispiel dafür, wie man als Autist für sich eintreten sollte, und die Reaktion der anderen ist ein ebenso perfektes Beispiel dafür, wie man Autist:innen beistehen kann. Trotzdem blieb eine angespannte Atmosphäre zurück. Mir ist wichtig, ein Fallbeispiel zu nennen, in dem fast alle richtig oder zumindest verständlich handeln, aber dennoch ein etwas unbefriedigendes Ergebnis zustande kommt. Unmasking ist keine durchweg positive Erfahrung; wenn wir uns selbst priorisieren, kann es vorkommen, dass wir andere frustrieren oder enttäuschen, vielleicht sogar provozieren oder verärgern. Daher ist es wichtig zu lernen, mit Konflikten umzugehen und auch angesichts negativer Reaktionen standhaft zu bleiben. Solange wir niemanden misshandeln und niemandes Rechte verletzen, ist es in Ordnung, wenn andere nicht glücklich über unser Handeln sind. Schließlich treten die Neurotypischen ständig anderen auf den Schlips und lassen sich davon nicht beirren. Da sollten sich neurodivergente Menschen doch ebenso in all ihrer fehlerhaften Menschlichkeit entfalten dürfen.

Aus psychologischer Sicht hat Masking viel mit Co-Abhängigkeit gemeinsam, einem Beziehungsmuster, bei dem versucht wird, die Reaktionen und Emotionen anderer zu steuern oder zu kontrollieren, und das in der Regel auf Misshandlung zurückzuführen ist.[1] Die Maske abzulegen, erfordert, dass wir unser Verhalten nicht länger von der Akzeptanz neurotypischer Menschen abhängig machen – und das bedeutet manchmal, das für uns Richtige zu tun, auch wenn wir andere damit wissentlich vor den Kopf stoßen. Die meisten maskierten Autist:innen brauchen viel Übung, um ein funktionierendes Urteilsvermögen zu entwickeln und damit das Verhalten an den eigenen Überzeugungen und Wahrnehmungen auszurichten, statt sich den willkürlichen Reaktionen und Eindrücken der anderen zu unterwerfen. Personen, die sich hinter einer Maske verstecken, sind schnell verzweifelt, wenn andere mit ihnen unzufrieden sind, denn in ihrer Vergangenheit war Missbilligung oft mit Gefahr und Leid verbunden. Viele tun daher fast alles, um andere zufriedenzustellen. Doch für die Entwicklung zuverlässiger Selbstbehauptungsfähigkeiten ist es wichtig, den Stress aushalten zu lernen, den es verursacht, andere verärgert zu haben.

Maskierte Autist:innen sind stark von den Meinungen und Gefühlen anderer abhängig. Sie geben alles, um Neurotypischen und Nahestehenden das Leben leichter zu machen, verbergen alle ablenkenden, seltsamen oder unbequemen Facetten ihrer selbst und halten hypervigilant Ausschau nach Anzeichen von Missbilligung. Natürlich ist es normal und richtig, Rücksicht auf andere zu nehmen, aber maskierte Autist:innen wenden oft so viel Energie dafür auf, es anderen recht zu machen, dass sie fast keine Kapazität mehr haben, um über sich selbst nachzudenken (oder auf sich selbst zu hören). Das hindert sie auch daran, mit Menschen wahrhaftig in Kontakt zu treten. Denn man muss die Emotionen eines Gegenübers – gute und schlechte – wirklich erfassen und ehrlich darauf reagieren, um eine Bindung aufzubauen. Aufgesetztes Lächeln und Nachahmung erschweren es, Menschen in ihrer ganzen Komplexität zu erkennen und zu schätzen.

Das Unmasking vor anderen fühlt sich besonders schwierig an, weil Autist:innen sich im Zusammensein mit anderen extrem schwertun, die eigenen Gedanken oder Gefühle zu erfassen. Ich habe mich in solchen Situationen schon so stark gehemmt gefühlt, dass ich gar nicht mehr wusste, was ich eigentlich wollte, und erst Stunden später, als ich allein war und Zeit zum Nachdenken hatte, erkannt habe, dass jemand eine Grenze überschritten oder mich verunsichert hatte. So gern ich das Ablegen der Maske als eine durchweg positive Erfahrung darstellen würde, die einen von allen Ängsten befreit und einem den Weg in eine tolerante, aufgeklärte Welt öffnet, weiß ich leider genau, dass dies nicht der Fall ist. Unmasking kann nervenaufreibend und unangenehm sein. Deshalb ist es wichtig, sich aufgrund der Erkenntnis, dass uns das Masking schadet und wir uns nur aus dieser Falle befreien können, wenn wir uns der neurotypischen Missbilligung aussetzen, bewusst dazu zu entschließen

Am Unmasking zu arbeiten, kann beispielsweise bedeuten, dass man im Bus schräge Blicke erntet, dem gewaltigen Anpassungsdruck dennoch trotzt und sich nicht vom selbststimulierenden Verhalten abbringen lässt. Oder es bedeutet, Tage nach einem Streit eine reuige E-Mail zu schreiben, weil man gerade erst gemerkt hat, dass man jemanden mit Worten verletzt hat. Für nicht weiße Autist:innen ist das Unmasking besonders schwierig, weil es gefährlich sein kann, in der Öffentlichkeit sichtbar behindert aufzutreten. Viele von uns müssen daher genau abwägen, wo sie sich am sichersten und akzeptiertesten fühlen und wann und wie sie sich am besten offenbaren können. Verschiedene widerstreitende Kräfte sind im Spiel, wenn wir in eine Interaktion unser wahres Selbst einbringen, und neben den vielen Chancen und Vorteilen gibt es dabei auch einige Risiken.

Damit das Unmasking langfristig anhält und sich für uns gesund auswirkt, müssen wir viele neue Bewältigungsstrategien in unser Arsenal aufnehmen und unterstützende Angehörige hinter uns wissen. Wir müssen in der Lage sein, Beziehungskonflikte durchzustehen und Kontakte zu den Menschen zu pflegen, die uns wirklich verstehen. Manchmal bedeutet Unmasking, dass wir neurotypischen Bekannten und Familienangehörigen beibringen müssen, uns besser zu behandeln, oder dass wir uns von denjenigen lösen, bei denen dies zu mühsam wäre. In diesem Kapitel findest du jede Menge Übungen und Forschungsergebnisse zum Thema »Aufbau von Beziehungen«, die deinen emotionalen und psychischen Bedürfnissen als autistischer Person gerecht werden. Ebenso erfährst du, wie du dich in der Öffentlichkeit und in sozialen Interaktionen verhalten kannst, wenn es an Unterstützung und Akzeptanz mangelt.

Wann Selbstenthüllung sinnvoll ist

Als James erklärte, dass er dem Gesagten nicht folgen könne, weil er Autist sei, offenbarte er seinen Behindertenstatus. Die Forschung ist sich uneins darüber, ob eine solche *Selbstenthüllung* im Falle von Autismus vorteilhaft ist. Wie bereits erwähnt, haben Experimente ergeben, dass neurotypische Personen weniger voreingenommen sind und ihr autistisches Gegenüber eher mögen, wenn sie von der Neurodivergenz wissen. Hat eine Person erfahren, dass ein linkischer Mensch eigentlich nur neurodivergent ist, kann sie sich einiges erklären, was sonst befremdlich wäre. Psycholog:innen sind sich jedoch nicht sicher, ob sich dieser kurzfristige Vorteil (wie er sich im Einzelgespräch zeigt) auf große Gruppen oder Firmen übertragen lässt.

In einer aktuellen Studie von Romualdez und Kollegen wurden autistische Erwachsene zu ihren Erfahrungen mit der Selbstenthüllung im beruflichen Umfeld befragt.[2] Ergebnis war, dass sich die meisten Autist:innen zwar mit der Hoffnung geoutet hatten, am Arbeitsplatz Unterstützung zu erhalten und mehr Geduld entgegengebracht zu bekommen, 45 Prozent von ihnen letztlich jedoch angaben, dass ihnen dieser Schritt keinen Nutzen gebracht hatte. Obwohl wenige aussagten, nach ihrem Coming-out als Autist:in schlecht behandelt worden zu sein, gaben viele zu, dass sie nicht anders behandelt würden als vorher, sich aber jetzt verwundbarer fühlten. Auf der anderen Seite gaben 40,4 Prozent der Befragten an, dass das Coming-out für sie insgesamt positiv gewesen sei, weil Vorgesetzte ihnen Teilhabemaßnahmen gewährt oder weil Kolleg:innen in der Folge Verständnis und Anerkennung gezeigt hätten.

Weitere Untersuchungen belegen, dass die Auswirkungen einer autistischen Selbstenthüllung stark davon abhängen, wie gut das Gegenüber über den Neurotyp informiert ist.[3] Wer nur oberflächliches und klischeehaftes Wissen über Autismus hat, reagiert eher stark stigmatisierend und entmenschlichend. So jemand ist möglicherweise überrascht, dass Autismus auch bei Erwachsenen auftreten kann, oder tätigt die oft beklagte Äußerung »Aber du siehst gar nicht autistisch aus!«. Manchmal wird der Selbstenthüllung mit Infantilisierung (bis hin zur Babysprache) begegnet oder mit herablassenden Beteuerungen, wie schlau die autistische Person doch sei und wie normal sie wirke. Wenn sich Autist:innen in der Schule oder bei der Arbeit outen, gehen manche Leute auf Distanz, weil sie Angst haben, etwas Falsches oder Kränkendes zu sagen. Andererseits werden neurotypische Menschen durch Begegnungen oder positive Interaktionen in vielen Fällen auch offener und empfänglicher für Aufklärung über Autismus.

Eine Möglichkeit der Selbstenthüllung ohne das Risiko, im echten Leben Ablehnung zu erfahren, bieten die sozialen Medien. Auf Social-Media-Plattformen wie TikTok und Instagram sind Videos von autistischen Jugendlichen und Erwachsenen viral gegangen, in denen sie ganz authentisch auf Musik reagierten. Ein solches Video wurde im Juli 2020 extrem populär. Es zeigt eine neunzehnjährige autistische Frau mit Kopfhörern bei selbststimulierendem Verhalten. Es wurde von mehr als zehn Millionen Menschen angesehen.[4] Die Kommentare dazu sind fast ausschließlich positiv und neugierig. Jay, die Schöpferin des Videos, hat zahlreiche weitere Clips veröffentlicht, in denen sie über Autismus und Akzeptanz aufklärt. Die auf Twitter sehr aktive Autorin Nicole Cliffe hat sich 2020 als autistisch geoutet,[5] nachdem sie zuvor viele Jahre sensibel über den Autismus ihrer Kinder geschrieben hatte. Auch sie hat ihre Plattform ausgiebig genutzt, um über Masking und Kompensation zu informieren. Ihre Follower:innen haben sie enorm unterstützt und viele haben sich mit eigenen neurodivergenten Erfahrungen zu Wort gemeldet. Nach Jahrzehnten voller Fehlinformationen, Panikmache und Stereotypisierung interessiert sich die Öffentlichkeit endlich dafür, wie autistische Menschen selbst ihre Erfahrungen beschreiben, und wir haben die Möglichkeit, gehört zu werden.

Natürlich ist auch das offen autistische Auftreten im Internet nicht nur mit guten Erfahrungen verbunden. Als eine mir bekannte schwarze autistische Tänzerin Videos von sich auf Twitter postete, in denen sie zu Musik selbststimulierendes Verhalten betrieb, wurde sie angefeindet und bekam den Vorwurf zu hören, sie würde ihre Behinderung nur vortäuschen, um Aufmerksamkeit zu erregen. Wegen der Unmenge an Vorwürfen und Belästigungen hat sie mittlerweile ihren Account gelöscht. Es ist schon bemerkenswert, dass sich eine schwarze Frau verdächtig macht, indem sie genau das Gleiche tut, was Jay als weißer Autistin großes Lob eingebracht hat: im Internet offen und stolz autistisch zu sein, damit andere daraus lernen.

Die Entscheidung, wann und wie sie sich selbst enthüllen sollen, stellt autistische Menschen vor große Probleme. Um verstanden zu werden, müssen sie sich outen, aber das geschieht normalerweise in einer eher widrigen Umgebung, in der echtes Verständnis eher unwahrscheinlich ist. Durch ihr Coming-out setzen sie dem ignoranten Bild, das die meisten von der Behinderung haben, etwas entgegen. Aber da diese Klischees so allgegenwärtig sind und seit Langem bestehen, lässt sich durch ein einziges Gegenbeispiel nur schwer all der Schaden wiedergutmachen, der bereits angerichtet wurde. Wenn ein Mitglied der Mehrheitsgesellschaft auf Informationen stößt, die dem Klischee einer unterdrückten Gruppe zuwiderlaufen, reagiert es oft entweder durch *Abwiegelung* der Information (»Du bist ja nicht wirklich autistisch!«) oder durch *Aussortierung* derer, die dem Gruppenklischee nicht entsprechen (»Du bist nicht wie die anderen, die echt behindert sind. Du gehörst zu den Schlauen!«).[6]

Selbstenthüllung bedeutet oft, sich einer Flut von Abwertung und Ignoranz auszusetzen. Die positive Wirkung, die man damit erzielt, bekommt man manchmal nicht unbedingt selbst zu spüren. Crystal hat seit dem Tag ihrer Diagnose damit zu kämpfen. Obwohl ihre Mutter und ihr Großvater aktiv verhindert hatten, dass sie als Kind getestet wurde, reagierten sie dann, als wäre die Diagnose vollkommen überraschend und schockierend. Sie meinten sogar, Crystals autistische Züge sollten lieber ignoriert werden, und auch andere hätten doch Schwierigkeiten, sich anzupassen und mitzuhalten. Diese Erfahrung machen leider viele, die sich als erste Person in der Familie als autistisch outen. Gerade die Verwandten, die nicht diagnostizierte autistische Züge aufweisen, tun die Diagnose womöglich mit dem Hinweis ab, dass solche Probleme ein ganz normaler Teil des Lebens seien. Tatsächlich sprechen sie damit nur ihre eigene Erfahrung aus, ein Leben lang im Stillen zu leiden. Bei Familienmitglieder, die nicht die Hilfe oder Anerkennung erhalten haben, die sie verdient hätten, kann sich die Wut darüber ebenfalls in Abwehr und entrüsteter Zurückweisung äußern.

Damit die autistische Selbstenthüllung eine gute Wirkung auf jemanden hat, muss eine von gegenseitigem Respekt und Vertrauen geprägte Beziehung vorliegen. Das Gegenüber muss bereit sein, dazuzulernen und seine Vorstellung von Autismus nach und nach zu revidieren. Als Crystal einen Grundschullehrer namens Aaqib kennenlernte, gab der zu, nur sehr wenig über Autismus bei Erwachsenen zu wissen. Zuerst äußerte er die gängigen Abwiegelungen, dass Crystal doch zu hübsch und selbstsicher sei, um Autistin zu sein, und Autismus keine gute »Ausrede« dafür darstelle, dass sie Verabredungen vergesse. Doch Crystal bestand darauf, dass er ihr gegenüber fair sein und sich über das Thema informieren solle – und das tat er. Er schaute sich Videos von autistischen Menschen an und kaufte einige der Bücher, die Crystal ihm empfohlen hatte.

»Ich habe eines der Bücher, die ich ihm gegeben hatte, bei ihm zu Hause neben der Toilette gefunden, voller Eselsohren«, sagte sie. »Also hat er es wohl wirklich gelesen. Was nicht wirklich schwer ist, aber meine Familie hat nie irgendetwas von dem gelesen, was ich ihr über Autismus geschickt habe.«

Aaqib hat bewiesen, dass er die Mühe der Selbstenthüllung und Selbstbehauptung wert war; Crystals Familie hat dies nicht getan.

Ich würde nur zu gerne allen Autist:innen empfehlen können, sich in jedem Lebensbereich laut und sichtbar als behindert zu erkennen zu geben. Aber mir ist klar, wie unrealistisch und naiv ein solcher Aufruf wäre. Die meisten von uns schrecken vor der Selbstenthüllung zurück, weil sie Ängste und Selbstzweifel überwinden müssen, aber letztlich muss jede:r selbst die eigene Situation im Blick haben. Denn es gibt viele gute Gründe dafür, jemandem die eigene Behinderung zu offenbaren, aber ebenso viele gute Gründe dafür, es sein zu lassen. Im Folgenden habe ich einige Fragen zusammengestellt, die dir beim Nachdenken über das Thema helfen sollen:

1. Wem gegenüber möchte ich mich als autistisch outen?
2. Warum möchte ich mich outen? Was erhoffe ich mir davon?
3. Was sollen die anderen meiner Meinung nach dadurch besser verstehen?
4. Wie viel Energie möchte ich investieren, um der Person zu erklären, was Autismus »wirklich« ist?
5. Habe ich ein bestimmtes »Anliegen«, das ich äußern möchte, etwa die Bitte um eine Teilhabemaßnahme oder um einen anderen Umgang?
6. Wer versteht mich und kann sich für mich einsetzen?

An diesen Fragen zeigt sich, dass Unmasking und Selbstenthüllung nicht ein und dasselbe sind. Auch muss keine der beiden Entscheidungen für alle Lebensbereiche und in gleicher Intensität gelten. Du kannst beispielsweise unter Freund:innen und vertrauenswürdigen Familienmitgliedern offen autistisch sein, nicht aber bei großen Familientreffen oder bei der Arbeit. Vielleicht entschließt du dich dazu, viel Zeit darauf zu verwenden, die ganze Kirchengemeinde über Autismus aufzuklären, weil du meinst, dass sich das auszahlt – oder du teilst einfach nur mit, welche

Teilhabemaßnahmen du benötigst, ohne näher auf die Gründe einzugehen. Wie auch immer, es ist auf jeden Fall hilfreich, wenn dir dabei eine vertrauenswürdige Person zur Seite steht und sich für dich einsetzt.

Es ist nicht deine Aufgabe, alle Menschen aufzuklären oder dich unnötig mit Vorurteilen und Stigmatisierung herumzuschlagen. Wenn es für dich einfacher ist, kannst du der Personalabteilung lediglich mitteilen, dass du wegen Migräne einen Dimmschalter für das Bürolicht brauchst. Ist es leichter, deinen Freunden zu sagen, dass du zu krank bist, um mit ihnen auszugehen, als ihnen zu erklären, dass du mit einem autistischen Burnout zu kämpfen hast, dann nutze ruhig diese »Ausrede«. Es ist auch in Ordnung, wenn du dich nach und nach outest, indem du dich erst im Privaten mit deinem unmaskierten Selbst vertraut machst und in einem nächsten Schritt authentische (oder weniger maskierte) Beziehungen zu den Leuten aufbaust, bei denen es dir am wenigsten riskant erscheint. Wird deine Behinderung angezweifelt, können dir Vertraute helfen, so wie es James' Freund:innen taten. Sie können bei Reizüberflutung eingreifen und dich unterstützen oder dich daran erinnern, auf Stresssignale zu achten. Es wird auch leichter, daran zu glauben, Teilhabemaßnahmen zu verdienen, wenn Menschen aus dem Umfeld dies bekräftigen. Hier sind einige Affirmationen, die du verinnerlichen solltest, wenn du dich im Prozess der Selbstenthüllung befindest:

- Autismus ist nichts, wofür ich mich entschuldigen muss.
- Andere müssen mich nicht verstehen oder alles über Autismus wissen, um mich mit Respekt zu behandeln.
- Ich oute mich oder bitte um Teilhabemaßnahmen nur für mich, nicht für jemand anderen.

Neben all der Energie, die wir selbst ins Unmasking und in die Durchsetzung unserer Bedürfnisse stecken, ist es auch unerlässlich, Unterstützungsnetzwerke zu knüpfen und zu pflegen, die uns dabei helfen können. Und genau darum geht es im nächsten Abschnitt: jeglichen Drang, es allen recht machen zu wollen, abzubauen und tiefere Beziehungen zu jenen zu entwickeln, die Samuel Dylan Finch als »Erdbeermenschen« bezeichnet.

»Erdbeermenschen« finden und authentische Freundschaften pflegen

In seinem Buch über autistische Unterwürfigkeit und Gefallsucht – Stichwort Fawning – beschreibt Samuel Dylan Finch, dass er früher echte Freundschaften nicht zugelassen hat. Für ihn war die Zuneigung zu einem Menschen mit der Anstrengung verbunden, ihn glücklich machen zu müssen. Im Umkehrschluss war es Samuel suspekt, wenn jemand durchweg warmherzig und großzügig war. Er traute sich nicht zu, echte Zuneigung erwidern zu können.

»Ich wandte mich gerade von den Freunden, Partnern, Bekannten oder wem auch immer ab, die besonders großzügig, herzlich oder emotional zugewandt waren«, schreibt er.[7] »Als Menschen, die es allen recht machen wollen, sind wir es gewohnt, in Beziehungen immer nur zu geben – und wenn das gar nicht verlangt wird, sind wir verwirrt.«

Samuel fühlte sich in unsicheren, wechselhaften Beziehungen eher wohl. Er ging mit Personen aus, die sich ihm gegenüber schlecht verhielten, ließ sich von beruflichen Kontakten ausnutzen und vernachlässigte neue Bekanntschaften, aus denen mehr hätte werden können. Erst nach Jahren wurde ihm klar, dass er die Schaltkreise in seinem Gehirn, die soziale Beziehungen steuerten, neu anlegen musste. Das, was sich vertraut anfühlte, war eindeutig nicht gut für ihn. Also setzte er sich hin und erstellte eine Liste mit Menschen, die seine Freundschaft verdienten.

»Ich habe die Namen aller Personen aufgeschrieben, die ›zu nett‹ zu mir waren«, schreibt er. »Im Handyadressbuch habe ich Emojis neben ihre Namen gesetzt. Die Namen von Leuten, die sehr nett waren, bekamen eine Erdbeere. Das Setzling-Emoji kam neben die Namen von denen, die mir etwas beigebracht hatten, die mich zum Nachdenken angeregt oder zur Weiterentwicklung beigetragen hatten.«

Samuel meldete sich bei seinen Erdbeermenschen und sagte ihnen, dass er die Freundschaft mit ihnen in Zukunft wichtiger nehmen wolle. Er gab zu, dass er ihre Zuneigung in der Vergangenheit nicht erwidert hatte, weil er Angst gehabt hatte, sie zu enttäuschen. Und von da an achtete er darauf, immer schnell und freundlich zu antworten, wenn auf seinem

Handy eine Benachrichtigung mit Erdbeere oder Setzling erschien. Unternehmungen mit diesen Freund:innen sagte er nicht mehr ab, und er schuf auch keine künstliche Distanz mehr zu ihnen. Er stellte sie in den Mittelpunkt seines Lebens.

Allgemein handeln autistische Menschen im Miteinander nicht so intuitiv wie neurotypische. Jede Benachrichtigung, die aufploppt, wird tendenziell gleich gewichtet, unabhängig davon, wie gut wir eine Person kennen oder was wir für sie empfinden. Das gilt besonders für maskierte Autist:innen, die so viel Angst davor haben, jemanden zu verärgern, dass sie nach Möglichkeit zu allen gleich freundlich und aufmerksam sind. Da kann es hilfreich sein, die sozialen Instinkte, die für eine durchschnittliche allistische Person selbstverständlich sind, mit Hilfsmitteln nachzubilden, indem man bestimmten Kontakten hohe Priorität einräumt oder alle Benachrichtigungen außer denen aus einem bestimmten Gruppenchat oder einer bestimmten App deaktiviert. Anstatt selbst entscheiden zu müssen, auf wen man in welcher Reihenfolge reagiert, zeigt das System »Erdbeermenschen« ganz einfach, dass bestimmte Beziehungen wichtiger sind als andere, weil sie beim Aufbau von Selbstbewusstsein helfen.

Innerhalb eines Jahres nach dieser Reform in Samuels Leben waren viele der Erdbeermenschen zu Mitgliedern seiner Wahlfamilie geworden. Sie unterstützten ihn bei seiner PTBS-Therapie und bei der Überwindung seiner Essstörung. Sie freundeten sich sogar untereinander an und daraus ist ein Gruppenchat entstanden.

Entwicklungspsychologischen Forschungen zufolge haben autistische Menschen oft schon in sehr jungen Jahren eine unsichere Bindung zu anderen.[8] Die Bindungsmuster eines Menschen werden aber durch seine frühen Beziehungen geprägt, besonders durch die Stabilität der Bindung zu seiner primären Bezugsperson. Die Qualität früher Bindungen lässt auch Vermutungen über die Qualität späterer Beziehungen zu, und zwar nicht nur der Liebesbeziehungen, und auf die Fähigkeit, Trost und emotionale Unterstützung anzunehmen.

Entwicklungspsychologisch gesehen, nutzt ein Kind mit einer stabilen oder sicheren Bindung seine Bezugsperson als verankernde, unterstützende »Basis«, von der aus es die Welt erkunden kann. Ein solches Kleinkind kann sich beispielsweise auf einem unbekannten Spielplatz umsehen, die Spielgeräte ausprobieren oder nach neuen Bekanntschaften Ausschau halten, aber es kehrt regelmäßig zu seiner Bezugsperson zurück, um sich rückzuversichern.

Wird ein Kind mit einer stabilen Bindung allein gelassen, durchlebt es möglicherweise Abschiedsschmerz und Verunsicherung, aber es entspannt und beruhigt sich schnell, sobald die Bezugsperson zurückkehrt. Als Erwachsene können sich solche Kinder relativ leicht an andere binden und die Konflikte und Spannungen in Beziehungen mit einem hohen Maß an Stabilität und Vertrauen bewältigen.

Im Gegensatz dazu gibt es Bindungsmuster, die in der Entwicklungspsychologie als dysfunktional gelten. Ein Kind mit einer unsicheren Bindung hat beispielsweise Angst davor, sich von seiner Bezugsperson zu entfernen, weil es fürchtet, verlassen zu werden. Allein gelassen zu werden, erlebt es als extreme Belastung, von der es sich nicht schnell erholt. Im Gegensatz dazu beschäftigt sich ein Kind mit einer vermeidenden Bindung möglicherweise gar nicht viel mit seinen Bezugspersonen. Bei Autist:innen zeigt sich im Vergleich zur neurotypischen Bevölkerung häufiger ein sogenannter unsicher-ambivalenter Bindungsstil. Menschen mit unsicher-ambivalenter Bindung sind schwer zu beruhigen und betrachten nahestehende Personen nicht als sichere Basis, wo sie Trost finden, wenn sie sich verloren oder bedroht fühlen. Als Erwachsene geraten diese Menschen tendenziell in Beziehungsmuster mit intensiver emotionaler Abhängigkeit, die noch verstärkt wird durch die eigene Unsicherheit. Sie sehnen sich danach, akzeptiert zu werden, bezweifeln aber, dass das gelingen kann. Wenn andere eine Verbindung zu ihnen aufbauen wollen, weisen sie sie ab, ohne es überhaupt zu merken.

In diesem Zusammenhang muss ich allerdings darauf hinweisen, dass die entwicklungspsychologische Vorstellung davon, wie eine stabile Bindung aussieht, auf ihrer Ausprägung bei neurotypischen Kindern und Erwachsenen basiert. Neurotypische Kinder mit sicherer Bindung melden sich etwa auf sehr leicht erkennbare Weise bei ihren Eltern, nämlich durch Augenkontakt und Lautäußerungen, was autistischen Kindern vielleicht unnatürlich vorkäme. Darüber hinaus lassen sich viele Anzeichen des unsicheren Bindungstypus schwer von Neurodivergenz (und von der Traumatisierung durch die neurotypische Umwelt) unterscheiden. Eine vermeidende Bindung ist beispielsweise dadurch gekennzeichnet, dass das Kind seiner Bezugsperson den Rücken zukehrt und sich nicht Trost suchend an sie wendet, wenn es verzweifelt ist. Ein solches Verhalten kann darauf hindeuten, dass sich das Kind von seiner Bezugsperson nicht unterstützt fühlt, aber auch ein Anzeichen sein, dass es vielleicht autistisch ist und Berührungen, Blickkontakt oder verbale Kommunikation ablehnt.

Viele Autist:innen erleben schon sehr früh Ablehnung und Unverständnis von ihren primären Bezugspersonen. Es kann auch sein, dass sie bestraft oder vernachlässigt werden, weil sie nicht auf neurotypische Weise Trost suchen. Die Versuche der Kontaktaufnahme, wenn ein Kind etwa neben einem anderen spielt, aber ohne Blickkontakt herzustellen (auch als *Parallelspiel* bezeichnet), können als mangelndes Interesse an Menschen missverstanden werden. Ein heftiger autistischer Meltdown kann fälschlicherweise als Unfähigkeit gesehen werden, sich trösten zu lassen, und damit als Merkmal einer unsicheren Bindung gedeutet werden. Aus diesen und verschiedenen anderen Gründen fühlen sich viele autistische Menschen letzten Endes in ihren Bindungen zu anderen sehr unsicher oder werden in ihren aufrichtigen Versuchen, Bindung herzustellen, abgewiesen oder missverstanden. Die »Regeln« neurotypischer Bindungen machen es im Grunde unmöglich, dass wir als fähig erachtet werden, »normale«, gesunde Bindungen einzugehen.

Eine Art, in der sich der unsichere Bindungstypus manchmal bei autistischen Erwachsenen manifestiert, ist das Unbehagen bei Lob oder Aufmerksamkeit. Sie erkennen vielleicht nicht einmal, dass die positive Aufmerksamkeit, die sie bekommen, sozial angemessen ist, weil sie sonst immer verspottet oder kritisiert werden oder in intensiven oder missbräuchlichen Beziehungen gefangen sind. In einer solchen Lage kann es hilfreich sein, die Meinung eines Außenstehenden einzuholen, um zu entscheiden, ob jemand wirklich »zu nett« ist, wie Samuel es ausdrückt, oder ob einem dies nur so vorkommt, weil man eher an eine negative Behandlung gewöhnt ist.

Ich habe einige Fragen aufgelistet, die dich zum Nachdenken darüber anregen sollen, ob du stabile Bindungen und Erdbeermenschen abweist.

1. Hast du das Gefühl, dass du Komplimente, die dir jemand macht, herunterspielen musst?
2. Gibt es Menschen in deinem Leben, die dir »zu nett« erscheinen? Wer sind diese Menschen?
3. Hast du Angst, anderen zu vertrauen, weil sie dich vielleicht im Stich lassen könnten?
4. Fühlst du dich unwohl, wenn dir positive Aufmerksamkeit geschenkt wird?
5. Glaubst du, dass freundliche, liebevolle Personen etwas »Besseres« verdient haben, als mit dir befreundet zu sein?
6. Wenn sich jemand dir gegenüber öffnet, versuchst du dann, das herunterzuspielen?
7. Fällt es dir schwer, anderen zu zeigen, dass du sie magst?

Diese Fragen rühren an den Selbstschutzinstinkt und die Selbstzweifel, die viele Autist:innen dazu veranlassen, emotionale Distanz zu anderen zu wahren. Die meisten haben gute Gründe, Menschen zu fürchten. Als ich jünger war, waren unter den Menschen, die sich mir zuwandten, viele Frauen, die mir »beibringen« wollten, eine bessere Frau zu sein. Manchmal schmeichelten sich Mitschüler:innen und Kolleg:innen bei mir ein, weil sie meine Hilfe bei Schul- oder Schreibarbeit brauchten. Daraus ergab sich für mich, dass sich Menschen nur deshalb für mich interessierten, weil sie mich entweder nach ihren Vorstellungen zurechtbiegen wollten oder mich für nützlich hielten. Ich interpretierte jedes Kompliment, das ich erhielt, als *Negging* – eine Taktik, bei der jemand eine Besonderheit hervorhebt oder ein zweideutiges Kompliment ausspricht, um den anderen zu verunsichern.

Für uns Autist:innen ist es schwierig, Freund:innen, die uns wirklich mögen, von oberflächlichen Bekannten zu unterscheiden, die nur positiv auf unsere Maske reagieren. Helfen kann dir dabei, darauf zu achten, wer an deiner Seite geblieben ist, als du dich nicht perfekt verhalten hast.

Du wirst dich nie in der Gegenwart einer Person entspannen können, deren Anerkennung an Bedingungen geknüpft ist. Nutze die folgenden Fragen, um die Menschen auszumachen, die Samuels Erdbeer-Emoji verdienen, und die, die nur an deiner netten, angepassten Seite interessiert sind.

1. Wem kann ich widersprechen, ohne mich dabei schlecht zu fühlen?
2. Wer animiert mich dazu, meine Meinungen und Entscheidungen zu überdenken, ohne mich zu verurteilen?
3. Wer sagt mir ehrlich, wenn ich ihn verletzt habe, und gibt mir eine echte Chance, es besser zu machen?
4. Wer behandelt mich immer mit Respekt?
5. Wer inspiriert mich?
6. Wer bringt meine wilde, verspielte Seite zum Vorschein?
7. Wem gegenüber möchte ich gerne offener und ehrlicher sein?

Wenn ich über diese Fragen nachdenke, fällt mir eine Handvoll sehr fürsorglicher, zuverlässiger und toleranter Freund:innen ein. Ihre Zuneigung ist beständig und zeigt sich in kleinen Gesten, etwa indem sie sich an Details von Geschichten erinnern, die ich erzählt habe. Wenn wir unterschiedlicher Meinung sind, versuchen diese Freund:innen, meine Perspektive zu verstehen oder sorgfältig darüber nachzudenken, warum ich die Dinge so sehe. Sage ich etwas Unüberlegtes und Verletzendes, teilen sie mir das um unserer Freundschaft willen mit, aber es geht nicht darum, dass ich mich dafür schäme. Sie sagen mir, was sie von mir wollen, bitten um Hilfe, wenn sie sie brauchen, und nehmen es mir nicht übel, wenn meine Versuche, für sie da zu sein, manchmal ungeschickt sind. Diese Freunde sind in der Regel auch die Menschen, mit denen ich komische Gefühle oder unausgegorene Meinungen teilen kann und bei denen ich mich auch dann wohlfühle, wenn ich seltsam, kleinlich oder albern bin. Ihre Unterstützung bietet mir einen sicheren Ort, an dem ich landen kann, wenn ich wütend oder traurig bin oder mich eine beiläufige Bemerkung eines Kollegen verfolgt, die ich noch nicht verstehen kann.

Im Gegensatz dazu kann ich anhand der folgenden Fragen auch erkennen, wer nicht dazu bestimmt ist, für mich ein Erdbeermensch zu sein:

1. Mit wem verbringe ich nur aus Pflicht- oder Schuldgefühl meine Zeit?
2. Bei welcher Person habe ich das Gefühl, mir ihre Anerkennung verdienen zu müssen?
3. Bei wem fühle ich mich unsicher und nicht gut genug?
4. In wessen Gegenwart fühle ich mich erschöpft?
5. Bei wem zensiere ich mich selbst?

Oft sind die Menschen dieser Kategorie extrovertiert und schenken mir viel Aufmerksamkeit, aber nur oberflächlich. Sie zeigen vielleicht Interesse, aber ihre Fragen wirken gezielt oder prüfend. In ihrer Gegenwart kann ich mich nicht entspannen und unmaskiert zeigen, ich bleibe stets auf der Hut. Einige von ihnen finde ich zwar lustig oder interessant, aber ich habe auch miterlebt, wie sie andere nur wegen eines einzigen Fehltritts oder etwas, das ihnen missfallen hat, ausgegrenzt oder bestraft haben. Als Beispiel dafür fällt mir eine sehr charmante Person ein, die immer angedeutet hat, dass ich sie enttäuscht habe, aber nie genau erklären wollte, womit oder wodurch. Eine andere Freundin, die mir in den Sinn kommt, ist eine ältere Autorin, zu der ich früher aufgeschaut habe, die mir aber bei jedem Treffen eindringlich erklärte, ich sei zu kalt, zu intellektuell und zu »arrogant«. Ihre Beobachtungen mögen zum Teil stimmen, aber ich habe mich in ihrer Gegenwart nie akzeptiert oder gemocht gefühlt. Sie ist nicht wirklich an meiner Entwicklung interessiert, sondern scheint mich hauptsächlich zurechtstutzen zu wollen.

Je mehr Zeit du mit deinen Erdbeermenschen verbringst, desto umgänglicher wirst du dir vorkommen, und desto weniger wirst du menschliche Nähe damit assoziieren, eine anstrengende, aufgesetzte Rolle spielen zu müssen. Im Umgang mit nicht bedrohlichen Menschen kannst du auch soziale Fähigkeiten entwickeln, die sich auch auf andere Beziehungen übertragen lassen. In neurowissenschaftlichen Untersuchungen hat sich gezeigt, dass sich die Regionen, die mit sozialen Fähigkeiten zu tun haben, in autistischen Gehirnen viel länger weiterentwickeln als in neurotypischen Gehirnen.[9] In einer Studie von Bastiaansen und Kollegen (2011) wurde bei jungen Autist:innen zwar weitaus weniger Aktivität in der unteren frontalen Hirnwindung (einem Bereich des Frontallappens, der an der Interpretation von Gesichtsausdrücken beteiligt ist) beobachtet als bei Allist:innen, aber im Alter von 30 Jahren waren zwischen beiden Gruppen keine Unterschiede mehr erkennbar. Mit anderen Worten: Autistische Gehirne können neurotypische Gehirne bei der aktiven Verarbeitung und Interpretation von Gesichtsausdrücken mit zunehmendem Alter »einholen«. Andere Studien haben ergeben, dass autistische Menschen über 50 in Bezug auf ihre Fähigkeit, die Motivationen und Emotionen anderer zu verstehen, mit nicht autistischen vergleichbar sind.[10]

Die Forschung weiß nicht genau, warum das so ist, aber die Ergebnisse sprechen dafür, Autismus als Entwicklungsstörung oder -verzögerung zu betrachten. Ich für meinen Teil vermute, dass wir Autist:innen mit der Zeit besser darin werden, Gesichter zu lesen und menschliches Verhalten zu verstehen, indem wir uns eigene Methoden und Tricks zurechtlegen, mit denen sich unsere Umwelt begreifen lässt. Vielleicht würden wir uns im gleichen Tempo wie neurotypische Menschen entwickeln, wenn wir früher die richtigen Werkzeuge an die Hand bekämen. Die Regeln, die neurotypische Menschen im Miteinander anwenden, taugen für uns nicht, also müssen wir uns selbst beibringen, soziale Instinkte aufzubauen.

Autist:innen können sich mit fortschreitendem Alter und zunehmendem sozialen Kontakt darin verbessern, die Gesichtsausdrücke anderer Menschen zu lesen. Umgekehrt verdienen wir es aber auch, dass sich die neurotypische Welt ebenso bemüht, uns zu verstehen. Im Umgang mit Menschen, die nicht beängstigend oder sozial bedrohlich auf uns wirken, können wir uns mit Blickkontakt, Konversation und Selbstbehauptung vertraut machen.[11] Als autistische Person wirst du vielleicht nie ganz von sozialen Ängsten frei sein und immer ein wenig bangen, wenn Zurückweisung droht. Du musst auch nicht lernen, dich auf neurotypische Weise auszudrücken oder mit anderen zu verbinden. Wenn du Blickkontakt als quälend und überfordernd erlebst, ist es besser, ehrlich darauf zu verzichten, als dich gezwungen daran zu gewöhnen. Im Umgang mit hilfreichen, unterstützenden Menschen kannst du lernen, dich zu öffnen und dich effektiv auszudrücken – und zwar so, wie es für dich funktioniert. Und wenn du dich in deiner Haut wohler fühlst, wirst du vielleicht erfreut feststellen, dass Menschen weniger bedrohlich und verwirrend auf dich wirken.

Klar und ehrlich kommunizieren

Autist:innen mögen in der Regel deutliche, klare Botschaften, die nicht vom Tonfall oder von nonverbalen Signalen abhängen. Wir schätzen es, wenn uns Erwartungen konkret dargelegt werden und wir reichlich Gelegenheit haben, Fragen zu stellen und Uneindeutigkeiten zu klären. Wenn wir unserem allistischen Umfeld diese Bedürfnisse kundtun, kann das Miteinander offener werden, was einen viel tieferen und breiteren Austausch ermöglicht. Gelingt es uns, diese einzigartigen Merkmale und Stärken des autistischen Kommunikationsstils anzuerkennen, fühlen wir uns auch gar nicht mehr so ungeschickt und hilflos.

In der folgenden Tabelle sind häufige kommunikative Bedürfnisse von Autist:innen zusammengefasst. Du kannst die Tabelle an neurotypische Menschen in deinem Leben weitergeben oder sie Organisationen zur Verfügung stellen, die um mehr Barrierefreiheit bemüht sind, oder du forderst einfach selbst bestimmte Anpassungen ein.

Häufige kommunikative Bedürfnisse von Autist:innen	
Bedürfnis	**Anpassungen, die du einfordern könntest**
Klare Erwartungen	• Genaue Pläne mit Details zu Zeit, Ort und voraussichtlichem Ablauf • Klares Ja oder Nein, keine netten Floskeln wie »Ich denke darüber nach« • Besprechungen nicht ohne Tagesordnung, die im Vorfeld ausgehändigt und dann eingehalten wird • Panels, Interviews oder andere öffentliche Events mit hohem Stressfaktor nicht ohne vorher bereitgestellte Lesematerialien, Fragen und Diskussionsthemen • Detaillierte Schritt-für-Schritt-Anleitungen zur Erledigung von Aufgaben • Spezifische, messbare Zielvorgaben oder Ergebnisse

Bedürfnis	Anpassungen, die du einfordern könntest
Deutliche Botschaften	• Dass nicht davon ausgegangen wird, alle könnten aus Gesichtsausdruck, Tonfall, Körperhaltung, Atmung oder Tränen Emotionen ablesen • Dass Gefühle klar erklärt werden: »Ich bin gerade enttäuscht, weil ...« • Anerkennung und Achtung von Grenzen: »Klingt nicht so, als ob Sherry gerade darüber sprechen möchte« • Keine Bestrafung oder Verurteilung dafür, nicht zwischen den Zeilen lesen zu können. • Das Zulassen klärender Fragen: »Was soll ich Ihrer Meinung nach in dieser Angelegenheit tun?«
Weniger sensorische/ soziale Belastung	• Kein obligatorischer Augenkontakt bei intensiven Gesprächen • Die Besprechung schwieriger Fragen auch während Autofahrten, Spaziergängen oder begleitet von manuellen Tätigkeiten zulassen • Möglichkeit, Gefühle und Meinungen per Chat, E-Mail oder handschriftlicher Notiz auszudrücken • Ausreichend Zeit gewähren, um allein über eigene Gefühle und Einstellungen nachzudenken • Dass Fawning und die Anzeichen eines bevorstehenden Meltdowns erkannt werden • Häufige Pausen vom Sozialkontakt oder Ruheräume, in die man sich zurückziehen kann

So wie wir Autist:innen uns möglichst klare Botschaften wünschen, sind wir auch gut darin, solche auszusenden – manchmal sogar zu gut. Maskierte Autist:innen werden ihr Leben lang dafür bestraft, dass sie Erklärungen einfordern, direkt sind oder Dinge aussprechen, die andere lieber andeuten würden. Mit der Zeit lernen wir, unsere Ausdrucksweise zu filtern. Als Erwachsene mit mehr Lebenserfahrung und Selbstsicherheit können wir jedoch beginnen, unseren Kommunikationsstil zu überdenken und unsere Gesprächsdefizite in Vorteile umzuwandeln.

Ich habe mich schon unzählige Male in Besprechungen zu Wort gemeldet und gefragt, worum es bei dem Treffen eigentlich geht. Sowohl im

Universitätsbetrieb als auch im politischen Aktivismus ist es üblich, dass man ein Treffen einberuft, wenn man das vage Gefühl hat, etwas müsse getan werden, aber noch gar nicht genau weiß, was das sein oder wie es erreicht werden könnte. Mein allzu analytisches autistisches Gehirn sehnt sich aber nach Struktur, und meine sozialen Ängste und sensorischen Probleme lassen mich hoffen, dass die meisten Treffen so schnell wie möglich enden. Wenn dann die Diskussion abzuschweifen droht und sich im Kreis dreht, neige ich dazu, die Rolle des inoffiziellen Moderators zu übernehmen. Deutet jemand Vorbehalte nur indirekt an, versuche ich, seine Sichtweise zu verstehen und meine eigenen Bedenken klar und deutlich zu formulieren. Wenn sich eine Person unangemessen aufführt oder beleidigend wird, ohne es zu merken, lenke ich das Gespräch nach Möglichkeit um. Viele autistische Menschen können in solchen Situationen ihren »kleinen Professor« und ihre Masking-Instinkte geschickt nutzen und die Mittel, die sie früher zur eigenen Besänftigung und Deeskalation einsetzten, für soziale Zwecke aufwenden.

Während der Corona-Zeit nahm ich an einer Sitzung des Ausschusses für Vielfalt und Inklusion an meiner Universität teil. Im Rahmen einer Kennenlernrunde bat uns der Sitzungsleiter, uns vorzustellen und dann das zu nennen, was wir aus der Zeit vor der Pandemie am meisten vermissten.

Das war eine sehr unsensible Kennenlernfrage. Zu diesem Zeitpunkt waren viele von uns seit fast einem Jahr in Isolation und sehnten sich verzweifelt nach sozialem Kontakt, körperlicher Nähe und erfreulichen Veranstaltungen. Es war ein trostloser, einsamer Winter am Ende eines absolut schrecklichen Jahres. Sicherlich hatten mehrere Teilnehmer durch COVID Angehörige verloren. Bei einem Arbeitstreffen kann man aber natürlich nicht sagen, dass man am meisten jemand Nahestehenden vermisst, der gestorben ist. Stattdessen muss man eine geschönte Antwort mit Bezug zur Arbeit wählen, etwa dass einem die gemeinsamen Abende im peruanischen Lieblingsrestaurant fehlen. Von dieser impliziten Erwartung, sich zu verstellen, wurde mir übel. Als ich mit der Vorstellung an der Reihe war, sagte ich daher Folgendes:

»Hallo zusammen, ich bin Devon, und ich möchte auf diese Kennenlernfrage lieber verzichten. Wenn ich erzählen soll, was ich aus der Zeit vor Corona vermisse, dann fange ich an zu weinen.«

Einige lachten mitfühlend über meine Bemerkung, die ich absichtlich in einem unbeschwerten Tonfall gemacht hatte. Denn ich wollte nicht, dass sich der Sitzungsleiter kritisiert fühlte, aber ich fand es wichtig zu betonen, wie unangenehm seine Frage gewesen war. Masking und Ehrlichkeit standen in diesem Moment nicht im Widerspruch zueinander – eines ermöglichte das andere.

Nach meiner Wortmeldung entschieden sich auch andere Sitzungsteilnehmende, die Kennenlernfrage nicht zu beantworten. Eine Person schrieb mir später eine private Nachricht und bedankte sich für meine Äußerung. In derselben Sitzung drückte ich auch meine Bestürzung darüber aus, dass der Diversitätsausschuss den Antrag vieler schwarzer Studierenden, die Polizei vom Campus zu verweisen, nicht in Betracht gezogen hatte. Ich gab auch zu, dass ich einige Vorhaben des Ausschusses (beispielsweise festzustellen, wie viele nicht weiße Autor:innen auf den Literaturlisten der Kurse stehen) wenig ambitioniert fand, und fragte, ob man nicht mehr gegen die Polizeigewalt auf unserem Campus tun müsste. Als weißer, als Mann geltender Autist, der für seine Direktheit geschätzt wurde, konnte ich Bedenken vorbringen, die andere vielleicht nicht äußern konnten.

Bei den ersten Gelegenheiten, bei denen ich mich ähnlich behauptete, hatte ich Angst, furchtbar unhöflich zu erscheinen. Stattdessen wurde mir fast immer gedankt. Ich habe die Erfahrung gemacht, dass viele allistische Menschen klare Kommunikation als willkommene Erleichterung empfinden. Am Arbeitsplatz kann sorgfältig dosierte autistische Offenheit hilfreich sein. Sätze wie »Nein, dafür habe ich keine Zeit«, »Das ist mir unangenehm« und »Wie hoch ist dein Budget?« wischen komplizierte diplomatische Spielchen beiseite und machen unklare Angelegenheiten viel konkreter. Natürlich bin ich auch manchmal zu brüsk oder sage zur absolut schlechtesten Zeit das Falsche, aber im Großen und Ganzen weiß ich inzwischen, wie ich meine autistische Direktheit nutzbringend einsetzen kann, nachdem ich sie jahrelang möglichst versteckt gehalten habe.

Obwohl wir Autist:innen im Ruf stehen, »schlecht« im Kommunizieren zu sein, zeigen Studiendaten, dass das nicht unbedingt stimmt. Eine 2019 veröffentlichte Studie von Crompton und Kollegen hat ergeben, dass autistische Menschen sehr effizient miteinander kommunizierten, wenn sie zu zweit an einer Aufgabe arbeiteten. Sie tauschten in kurzer Zeit viel nuanciertes Wissen aus, erledigten die Aufgabe schnell und fanden leicht einen guten Umgang miteinander.[12] Arbeiteten sie jedoch mit Nichtautist:innen zusammen, wurden die Autist:innen häufig missverstanden oder nicht gehört. Die Studie legt nahe, dass viele der von der Wissenschaft beobachteten »sozialen Defizite« des Autismus in Wirklichkeit gar keine Defizite sind, sondern lediglich Unterschiede im Kommunikationsstil, an die sich neurotypische Menschen nicht anpassen können.

Wenn neurodivergente Menschen auf eine klarere Kommunikation drängen, kommt das allen zugute. Schwammige, verschlüsselte Botschaften sind für all diejenigen schwerer zu verstehen, die gehörlos oder schwerhörig sind, die aus einer Kultur mit anderen Redewendungen stammen, die eine andere Muttersprache sprechen oder soziale Ängste haben. Je komplizierter und symbolischer eine Kultur ist, desto schwieriger wird es für Menschen von außerhalb, sich darin zurechtzufinden. In manchen Fällen wird dies methodisch zum Zwecke der Ausgrenzung eingesetzt. Akademiker:innen werden beispielsweise darin geschult, als Zeichen ihres Intellekts und ihrer Seriosität sehr trocken, passiv und im Fachjargon zu schreiben. Das macht akademische Texte schwer verständlich, und da man sie so richtig nur innerhalb des akademischen Betriebs versteht, wird diese Fähigkeit als Zeichen gewertet dazuzugehören. Aber schwer verständliche Texte sind im Grunde wenig effektive Texte. In ähnlicher Weise verwendet die Geschäftswelt einen hoch spezialisierten Jargon mit allerlei Sportmetaphern und lässt damit diejenigen außen vor, die mit dieser Macho-Kultur und ihrem Kommunikationsstil nicht vertraut sind. Der Abbau solcher Barrieren ist unerlässlich, um eine vielfältige, sich durchmischende Gesellschaft zu gestalten, die sich weiterentwickeln und wachsen kann.

Früher hielt ich mich einfach für unfähig, weil ich nicht in der Lage war, zwischen den Zeilen neurotypischer Äußerungen zu lesen. Inzwischen weiß ich, dass die meisten Neurotypischen auch nicht so gut darin sind. Nichtautist:innen verarbeiten komplexe Situationen zwar intuitiv und schnell, machen dabei aber viele Fehler. Du hast sicher auch schon oft erlebt, dass ein wirklich selbstbewusster, extrovertierter Mensch eine Situation falsch eingeschätzt hat, jemand anderem ins Wort gefallen ist oder etwas Beleidigendes gesagt hat, ohne es zu merken oder sich darum zu kümmern. Solche Fehltritte haben negative Folgen, aber normalerweise trägt die allistische Person, die sich danebenbenommen hat, nicht die Hauptlast des Fehlers. Viele Personen im Umfeld sind eifrig damit beschäftigt, den Schaden zu beheben, das Missverständnis zu klären oder verletzte Gefühle zu beschwichtigen. Eine der befreiendsten Erkenntnisse, die ich als autistischer Mensch gewonnen habe, ist, dass es nicht gefährlich ist, Fragen zu stellen, mich nötigenfalls einzumischen oder ehrlich meine Meinung zu sagen. Wenn man sagt, was man will und braucht, hat man tatsächlich eine Chance, es zu bekommen. Und damit macht man es auch den anderen leichter, ihre Bedürfnisse offener zu äußern.

Abschied von neurotypischen Erwartungen

»Wenn neue Mitbewohner einziehen wollen, stelle ich gleich klar, dass ich nicht immer den Abwasch machen kann«, sagte Reese. »Er wird dann eben nicht erledigt. Aber ich schaffe es manchmal nicht. Und wenn das nicht passt, ist ein Zusammenleben nicht möglich.«

Bevor die autistische Autorin und Stripperin Reese Piper mit Mitte 20 erfuhr, dass sie Autistin ist, fiel es ihr sehr schwer, ihr Leben in den Griff zu bekommen. Sie war extrovertiert, kontaktfreudig und hatte in der Schule gute Noten gehabt, war aber nicht in der Lage dazu, sich selbst oder ihr Zimmer sauber zu halten oder pünktlich zu sein. Ihre Kleidung war oft fleckig, und beim Essen beschmierte sie sich das Gesicht. Sie vergaß, auf Textnachrichten zu antworten, und konnte nur wenige enge Freundschaften gleichzeitig pflegen. Als sie die Diagnose Autismus erhielt, änderte sich damit nichts grundlegend, aber es gab Reese eine Erklärung dafür, warum der Alltag für sie schwierig war.

Sie sagte: »Ich habe eine Behinderung und hatte mein ganzes Leben lang eine Behinderung. Weil es eine Behinderung ist, habe ich Anspruch auf Unterstützung, und das zuzugeben, ist gut.«

Bevor sie sich selbst als autistisch akzeptierte, versuchte Reese, alle »verräterischen« Anzeichen einer Störung zu verbergen. In der Striptease-Bar, in der sie arbeitete, galt sie als sympathisch, bezaubernd und verführte Kunden dazu, viele Tänze zu kaufen. Sie hatte sich die üblichen Redensarten angeeignet. Aber potenzielle Freund:innen und Liebespartner hielt sie auf Distanz. Sie wollte nicht, dass irgendjemand ihr zugemülltes Auto oder den Geschirrstapel in ihrem Spülbecken sah. Die Außenwelt auf Abstand zu halten, war für sie der anstrengendste Teil des Maskings. Um wie eine funktionierende Erwachsene zu wirken, waren viele Tarnmanöver und panische Ausreden nötig. Der wichtigste Schritt ihres Unmaskings bestand darin, offen einzugestehen, wozu sie fähig war und wozu nicht, und andere ihre Konsequenzen daraus ziehen zu lassen.

»Mir wäre es schon peinlich, irgendjemanden in mein Auto einsteigen zu lassen, weil es die reinste Müllhalde ist«, gestand sie, »aber wenn jemand mitgenommen werden muss, dann ist es mir scheißegal. Soll er doch damit klarkommen, ist ja kein Weltuntergang, ist ja nur Durcheinander.«

Bei Reese und vielen anderen Autist:innen zeigt sich die Selbstakzeptanz nicht in makelloser und gleichmütiger Selbstliebe, sondern geschieht nach dem Motto »Scheiß drauf, damit müssen sie eben klarkommen«, mit dem sich der Wunsch nach einer sauberen Fassade abschütteln lässt. Reese gibt ehrlich zu, wer und wie sie ist – auch wenn das potenzielle Mitbewohner:innen abschreckt, die eh nicht zu ihr gepasst hätten. Schritt für Schritt verabschiedet sie sich so bei der Bewertung ihres Lebens von neurotypischen Maßstäben.

Manche Autist:innen glauben, das Endziel des Unmaskings sei, sämtliche verinnerlichten Stigmatisierungen zu überwinden und völlig frei von Scham zu leben. Ich halte das nicht für ein realistisches Ziel, das man anstreben sollte. Ableismus ist ein gesellschaftliches Phänomen, dem wir uns nicht völlig entziehen können. Wir können allerdings lernen, ihn als ein kulturell geprägtes Wertesystem zu betrachten, das außerhalb von uns existiert und oft unseren persönlichen Werten zuwiderläuft. Die Stimme in meinem Kopf, die mir sagt, dass es schlecht ist, dass ich nicht selbst koche, ist nicht meine Stimme, sondern eine aus mir sprechende Programmierung von außen, und ich muss nicht auf sie hören. Lieber rufe ich mein eigentliches Ich auf, das Lesen, Schreiben, Tanzpartys und Videospiele mag. Und ich weiß, dass es ein lohnender Tausch ist, wenn ich diesem Ich mehr Zeit schenke, indem ich mich von Snacks und Fast Food ernähre. Ich kann auch noch weitergehen und mir ins Bewusstsein rufen, dass in der Gesellschaft um mich herum extreme Unabhängigkeit in einem hohen und zu Isolation führenden Ausmaß verherrlicht wird. Es gibt viele Beispiele in der Geschichte und anderen Kulturen, die zeigen, dass Menschen oft nicht für sich selbst gekocht haben.[13] Mahlzeiten wurden gemeinschaftlich oder von Fachpersonal zubereitet, weil es so arbeits- und zeitintensiv war. Fast Food und Imbissstände gibt es schon sehr lange! Früher hatten die meisten Privathaushalte nicht einmal eine Küche, weil man weniger isoliert voneinander lebte und die Verantwortung für die Essenszubereitung auf die Gemeinschaft verteilt war. Es ist also völlig in Ordnung, dass ich zum Sattwerden auf fremde Hilfe zurückgreife. Würde ich in einer Zeit und an einem Ort leben, wo nicht jede:r Einzelne für die Zubereitung des eigenen Essens zuständig wäre, würden meine Schwierigkeiten damit gar nicht auffallen.

Weil wir in einer derart individualistischen Welt leben, haben viele autistische Menschen gelernt, Kompromisse einzugehen und zu akzeptieren, dass sie Hilfe benötigen. Die meisten von uns (neurotypisch wie neurodivergent) sind einfach nicht dafür geschaffen, alles allein zu machen, und um ein erfülltes Leben zu führen, müssen wir entweder die Hilfe in Anspruch nehmen, die wir brauchen, oder uns von bestimmten Erwartungen lösen. Das wird in der Arbeit der autistischen Coachin Heather Morgan deutlich: Sie fordert von ihren Klient:innen (und von sich selbst), dass sie ihre persönlichen Werte damit vergleichen, wie sie ihr Alltagsleben bewältigen.

»Ich bin eine verheiratete Mutter mit zwei Kindern, und bei uns vieren kommen allerlei Behinderungen und Besonderheiten zusammen, die sowohl meine Energie einschränken als auch meine Arbeitslast erhöhen«, schreibt Heather in ihrem Blog.[14] »Ich habe es mit einem Strom aus konkurrierenden Stimmen und Prioritäten zu tun, die alle um meine Zeit und Aufmerksamkeit buhlen.«

Heather Morgan unterrichtet, schreibt, coacht und absolviert ein Aufbaustudium in Theologie. Sie hat unglaublich viel zu tun, und wegen ihrer körperlichen Behinderungen muss sie einiges erledigen, während sie im Bett liegt. Sie hat einfach nicht genug Zeit oder Energie zur Verfügung, um sich um alles zu kümmern. Aber Heather hat ein feines Gespür dafür, wer sie ist und was ihr am wichtigsten ist, und danach entscheidet sie, was als Nächstes drankommt, wozu sie Ja sagt und was sie sein lässt.

Heather hat ihre Übung zur wertebasierten Integration auch selbst durchgeführt und sich an die Erlebnisse in ihrer Vergangenheit erinnert, bei denen sie sich am lebendigsten gefühlt hat. Sie hat diese Erinnerungen sorgfältig freigelegt und festgestellt, was sie so kraftvoll gemacht hat. Drei Werte hatten alle Schlüsselerlebnisse gemeinsam: Ehrlichkeit, Verbundenheit und Transformation. Das sind die drei Eigenschaften, die für sie über allem anderen stehen. Heather hat es sich zur Gewohnheit gemacht, diese Werte mit ihrem pulsierenden Alltag zu vergleichen. Ob ihr Leben gerade mit ihren Werten übereinstimmt, prüft Heather anhand von vier Fragen, die ich im Folgenden in eine Reflexionsübung umgewandelt und ausgebaut habe. Um die Übung durchzuführen, solltest du deine Werteliste aus den bisherigen Übungen zur wertebasierten Integration zur Hand haben.

Wertebasierte Integration[15]

Schritt 3: Wird dein Leben von deinen Werten geleitet?

1. **Was mache ich gerade alles?**
   Überlege: Wie verbringst du deine Tage? Versuche, mindestens eine Woche lang deinen Alltag genau zu dokumentieren.
2. **Was entspricht meinen Werten und was macht mir Freude?**
   Reflektiere: Nachdem du eine Woche lang sorgfältig Tagebuch über deine Aktivitäten geführt hast, schaust du zurück und notierst dir, welche Tätigkeiten mit deinen Werten übereinstimmen und welche nicht. Du kannst jedem deiner Werte eine Farbe zuweisen und mit Textmarkern hervorheben, welche Aktivitäten mit welchen Werten übereinstimmen.
3. **Gibt es wiederkehrende Themen?**
   Erkenne: Bilden die Tätigkeiten, die sich am besten anfühlen, oder die Dinge, auf die du dich immer wieder freust, irgendwelche Muster? Was verbindet die Aktivitäten, die mit deinen Werten übereinstimmen, und die, die nicht damit übereinstimmen?
4. **Gib ab, was nicht zu dir passt**
   Hol dir Hilfe oder in Heathers Worten: »Was von all dem, was du machst, könnte auch jemand anderes tun? Was müsste nicht so regelmäßig gemacht werden, wie du es tust – wenn überhaupt?«

Übungen wie diese können uns vor Augen führen, wo wir Zeit »verschwenden«, indem wir den Erwartungen unserer neurotypischen Mitmenschen nachkommen oder einer schwammigen Idee von gesellschaftlichen Standards nacheifern. Sobald wir es schaffen, etwas Abstand zwischen diese unausgesprochenen Anforderungen und unser eigentliches Selbst zu bringen, wird es viel einfacher, Nein zu sagen.

In ihrem Blog erzählt Heather die Geschichte eines Klienten, der durch diese Übung begriff, dass er jeden Abend zwei Stunden damit verbrachte, das Haus zu saugen und den Herd zu putzen, nicht weil es ihm Spaß machte (oder ihm das Ergebnis gefiel), sondern weil seine Mutter ihn dazu erzogen hatte. Kurz darauf hörte er damit auf.

Mein Freund Cody ist Autist mit traumatischer Vorgeschichte, und für ihn war es eine große Erleichterung, sich einzugestehen, dass er nie in der Lage sein wird, so zu trainieren, wie es die Gesellschaft von einer nicht behinderten Person erwartet.

Alles, was Codys Herzfrequenz erhöht, erinnert ihn zu sehr an die erlebten Misshandlungen. Schweres Atmen bedeutete in seiner Kindheit nur eines: dass er versuchte, einer gefährlichen Situation zu entkommen. Sein Körper ist ein fein kalibriertes Selbstschutzinstrument, aber nicht geeignet für sportliche Anstrengung. Also hat Cody seinen Frieden damit gemacht und gönnt sich nur noch körperliche Aktivitäten, die ihm guttun, etwa sanfte Gymnastik, Wassertreten und Massagen.

Ich kenne unzählige autistische Erwachsene, die bestimmte Dinge bewusst aufgegeben haben, um ein gesundes Leben zu führen. Viele von uns (ich eingeschlossen) hören beispielsweise auf, selbst zu kochen, weil es so zeit- und planungsintensiv ist. Die Planung des Einkaufs, die Zubereitung, das Putzen und Schneiden der Zutaten, das Überprüfen der Vorräte, das rechtzeitige Entsorgen von Resten, das Abschätzen, welche Aromen und Texturen man in den nächsten Tagen überhaupt verträgt – das alles kann viel mehr Aufwand bedeuten, als es wert ist. Da befreien wir uns lieber ganz von dieser Last und ernähren uns von Fertiggerichten und Fast Food. Oder wir bitten jemand Nahestehenden, die gesamte Essensplanung und den Einkauf zu übernehmen. Wichtig ist nur, satt zu sein und Zeit für das zu haben, was uns im Leben am wichtigsten ist.

Wenn maskierte Autist:innen im Erwachsenenalter erfahren, dass sie ihr ganzes Leben lang eine Behinderung verborgen haben, bricht oft ihre ganze Welt zusammen. Die Veränderung des Selbstbilds ist ein langer Prozess. Er umfasst möglicherweise Trauer, Wut, Scham und Dutzende von Aha-Erlebnissen, die die Augen dafür öffnen, dass etwas typisch autistisch war. Auch wenn viele von uns ihre autistische Identität als eine positive Seite ihres Lebens erkennen, ist es auch wichtig, die eigenen Grenzen zu akzeptieren. Je klarer wir sehen, was wir gut können und wo wir Hilfe benötigen, desto eher können wir ein Leben führen, das gut, nachhaltig und sinnstiftend mit dem anderer verflochten ist.

Ein letztes (und meiner Meinung nach entscheidendes) Puzzleteil ist die Überprüfung deiner Vorstellung, wie ein normales oder gesundes autistisches Leben aussieht. Dafür umgibst du dich am besten mit anderen autistischen und behinderten Menschen, lässt die reiche Vielfalt unserer Community auf dich wirken und lernst unsere einzigartigen Lebensweisen schätzen.

Gemeinschaft finden (und schaffen)

»Die meisten sexuell ›normalen‹ Leute wissen gar nicht, dass in der BDSM-Szene viele autistische Nerds unterwegs sind. Die Leute stellen sich darunter irgendwas Gemeines, Heftiges, Abartiges vor, dabei ist da nur ein Haufen Nerds, die sich mit verschiedenen Seilarten befassen und sich zur Stimulierung zum Beispiel auspeitschten lassen«, erzählte Tisa.

Tisa, die jedes Jahr in einer Wohnsiedlung im Mittleren Westen eine BDSM-Convention organisiert, sieht genau so aus, wie man sich jemanden aus der Szene vorstellt: lilafarbene Zöpfe, die bis zur Taille reichen, schwarze Kleidung, zahlreiche Piercings. Außerdem ist sie eine typische Autistin. Wenn sie nicht gerade in einem Konferenzhotel einen speziellen Dungeon einrichtet, spielt sie mit Freund:innen Brettspiele und bemalt Miniaturfiguren. Die Bekanntenkreise aus der Autismus- bzw. BDSM-Szene überschneiden sich laut Tisa stark. Beide Gruppen sind voller neurodivergenter Menschen.

»Autist:innen vertiefen sich gerne fünf Stunden lang in ein Fantasy-Rollenspiel, und einige von uns mögen eben die sensorische Erfahrung, gefesselt zu werden. Beide Communitys sind etwas für Außenseiter.«

Autist:innen haben viele Nischengemeinschaften gegründet und aufgebaut – teils aus der Not heraus, teils, weil ihre Interessen und ihre Lebensart einfach seltsam sind. Wer eine Furry-Convention, einen Anime-Club, einen BDSM-Dungeon, ein besetztes Haus oder eine Gaming-Wettkampfstätte betritt, trifft dort garantiert Dutzende von Autist:innen, einige davon sogar auf wichtigen Leitungs- oder Orga-Posten.

Autist:innen haben im Grunde das Wesen der Fangemeinden erfunden. In seinem Buch *NeuroTribes* (deutscher Titel: *Geniale Störung*) beschreibt Steve Silberman, dass Autist:innen Anfang des 20. Jahrhunderts mit dem Automobil, zu Fuß und auch per Anhalter durchs Land reisten, um Leute zu treffen, die ihre Nischeninteressen teilten.[16] In den Anfängen der Science-Fiction gaben autistische Erwachsene die ersten Fanmagazine heraus und verbreiteten Fanfiction per Post und Radio.[17] Autist:innen halfen bei der Planung der ersten Science-Fiction-Conventions und gehörten zu den ersten *Star-Trek*-Fans und Fan-Fiction-Verfasser:innen. Lange bevor es das Internet gab, fanden autistische Nerds einander über Kontaktanzeigen im hinteren Teil von Zeitschriften. Kaum war das Internet etabliert, füllten autistische Menschen es mit Foren, Chatrooms, Massively Multiplayer Online Games und vielem mehr, um Gleichgesinnte zu finden und sich zusammenzuschließen.[18]

Autist:innen beschäftigen sich nicht nur gerne obsessiv mit extrem ungewöhnlichen Themen und verfügen über die nötigen Kenntnisse für den Aufbau solcher Netzwerke.[19] Viele maskierte Autist:innen konzentrieren sich auch auf die sozialen und praktischen Aspekte von Online- und persönlichen Kontakten. Sie sind es oft, die den Brettspielabend planen, die an den Einstellungen des Webforums tüfteln, bis es schön übersichtlich ist, und die Regeln für das Meeting ausarbeiten, damit es keinen Streit gibt.

»Ich bin nicht so der Typ Mathe-Autistin«, sagte Tisa. »Aber ich denke zwanghaft über die Menschen nach. Welcher Veranstaltungsort ist für die Leute am angenehmsten? Welche Stühle eignen sich für dicke

Körper? Wie kann ich verhindern, dass die da mit dem da interagieren muss, den sie hasst? Über so was erstelle ich mir im Kopf Diagramme.«

Wenn Autist:innen die Planung von Events übernehmen, können sie Umgebungen schaffen, die auf ihre sensorischen und sozialen Bedürfnisse zugeschnitten sind. In kleinen, authentischen Subkulturen, die von Autist:innen geschaffen und gepflegt werden, bekommen wir einen Eindruck davon, wie eine Gesellschaft aussehen könnte, die Neurodiversität wirklich akzeptiert. Und es zeigt sich, dass eine autismusfreundliche Umgebung vielen Menschen offensteht, nicht nur Autist:innen. Sie ist oft für alle viel angenehmer.

Früher habe ich mich von außergewöhnlichen Communitys ferngehalten und den Umgang mit Menschen gemieden, die ihre Unbeholfenheit nicht so gut verbergen konnten wie ich. Ich habe mein Bestes gegeben, um möglichst normal und neurotypisch zu wirken, und hatte Angst, als seltsam erachtet zu werden, wenn ich mich neben jemanden gestellt hätte, der gegen die Regeln der Gesellschaft verstieß.

Ich habe einige von Selbsthass geplagte Transpersonen kennengelernt, die aus einer ähnlichen Einstellung heraus Abstand halten zu allen Personen, die unsere Community vermeintlich in ein schlechtes Licht rücken könnten. Einige haben etwas gegen Transmenschen, die deutlich so aussehen und sich nicht die geringste Mühe geben, als cis »durchzugehen«. Oder sie behaupten, dass alle, die nicht unter qualvoller Geschlechtsdysphorie leiden, ihr Transsein nur um der Aufmerksamkeit halber vortäuschen. Das ist eine furchtbar kontraproduktive Einstellung, denn die gegenseitige Verachtung trennt und vereinzelt nur. Anstatt die Selbsthilfenetzwerke und Interessenvertretungen zu organisieren, die wir dringend brauchen, lassen wir uns von Selbsthass auseinandertreiben.

Obwohl ich weiß, wie destruktiv diese Einstellung bei Transmenschen ist, bin ich früher in ähnlicher Weise davor zurückgeschreckt, mich mit anderen Autist:innen zusammenzuschließen. Ich habe genau diese Einstellung gegenüber sichtbar autistischen Menschen wie meinem Klassenkameraden

Chris gepflegt. Im Kreis meiner Mitschülerinnen machte ich mich ebenso lustig über ihn wie alle anderen, aber insgeheim war ich angetan von seinen Eigenheiten und Bewegungen. Erst jetzt, im Nachhinein, wird mir klar, dass ich Chris mochte und mich zu ihm hingezogen fühlte. Er war klug, interessant und sein Körper bewegte sich so, wie er es brauchte. Das faszinierte mich zwar, aber gleichzeitig hasste und fürchtete ich dieses Gefühl. Meine verinnerlichte Stigmatisierung stieg hoch, vergiftete meine Gefühle und machte mich vor lauter Selbsthass intolerant.

Als ich mit Ende 20, Anfang 30 anfing, meinen Autismus zu akzeptieren und andere Autist:innen kennenzulernen, ließ mein unangebrachter Hass langsam nach. Der erste Schritt war, dass ich einer genderqueeren Gesprächsrunde beitrat. Eigentlich hatte ich gar nicht vor, dort Autist:innen zu treffen, aber ich hatte gerade festgestellt, dass ich neurodivergent bin, und schnell erkannte ich bei den anderen Anwesenden einige meiner eigenen autistischen Züge wieder. Alle waren ein bisschen schüchtern und emotional distanziert, wurden aber lebhaft, wenn das Thema auf besonders beliebte Mangas oder philosophische Werke kam. Viele experimentierten mit ungewöhnlichen Kleidungsstilen und Gender-Varianten, aber niemand wurde dafür kritisiert, »falsch« auszusehen oder die Geschlechternormen nicht zu erfüllen.

Die Regeln und Abläufe der Genderqueer-Gruppe waren ebenfalls auf autistische Menschen und deren Kommunikationsbedürfnisse zugeschnitten. Das Moderationsteam suchte jede Woche ein bestimmtes Diskussionsthema aus und stellte präzise Regeln darüber auf, wann man sprechen sollte, wie man die Grenzen anderer achtete und was zu tun und zu sagen war, wenn eine Äußerung unabsichtlich Anstoß erregte. Erwachsene in meinem Alter brachten Stofftiere und andere Trostspender zu den Treffen mit und nahmen teil, ohne jemals aufzublicken oder Augenkontakt herzustellen. Einige kamen schweigend herein, kuschelten sich auf dem Boden zusammen und sagten fast nie irgendetwas. Alle paar Wochen war »Tag der Deckenhöhle«, an dem wir alle zusammen den neonbeleuchteten Versammlungsraum mit Lichterketten schmückten und in eine gemütliche Höhle aus Kissen und Decken verwandelten. Ein paar Jahre zuvor hätte ich mich geschämt, in eine derart kuschlig-gefühlige Umgebung einzutauchen, aber jetzt hatte ich das Bedürfnis, mich mit Transmenschen anzufreunden, und in der Genderqueer-Gruppe fühlte ich mich wohl.

Nach einigen Monaten kam in der Genderqueer-Gruppe das Thema Autismus auf. Ich outete mich vor allen und erfuhr, dass viele Teilnehmende auch neurodivergent waren. Das Orga-Team erzählte, dass Richtlinien und Aufbau der Gruppe mit Rücksicht auf neurodiverse Bedürfnisse gestaltet worden waren. Im Laufe der vielen Jahre ihres Bestehens war die Leitung der Gruppe oft in Händen von Autist:innen gewesen oder von Menschen, die später festgestellt hatten, dass sie autistisch waren. Kein Wunder also, dass dies der erste öffentliche Ort war, an dem ich mich als Erwachsener wirklich wohlfühlte. Ich traf mich auch außerhalb der Gruppe mit Teilnehmenden und bemerkte, dass ich mich nicht mehr schämte, klar identifizierbares Mitglied einer »sonderbaren« Gruppe zu sein. Vielmehr fühlte ich mich akzeptiert.

Diese Erfahrung weckte in mir den Wunsch, die Fühler auszustrecken und andere sonderbare und neurodivergente Erwachsene kennenzulernen, die unverstellt als sie selbst lebten und nicht auf mich herabschauen würden. Und so stieß ich zur autistischen Selbsthilfegruppe in der Chicagoer Stadtbibliothek. Auch dort fühlte ich mich sofort wohl. Wir saßen alle versetzt mit verschiedenen Blickrichtungen und unterhielten uns, während wir auf unsere Schuhe oder unsere Handys schauten. Niemand musste gerade sitzen, die Füße auf den Boden stellen oder das Gespräch mit gezwungenem Nicken und Lächeln in Gang zu halten. Es war herrlich.

Die Selbsthilfegruppe, an der ich teilnahm, nannte sich Autistics Against Curing Autism Chicago und war aus einer Ortsgruppe des US-weiten Autistic Self Advocacy Network hervorgegangen. Beide Gruppen wurden von Timotheus Gordon Jr. gegründet und geleitet, dem autistischen Forscher, Aktivisten und passionierten Football- und Pokémon-Fan, mit dem ich in Kapitel 1 gesprochen habe. Ein großer Teil von Timotheus' Unmasking-Prozess ist von seinem Talent geprägt, Gemeinschaften zu finden und zu schaffen, in denen er selbst sein darf – und die auch anderen Autist:innen die Freiheit geben, sie selbst zu sein.

Nach einer Kindheit und Jugend als cooler, footballverrückter Kerl ging Timotheus an der University of Minnesota aufs College. Er schloss sich einer Studentenverbindung an und fand dort neue Freunde. Er nahm auch an Poetry Slams teil und lernte andere spezielle Persönlichkeiten kennen. Langsam begann er, sein Selbstverständnis auszuweiten und Gleichgesinnte zu finden, die jede Seite von ihm zu schätzen wussten.

»In Chicago trug ich eine Maske«, erklärte er. »Ich musste der tolle Schulsportler sein, um den sich alles dreht wie um eine Ballkönigin, wenn man so will. Einer, der alles mitmacht, was die Gesellschaft zu bieten hat. Ich wollte cool sein. Aber in Minnesota habe ich gemerkt, dass ich einfach ich selbst sein kann und trotzdem viel Aufmerksamkeit bekomme.«

Als er einige Jahre später nach Chicago zurückkehrte (nach einer Zeit in Atlanta mit Kontakt zur dortigen autistischen Community), stellte Timotheus fest, dass er seine bestehenden Freundschaften vertiefen und neue Freundschaften schließen konnte. Er hatte erlebt, dass sein offen autistisches Selbst geliebt und geschätzt wurde, und konnte nun tatsächlich Bindungen aufbauen, in denen er ganz authentisch sein konnte. Er hatte schriftstellerisches und darstellerisches Talent und war ein cooler Typ, der mit seinem freundlichen Lächeln sofort die Stimmung heben konnte. Ein Kämpfer für Gerechtigkeit, der wusste, wie man Unterstützung für Menschen mit Behinderung organisiert und aufbaut. Und er war ein Nerd, der mitunter ein oder zwei Tage zu Hause blieb und am Computer spielte, um sich zu erholen. Diese unbeschwerte und absolut akzeptierende Einstellung brachte er auch in die Orga-Arbeit ein, die er für die autistische Community leistete. Er stellte autistische People of Color in den Mittelpunkt seiner Arbeit und sorgte dafür, dass LGBTQ-Personen in den von ihm geschaffenen Räumen aktiv und willkommen waren. Mit Unterstützung anderer Aktivist:innen setzte er sich für CESSA ein, den Community Emergency Services and Support Act. Mit diesem Gesetz soll Illinois ein psychiatrisches Notfallteam einrichten, das statt der Polizei oder anderer Strafverfolgungsbehörden ausrückt, wenn bei einem Notruf psychische Probleme im Spiel sind.[20] In seiner Arbeit wie auch in seinem Privatleben hat Timotheus es geschafft, seine Werte voll und ganz zu leben und dafür zu kämpfen, dass Chicago zu einem Ort wird, an dem schwarzer Autismus respektiert und geschätzt wird.

Ungefähr zu der Zeit, als ich auf die von Timotheus organisierten Selbsthilfegruppen stieß, beschloss ich, die Kindheit und Jugend nachzuholen, die ich mir selbst verwehrt hatte, und begann, Anime- und Comic-Conventions zu besuchen. Auch dort fühlte ich mich als Autist wohl. Alle trugen bequeme, auffällige Kleidung. Man konnte mit Leuten ins Gespräch kommen, indem man sie auf ihr Kostüm oder ihre Anstecknadel mit Videospielmotiv ansprach. Die Panels waren voller interessanter Menschen, die auf ihre Hände starrten und alte Bücher interpretierten, die fast niemand gelesen hatte. Ihre klar zu erkennende Leidenschaft ließ auch meine Selbstliebe wachsen.

Nicht nur, dass sich auf diesen Zusammenkünften lauter Sonderlinge wie ich trafen. Sie waren auch so geplant, dass sie für uns angenehm waren. Richtlinien legten genau fest, wie man mit anderen umgehen sollte und was zu tun war, wenn man Zeuge von Gewalt, sexueller Belästigung oder Intoleranz wurde. Auf vielen Veranstaltungen wurde auf Apps verwiesen, mit denen man Probleme oder Belästigungen melden konnte, sodass man selbst dann um Hilfe bitten konnte, wenn man sich im autistischen Shutdown befand. An jeder Ecke standen Freiwillige, die den Leuten halfen, sich zurechtzufinden, und erklärten, wo man stehen und was man tun sollte. Es gab spezielle reizarme Räume, in denen sich Reizüberflutete bei gedämpftem Licht, leiser Musik und Snacks entspannen konnten.

Ich konnte vom Flair der Conventions nicht genug bekommen und besuchte noch mehr Events: Midwest FurFest, Anime Central, International Mr. Leather. Dort lernte ich Tisa kennen, die autistische BDSM-Organisatorin, und erfuhr, dass gerade neurodivergente Personen oft das organisatorische Herz dieser Veranstaltungen bildeten.

»Es heißt immer, das Internet sei eine Welt für Autist:innen, die von autistischen Menschen gebaut wurde«, sagte sie. »Aber bei den meisten außergewöhnlichen Subkulturen im echten Leben ist es genauso. Man braucht ein autistisches Maß an Leidenschaft, um so was zu stemmen. Und den Mut, seltsam zu sein.«

Es stimmt, dass autistische Menschen in vielen dieser Communitys eine treibende Kraft sind. Auf dem Midwest FurFest finden jedes Jahr mehrere Podiumsdiskussionen über Autismus in der Furry-Community, also der Gemeinschaft, die sich für anthropomorphe Tiere interessiert, statt, denn die beiden Identitäten überschneiden sich stark. Die Brony-Community (Fans von *My Little Pony*) wird von autistischen Kindern und Erwachsenen dominiert. In der Netflix-Dokumentation über die Subkultur wurde dieser Umstand sehr betont,[21] ebenso wie in Forschungsarbeiten über den therapeutischen Nutzen von außergewöhnlichem Fangemeinden für autistische Erwachsene und Kinder.[22] Auch in der Anime-, Manga- und Comic-Szene sind neurodivergente Menschen jeden Alters stark vertreten.

Behinderte Erwachsene wirken mit, wenn Panels zusammengestellt und Räume entworfen werden, die auf die sensorischen Bedürfnisse der Besucher:innen zugeschnitten sind. Sie stellen einen Großteil des Programms auf die Beine, besetzen die Stände und stellen in liebevoller Handarbeit die Waren her, die in den Hallen verkauft werden. Wie viele autistische Menschen es in diesen Subkulturen gibt, lässt sich nur schwer schätzen, aber es ist offensichtlich, dass wir sie von Anfang an ganz wesentlich mit aufgebaut haben – weil wir dringend Orte brauchen, wo wir Zugehörigkeit finden können, weil seltsame Subkulturen ein wunderbares Ventil für unsere Hyperfokussierung sind und weil wir dort unsere Andersartigkeit leben können, ohne viel zu riskieren.[23]

Forschungen haben ergeben, dass Autist:innen in der Gegenwart von anderen Neurodivergenten viel umgänglicher sind.[24] Wir sehnen uns genauso sehr nach Freundschaft und Zugehörigkeit wie Nichtautist:innen.[25] Obwohl bei allistischen Menschen fälschlicherweise der Eindruck entstehen kann, dass wir kein Interesse an Kontaktaufnahme haben, bemühen sich die meisten von uns jeden Tag ihres Lebens darum, akzeptiert zu werden. Sind wir unter uns, ist es viel einfacher, diese sozialen Bedürfnisse auf eine wahrhaftige und unkomplizierte Weise zu befriedigen.

Wie Reese Piper es ausdrückt: »Die Neurotypischen sind es, die Autismus als soziale Störung einstufen.« Autist:innen mangelt es nicht an Kommunikationsfähigkeit oder dem Wunsch nach Kontaktaufnahme. Wir sind nicht dazu verdammt, uns auf ewig einsam und kaputt zu fühlen. Wir können aus dem zermürbenden Kreislauf aussteigen, in dem wir nach neurotypischer Akzeptanz streben und trotz aller Mühen abgelehnt werden. Stattdessen können wir uns gegenseitig unterstützen, fördern und unsere eigene neurodiverse Welt schaffen, in der alle – auch die Neurotypischen – willkommen sind. Im letzten Kapitel des Buches besprechen wir, wie eine solche Welt aussehen könnte. Aber bevor wir überlegen, wie wir unsere Welt einladender gestalten können, folgen hier einige Tipps, wie du eine Gemeinschaft von autistischen und anderen neurodivergenten Menschen finden kannst.

Organisationen

- Über das Internet kannst du Initiativen, Organisationen und Verbände finden, die in deiner näheren Umgebung aktiv sind. Sieh dir die Angebote an und entscheide, ob etwas für dich Passendes dabei ist.
- Suche nach Gruppen, die sich Interessenvertretung, Behindertenrechte oder Selbsthilfe auf die Fahnen geschrieben haben und von Autist:innen für Autist:innen organisiert werden.
- Wenn sich eine Organisation in erster Linie um die Unterstützung der allistischen Familienmitglieder von Autist:innen kümmert oder das Streben nach »Heilung« im Fokus steht, handelt es sich höchstwahrscheinlich nicht um ein unterstützendes Umfeld.
- Meide die Organisation Autism Speaks und alle Gruppierungen, die mit ihr zusammenarbeiten.[26]
- Vertrauenswürdige Organisationen werden von Autist:innen geleitet und ermöglichen viele unterschiedliche Arten der Teilnahme, sodass nonverbale Autist:innen und Menschen mit körperlichen Behinderungen willkommen sind.

Online-Gruppen

- Suche auf Social-Media-Seiten nach Hashtags wie #AutismusVerstehen, #AutismusErwachsene, #AutismusHelden, #LebenmitAutismus oder #AutismusAkzeptanz. Viele deutschsprachige Beiträge führen auch englische Hashtags wie #ActuallyAutistic oder #AutisticJoy.

- Auch wenn Facebook nicht mehr so beliebt ist wie früher, empfehle ich, dort einmal nach Interessenvertretungen und Selbsthilfegruppen zu suchen, besonders nach Gruppen in deiner Gegend oder bestimmten Communitys (schwarze Autist:innen, Transgender-Autist:innen, Autist:innen in der Genesung von Essstörungen usw.). In geschlossenen Facebook-Gruppen kann ein vertraulicherer Austausch stattfinden als auf anderen Social-Media-Seiten.
- Auf der Website reddit.com erhältst du nach der Eingabe des Suchbegriffs »Autismus« die Möglichkeit, Diskussionen und Beiträge einzusehen und einiges über die autistische Identität zu erfahren (siehe dazu auch r/autismus).
- Wrong Planet (wrongplanet.net) ist ein bewährtes, allerdings englischsprachiges Forum für Autist:innen, ADHS-Betroffene und andere neurodivergente Menschen. Große und aktive deutschsprachige Foren findest du etwa unter selbsthilfeforum.aspies.de und adhsautismus.de/forum.
- Wenn du dich durch die verschiedenen Angebote arbeitest, dann achte darauf, dass in den Communitys auch nicht weiße Stimmen, autistische Transpersonen und nonverbale Autist:innen willkommen sind und eine gesunde Streitkultur herrscht.
- Meide Gruppen und Seiten, die sich an nicht autistische Eltern autistischer Kinder richten, die Autist:innen verniedlichen oder das autistische Erleben zu sehr vereinfachen oder in denen Einzelpersonen ihre Erfahrungen als repräsentativ für alle darstellen.

Spezialinteressen

- Eine gute Möglichkeit, gleichgesinnte neurodivergente Menschen kennenzulernen, bieten lokale Gruppen, die sich einem gemeinsamen Spezialinteresse widmen. Suche online nach Fangemeinschaften und Gruppen, die sich mit den Themen befassen, die dich interessieren, zum Beispiel mit Comics, Animes, Pilzen und Pflanzen oder Wanderungen.

- Findest du im Internet keine geeignete Gruppe, kannst du nach Veranstaltungen und Treffen suchen, die in Bibliotheken, Buchhandlungen, Comicläden, queeren Stadtteilzentren, Schwulenbars, BDSM-Dungeons, Stadtparks, Cafés oder Sammlershops angeboten werden.
- Auch wenn beide Plattformen weniger beliebt sind als früher, sind Facebook und Meetup immer noch gute Adressen, um Gruppen mit bestimmten Interessen oder Treffpunkte für Menschen mit sozialen Ängsten oder mangelndem Vertrauen in ihre sozialen Fähigkeiten ausfindig zu machen.
- Suche nach Conventions, die mit deinen Spezialinteressen zu tun haben und in deiner Nähe stattfinden, und tritt den damit verbundenen Online-Communitys bei. Oft gibt es vor Ort eine starke Fangemeinde, die das ganze Jahr über kleinere Zusammenkünfte und Events organisiert.
- Da Gruppen, die sich um ein gemeinsames Hobby oder Interesse drehen, nicht explizit für autistische Menschen gedacht sind, solltest du nach Möglichkeit Informationen über ihre Barrierefreiheit einholen. Beispielsweise gibt es zwar viele autistische Anime-Fans, aber ein Teil der Community ist ableistisch, rassistisch und tendiert zum Rechtsextremismus. Dies gilt für fast jede breit gefächerte Gemeinschaft. Womöglich musst du etwas tiefer nachbohren, um herauszufinden, welche Kreise für dich sicher sind und mit deinen Werten übereinstimmen.

Worauf du generell achten solltest

- Es ist normal, sich beim ersten Treffen mit einer Person oder einer Gruppe unwohl zu fühlen oder nervös zu sein. Solange du keine schwerwiegenden Warnsignale wahrnimmst, solltest du meiner Meinung nach dreimal bei Gruppentreffen dabei sein, um entscheiden zu können, ob das Ganze zu dir passt.
- Achte darauf, wer zur Teilnahme oder zum Eintreten ermutigt und wer übersehen oder eher abgeschreckt wird. Finden Treffen in einer

Gegend statt, in der sich eher wohlhabende Weiße aufhalten? Ist der Ort für Menschen im Rollstuhl barrierefrei?

- Zu 100 Prozent barrierefreie Gruppen wird es kaum geben (weil manche Menschen inkompatible oder konkurrierende Zugangsbedürfnisse haben), aber Gruppen sollten ihr Bestes tun, um sowohl aktuellen als auch potenziellen Mitgliedern die Teilnahme zu erleichtern. Gibt es nonverbale und asynchrone (also nicht zeitgebundene) Möglichkeiten zur Teilnahme? Werden die sensorischen Bedürfnisse der Teilnehmer berücksichtigt (zum Beispiel durch das Verbot starker Parfüms)?
- Achte beim Kennenlernen darauf, wie in der Gruppe mit Konflikten und Kritik umgegangen wird. Ist die Leitung offen für Kritik und nimmt sie ernst? Sind die Mitglieder in der Lage, ein gesundes Maß an Konflikten zu bewältigen und sie als Chance für eine Entwicklung zu betrachten, oder besteht ein großer Druck, die Wogen so schnell wie möglich zu glätten? Hast du das Gefühl, dass man hier seinen Standpunkt durchaus auch mal ändern oder sich irren darf?
- Wenn du dein ganzes Leben lang eine Maske getragen hast, wirst du in einem autistisch geprägten Umfeld wahrscheinlich erst einmal Angst verspüren. Möglicherweise be- oder verurteilst du sogar das Verhalten der anderen. Das ist völlig normal. Die Gesellschaft hat dir sehr enge und oft grausame Regeln eingetrichtert, und anfangs kann es irritierend sein, wenn einige Personen diese brechen. Mit der Zeit wirst du dich aber mit sichtbar neurodivergentem Verhalten wohler fühlen – und das wird es dir auch leichter machen, dich zu öffnen.

KAPITEL 8

EINE NEURODIVERSE WELT

Die Rechts-, Gesundheits- und Bildungssysteme der meisten Länder gehen beim Thema Behinderung vom sogenannten *medizinischen Modell von Behinderung* aus. Das medizinische Modell versteht Behinderung als Erkrankung, die im Körper oder Geist eines Menschen wirkt. Wer behindert ist, hat demnach ein individuelles Problem, das identifiziert, diagnostiziert und dann entweder behandelt oder geheilt werden muss. Das Ziel von Medizin und Psychiatrie besteht darin zu erkennen, was mit Einzelnen nicht stimmt, und eine Intervention zu verschreiben, die die Symptome der Störung verschwinden lässt. Aufgrund dieses Glaubenssystems gibt es Organisationen wie Autism Speaks, die Autismus als furchtbares Schicksal darstellen, das den Eltern ihre Kinder raubt und dringend eine Heilung erfordert.[1] Deshalb gibt es Therapiemethoden wie ABA, die das Lebensglück oder das Wohlbefinden autistischer Kinder nicht verbessern, sie aber gehorsam und weniger hinderlich für ein geschäftiges, produktives Leben ihrer Eltern machen.

Das medizinische Modell von Behinderung hat viele von uns (und die meisten unserer Ärzt:innen und Therapeut:innen) zu der Annahme verleitet, menschliches Leid könne durch individuelle Veränderungen behoben werden. Zweifellos sind bei vielen Krankheiten und Behinderungen eine medizinische Versorgung und eine medizinische Sichtweise angebracht.

Wenn jemand aufgrund von Nervenschäden täglich unter unerträglichen Schmerzen leidet, können medizinische Behandlung und Medikamente helfen. Hat jemand eine degenerative Erkrankung, die sich wie beispielsweise Multiple Sklerose zunehmend verschlimmert, muss man die medizinische Forschung befürworten, die hoffentlich irgendwann eine Heilmöglichkeit findet.

Das medizinische Modell ist allerdings abzulehnen, wenn es dabei darum geht, Behinderungen, die durch soziale Ausgrenzung oder Unterdrückung zum Tragen kommen, zu erklären. Manchmal ist das, was die Gesellschaft (und die Psychiatrie) als individuellen Defekt sieht, in Wirklichkeit nur ein völlig harmloser Unterschied, der eher Akzeptanz und Teilhabemaßnahmen verdienen würde. Homosexualität wurde früher als psychische Krankheit eingestuft, was sie natürlich nie war. Versuche, sie zu »heilen«, haben nie funktioniert und nur zu mehr seelischen Schäden geführt. Tatsächlich hat die Einstufung homosexueller Menschen als »krank« die Einschätzung erzeugt, sie seien psychisch krank, denn Ausgrenzung und Scham tragen zu Depressionen, Angstzuständen, Suchterkrankungen, selbstverletzendem Verhalten und anderen psychischen Problemen bei.

Hier kommt das *soziale Modell von Behinderung* ins Spiel, das ursprünglich in den 1980er-Jahren von dem behinderten Wissenschaftler Mike Oliver geprägt wurde.[2] In seinen Arbeiten beschrieb Oliver Behinderung als einen gesellschaftspolitischen Status, der nicht durch Geist oder Körper geschaffen wird, sondern durch gesellschaftliche Systeme. Ein gutes Beispiel hierfür ist die Untauglichkeit der meisten Bildungseinrichtungen für gehörlose Schüler:innen. Es gibt spezielle Schulen für Gehörlose, geführt von Gehörlosen, in denen alle Gebärdensprache verwenden und Untertitel und andere Hilfsmittel selbstverständlich sind. In einer solchen Umgebung ist Gehörlosigkeit keine Behinderung. Tatsächlich wäre ein hörender Mensch, der die Gebärdensprache nicht beherrscht und in einer an den Bedürfnissen Gehörloser orientierten Welt leben müsste, der Ausgegrenzte.

Die meisten Menschen leben jedoch in einer Welt, in der Gehörlosigkeit und der Gebrauch von Gebärdensprache weitgehend unerwünscht sind und als Zeichen von Behinderung gelten. Das Wort »taubstumm« ist eine Beleidigung, weil es impliziert, dass nicht sprechende Gehörlose weniger kompetent und weniger menschlich sind als ihre sprechenden und hörenden Altersgenoss:innen. Diese Einstellung sorgt noch immer dafür, dass die meisten öffentlichen Einrichtungen Gehörlosen nicht die Hilfen bieten, die sie benötigen.[3] So *werden* gehörlose Menschen in den meisten Schulen (und anderen Einrichtungen) aktiv *behindert*. Dasselbe gilt für Blinde, die häufig vom Schulsystem ausgeschlossen werden, weil ihnen Braille-Lehrmaterial und Bildschirmlesesoftware verweigert werden. Betroffen davon sind ebenso stark übergewichtige Menschen, deren Körper bei der Gestaltung von öffentlichen Verkehrsmitteln, Klassenzimmern oder bei medizinischen Geräten nicht berücksichtigt werden und die häufig von medizinischen Forschungsstudien ausgeschlossen werden.[4]

Das soziale Modell von Behinderung wirft einen anderen Blick auf viele der Probleme, mit denen autistische Menschen zu kämpfen haben. Jede:r von uns wurde schon mehrfach übersehen und ausgegrenzt, weil die Gesellschaft unsere Andersartigkeit als beschämenden Mangel sieht, statt sie als schlichte menschliche Gegebenheit zu akzeptieren. Oft werden wir aus völlig willkürlichen Gründen behindert, genau wie Gehörlose. Eine Welt, in der alle Gebärdensprache verwenden, wäre möglich, aber weil die Hörenden zahlreicher sind und mehr soziale Macht besitzen als die Gehörlosen, wird der gesprochenen Sprache der Vorzug gegeben. Ebenso möglich wäre eine Welt, in der Augenkontakt nicht verpflichtend ist (und tatsächlich gilt in vielen Kulturen das Vermeiden von Augenkontakt als höflich).[5] Gesellschaften mit obligatorischem Augenkontakt be-hindern diejenigen, denen das Qualen bereitet, sowohl sozial als auch beruflich. Und durch diese Norm werden nicht nur Autist:innen benachteiligt, sondern alle, die Augenkontakt als schwierig empfinden, etwa aufgrund von sozialen Ängsten, Traumata oder weil ihre Heimatkultur dies nicht vorsieht.

Eine soziale Behinderung geht Hand in Hand mit der Pflicht zum Masking. Wer wegen selbststimulierenden Verhaltens in der Öffentlichkeit angegriffen oder gar verhaftet werden kann, *wird* sowohl sozial behindert als auch zum Masking gezwungen. Wer sich bei der Arbeit nicht an subtile, unausgesprochene soziale Regeln halten kann und deshalb Ärger bekommt oder arbeitslos wird, *wird* sozial behindert und für unzureichendes Masking schwer bestraft. Deshalb hat das Unmasking auf individueller Ebene auch seine Grenzen. Eine individuelle Lösung kann ein tief greifendes Unterdrückungssystem nicht aufheben. Solange wir in einer Kultur und einem politischen System leben, die unablässig unseren Behindertenstatus produzieren und reproduzieren, stehen uns ein vollständiges Unmasking und ein Leben in Authentizität und Leichtigkeit nicht frei.

Gegenwärtig haben diejenigen autistischen (oder neurodivergenten) Menschen am ehesten die Möglichkeit, ihre Maske abzulegen, die im Alltag eine sozial anerkannte, »machtvolle« Position einnehmen. Da ich einen Doktortitel und eine gute Professorenstelle habe, kann ich mir an vielen Tagen meine Zeit selbst einteilen, bequeme und komische Kleidung tragen, die mir Gender-Dysphorie oder Überreizung erspart, und mir im Kalender Zeit für mich reservieren, wenn ich merke, dass ein Meltdown droht. Meine autistischen Bekannten, die in Supermärkten, Restaurants, Bars und Kindertagesstätten arbeiten, haben solche Möglichkeiten nicht. Ihr Tagesablauf, ihr Erscheinungsbild und sogar ihre Gefühlsregungen sind bei der Arbeit streng vorgegeben. Allzu oft müssen sie ein Lächeln aufsetzen, ihren Schmerz hinunterschlucken und erhebliche seelische Schäden in Kauf nehmen, um ihren Arbeitsplatz zu behalten. Als kleine, harmlos wirkende weiße Person kann ich in der Öffentlichkeit mit den Händen flattern und mein Gesicht zu Grimassen verziehen, ohne dass dies große Konsequenzen hat. Wenn sich dagegen ein schwarzer Autist oder eine große autistische Transfrau in der Öffentlichkeit nicht zusammenreißen, kann es sein, dass sie angegriffen werden, die Polizei gerufen wird oder Schlimmeres geschieht.

Laut Krankenakte mögen viele dieser ausgebeuteten und marginalisierten Autist:innen weniger »gut dran« sein als ich. Sie leiden womöglich unter depressiven Schüben, Angstzuständen, Migräne, Magenschmerzen und vielem mehr. Um mit den extremen Belastungen ihres Lebens fertigzuwerden, beginnen sie mit dem Rauchen, Trinken oder nehmen Drogen. Sie schlafen nicht so viel wie ich und fühlen sich in ihrem Körper nicht so wohl. Aber medizinisch gesehen, ist ihre Behinderung nicht schwerer als meine. Sie werden nur sozial stärker eingeschränkt als ich, haben weniger gesellschaftliche Macht und Freiheit, und das fordert einen hohen Tribut.

Damit alle Autist:innen ihre Maske ablegen können, muss sich die Gesellschaft drastisch verändern. Eine Welt mit flexibleren Normen und weniger Stigmatisierung ist eine offenere Welt mit weniger Behinderungen und viel weniger menschlichem Leid. Diese Welt ist auch einladender für Menschen mit psychischen Erkrankungen, Eingewanderte und Vertriebene sowie für alle, die keine normgerechten Arbeitsbienen sind und dafür bestraft werden. Wie der psychiatrische Anthropologe Roy Richard Grinker in seinem Buch *Nobody's Normal* schreibt, ist unsere derzeitige Definition von psychischer Gesundheit mit dem Verlangen des Staates und der Wirtschaft nach fleißiger, braver Konformität verknüpft.[6] Zu starke Emotionen, zu kindische und unprofitable Leidenschaften, zu repetitive Gewohnheiten und körperliche oder mentale Hilfsbedürftigkeit kollidieren mit dieser unglaublich engen Definition von Gesundheit. Nur wenn wir neu definieren, was akzeptables menschliches Verhalten ist, und versuchen, auch ausgefallenere menschliche Bedürfnisse zu erfüllen, kommen wir voran.

Viele Menschen, die heute als behindert oder psychisch krank eingestuft werden, könnten außerhalb einer industrialisierten kapitalistischen Wirtschaft vielleicht gut funktionieren. Persönlichkeiten, die sich in einer stärker vernetzten Gesellschaft als tüchtige Jäger, Hebammen, Geschichtenerzählerinnen oder Schneider bewähren würden, können in einem Bürojob dysfunktional erscheinen. Tatsächlich deuten einige genomische Forschungen darauf hin, dass die Genvarianten, die mit Neurodivergenz einhergehen, beim Übergang von Jagd- und Sammelkulturen zu Agrargesellschaften (und später zu Industriegesellschaften) zu einem evolutionären Nachteil wurden.[7] In Gesellschaftformen, deren Alltag weniger Anregung und Abwechslung bot als das Jagen und Sammeln, galten ADHS-Merkmale beispielsweise als unvorteilhaft. Es gibt Theorien, denen zufolge dies auch für Autismus gelten könnte, aber die Forschungsarbeiten zu dieser Frage sind zum Großteil recht schwach, weil sie von der Annahme ausgehen, Autismus sei schon immer pathologisch und für den Fortpflanzungserfolg ungünstig gewesen.[8] Es gibt jedoch keine handfesten

Belege dafür, dass dies in allen Gesellschaften und zu allen Zeiten der Fall gewesen ist. Menschen haben auf vielfältige Weise gelebt und füreinander gesorgt und waren nicht immer so vereinzelt wie heute.

Viele Neurotypen sind nicht geeignet für lange Arbeitstage und -wege, für die Kleinfamilie und die isolierende »Unabhängigkeit«. Gut möglich, dass niemand von uns dafür geeignet ist (der Acht-Stunden-Arbeitstag ist nicht evidenzbasiert), aber einige von uns leiden sichtbarer und stärker darunter als andere. Indem wir unsere einengende Definition von psychischer Gesundheit aufheben und unterschiedliche Denk-, Gefühls- und Verhaltensweisen zulassen, können wir unzählige Menschenleben verbessern. Wenn wir die Gesellschaft flexibler und toleranter gestalten, können wir die seelische und körperliche Gesundheit aller steigern. In diesem Sinne ist Unmasking eine gesellschaftliche Notwendigkeit. Es erfordert, dass wir jedem Menschenleben einen Wert beimessen, unabhängig von den Fähigkeiten oder Bedürfnissen der Person, und dass wir die Gesellschaft als ein soziales System sehen, das für alle Menschen zu sorgen hat – und nicht alle so produktiv wie möglich macht.

Wie können wir also eine Welt schaffen, in der Neurodiversität Raum bekommt, in der Anderssein nicht als pathologisch gesehen wird und in der alle Menschen die Freiheit haben, sie selbst zu sein? Das ist ein großes Ziel, aber wie ich gleich ausführen werde, gibt es konkrete politische Forderungen, die von den meisten autistischen Interessenvertretungen unterstützt werden, dem sozialwissenschaftlichen Erkenntnisstand entsprechen und meiner Meinung nach echte Verbesserungen bringen würden.

Mehr Rechte und Schutz für Behinderte

Das Americans with Disabilities Act (ADA) hat das Leben behinderter Menschen in den Vereinigten Staaten erheblich verbessert und ihre Teilhabe am öffentlichen Leben erleichtert. Das Gesetz reguliert zwei wichtige Bereiche: Erstens verlangt es, dass Gebäude und öffentliche Verkehrsmittel physisch besser zugänglich werden (beispielsweise durch barrierefreie Parkplätze und Rollstuhlrampen). Zweitens verbietet es die

Diskriminierung von Behinderten bei der Wohnungsvergabe, Einstellung, Beförderung und Vergütung.[9] Weltweit sind ähnliche Gesetze zur Wahrung der Rechte von Menschen mit Behinderung verabschiedet worden, die ihnen einen gerechten Zugang zu Wohnraum, Arbeit, Bildung, öffentlichen Hilfsmitteln und Räumen versprechen.[10]

Leider sind alle diese Gesetze trotz ihrer Stärken bei Weitem nicht ausreichend. Obwohl infolge der Gesetzgebung Tausende von Aufzügen und Rollstuhlrampen gebaut und unzählige Braille-Schilder an öffentlichen Toiletten angebracht wurden, gibt es natürlich auch zahlreiche Ausnahmen für ältere und historische Gebäude. Viele kleine Geschäfte und Firmen sind in Amerika auch heute noch, mehr als 30 Jahre nach Verabschiedung des ADA, für Rollstühle und Menschen mit anderen Mobilitätshilfen völlig unzugänglich. In einigen Fällen nutzen störrische Stadtverwaltungen und Unternehmen Gesetzeslücken wie die Bestandsschutzregelung für alte Bauten und Infrastrukturen, die es ihnen erlauben, die gesetzlichen Vorgaben zu ignorieren.

Während der gesamten 1980er-Jahre weigerten sich etwa die Chicagoer Verkehrsbetriebe, Busse mit Rollstuhllift anzuschaffen, obwohl sie der Behinderten-Community wiederholt versprochen hatten, alle neuen Fahrzeuge würden barrierefrei sein. Jahrelange gut organisierte Proteste[11], bei denen körperbehinderte Aktivist:innen mit ihren Rollstühlen stundenlang den Straßenverkehr blockierten[12], waren nötig, um die Stadt zum Einlenken und zur Beschaffung barrierefreier Transportmittel zu bringen.[13] Selbst nach Inkrafttreten des ADA hielt dieser Widerstand gegen die Inklusion behinderter Menschen an. So gibt es noch heute an etwa einem Drittel der Chicagoer Bahnstationen keine rollstuhlgeeigneten Aufzüge.[14] Immer wenn eine Station mit einem Aufzug und Rollstuhlrampen ausgestattet und dazu umgebaut werden soll, empören sich Einzelhandel und Anwohnerschaft über die Unannehmlichkeiten und die Kosten der Sanierung.

Die Durchsetzung der Bauvorschriften des ADA ist von Bundesstaat zu Bundesstaat sehr unterschiedlich, und selbst die Gebäude, die die Vorschriften perfekt erfüllen, sind in Wirklichkeit oft nur auf bestimmte Arten zugänglich. Das ADA schreibt beispielsweise nicht vor, dass öffentliche

Veranstaltungen mit Untertiteln versehen oder in Gebärdensprache gedolmetscht werden müssen oder dass für diejenigen, die ihre Wohnung nicht verlassen können, eine Fernübertragung sichergestellt werden muss. Im Gesetz steht nichts über grelles Licht, intensive Gerüche, laute Musik oder andere Sinnesqualen, die autistische Menschen aus vielen öffentlichen Räumen ausschließen. Oft sind Gebäude, die auf dem Papier dem Gesetz entsprechen, in der Realität dennoch unzugänglich. Mein Freund Angel beispielsweise ist auf einen Rollstuhl angewiesen und benötigt Hilfe bei der Toilettenbenutzung. Viele der gesetzeskonformen Toilettenkabinen sind zwar groß genug für seinen Rollstuhl, aber nicht auch noch für seine Pflegekraft. Die meisten Gebäude sind außerdem für Angel zu laut und zu voll. Seine Ausgrenzung aus dem öffentlichen Leben erfolgt also auf mehreren Ebenen.

Wenn autistische Menschen vollständig ins öffentliche Leben integriert werden sollen, müssen wir die Standards für Barrierefreiheit erheblich erweitern, sodass sie auch die sensorischen Bedürfnisse autistischer Menschen abdecken und nicht nur Gebäude, sondern auch Veranstaltungen betreffen. Vieles jenseits architektonischer Gegebenheiten kann für behinderte Körper und Köpfe feindselig sein. Wie dieses Buch schon mehrfach gezeigt hat, werden Behinderte oft auf allerlei subtile Weisen ausgeschlossen, nicht nur durch mangelnde Rampen oder Braille-Ausschilderung, sondern auch durch soziale Barrieren. Manche Supermärkte und Einzelhandelsgeschäfte bieten inzwischen »sinnesfreundliche« Stunden für autistische Kund:innen und ihre Familien an, bei denen das Licht gedimmt und der Publikumsverkehr eingeschränkt ist und es keine Musikberieselung oder Durchsagen gibt.[15] Dies geschieht derzeit auf freiwilliger Basis und wird weltweit nur von sehr wenigen Geschäften angeboten, aber es vermittelt eine Idee davon, wie Richtlinien für sensorische Barrierefreiheit aussehen könnten. Das Autistic Self Advocacy Network hat zum Beispiel einige Empfehlungen für die Schaffung sinnesfreundlicher Räume zusammengestellt, die ich in der folgenden Tabelle aufliste.[16]

Einrichtung sinnesfreundlicher öffentlicher Räume

Empfehlungen des Autistic Self Advocacy Network

Sehsinn

- Beleuchtung sollte dimmbar sein
- Indirektes Licht anstelle von Deckenleuchten oder Leuchtstofflampen
- Blitzlichtaufnahmen einschränken
- Klare, kontrastreiche Farben für Präsentationsfolien verwenden
- Beschilderung und Broschüren leicht lesbar und einfach gestalten
- »Visuellen Lärm« eindämmen: ablenkende Grafiken, Poster usw. entfernen

Hörsinn

- Aufforderung, Handy-Signaltöne auszuschalten
- Applaus durch Händewedeln oder eine andere leisere Alternative ersetzen
- Dafür sorgen, dass Redende immer ein Mikrofon verwenden – angestrengtes, lautes Sprechen ist schwerer zu verstehen als ein gleichmäßiges Sprechen mithilfe eines Mikrofons
- Räume nach Möglichkeit mit schallabsorbierenden Materialien ausstatten, um Hall zu dämpfen. Schon ein großer Teppich kann helfen!

Tastsinn

- Ellbogenstups oder Winken zur Standardgrußgeste machen statt Händeschütteln oder Umarmung
- Strenge Kleiderordnung vermeiden und bequeme Kleidung erlauben
- Die Verwendung von Stressbällen, Fidget-Spinnern, das Herumkritzeln auf Papier und ähnliches Verhaltensweisen als normal annehmen
- Gegen die Vorstellung, Make-up, unbequeme formelle Kleidung, High Heels oder BHs seien ein Zeichen von »Professionalität«, vorgehen
- Stühle mit ausreichend Abstand zueinander aufstellen und geschützte Sitzgelegenheiten in Ecken oder neben Barrieren anbieten

Geruchs- und Geschmackssinn

- Starke Parfüms oder Deos bei Veranstaltungen verbieten
- Küchen- und Toilettengerüche durch räumliche Distanz, Trennwände oder Ventilatoren aus anderen Bereichen fernhalten
- Sinnesfreundliche, ökologische Putzmittel verwenden
- Falls es Verpflegung gibt: Den Teilnehmenden das Speiseangebot im Voraus bekannt geben
- Ungewürzte Speisen als Ersatz bereithalten

Zusätzlich zur Sicherung der sensorischen Barrierefreiheit öffentlicher Gebäude sollten Gesetze auch die Barrierefreiheit bei öffentlichen Veranstaltungen im Blick haben. Untertitel, Gebärdendolmetscher:innen und die Möglichkeit virtueller Teilnahme sollten bei großen öffentlichen Veranstaltungen selbstverständlich und nicht nur auf vorherige Anfrage möglich sein (wie es derzeit der Fall ist). Oftmals wären dafür zusätzliche Geld- und Hilfsmittel erforderlich sowie die Aufklärung darüber, was Barrierefreiheit bedeutet und warum sie wichtig ist. Mit dieser Herangehensweise ließe sich der Stand der Dinge (und die öffentliche Meinung in puncto Behinderung) weitaus eher verbessern als mit Strafen und Bußgeldern, zumindest wenn es um Veranstaltungen geht.

Ergänzend zur Umsetzung der Barrierefreiheitsvorschriften bei Gebäuden und der Verhinderung von Diskriminierung bei Wohnungssuche und Beschäftigung müssen Gesetze Behinderten auch mehr Möglichkeiten zur Durchsetzung ihrer Rechte einräumen. Kalifornien ist ein ziemlich ADA-konformer Bundesstaat, was zum Teil darauf zurückzuführen ist, dass jeder behinderte Mensch, der hier auf ein nicht barrierefreies Unternehmen stößt, das Unternehmen auf Schadenersatz verklagen kann.[17] Diese Regelung gibt Behinderten einen juristischen und finanziellen Hebel, um die ihnen entgegenstehenden Barrieren anfechten zu können, statt nur darauf zu hoffen, dass ein unzugängliches Gebäude irgendwann vom Staat inspiziert wird. In den meisten anderen Landesteilen ist es für Behinderte eher schwierig zu beweisen, dass sie diskriminiert oder ausgegrenzt wurden. Würde das kalifornische Modell auf das gesamte Land ausgeweitet und so angepasst, dass es auch bei Diskriminierung am Arbeitsplatz und im Wohnungswesen greift, dann hätten Behinderte weitaus mehr Möglichkeiten, sich gegen diskriminierende Behandlung zu wehren.

Auch ein Verbot der in den meisten Bundesstaaten erlaubten grundlosen Kündigung eines Arbeitsverhältnisses würde das Leben von behinderten Erwachsenen erheblich verbessern. Derzeit kann eine Geschäftsleitung in den USA Angestellte mit Autismus (oder mit Depressionen, Schizophrenie oder Tourette-Syndrom) einfach entlassen, wenn sie von deren Behinderung erfährt – sie muss dazu nur lügen und einen anderen Kündigungsgrund nennen. Da jede:r zu jeder Zeit aus fast jedem Grund gefeuert werden kann, gibt es immer einen Vorwand für einen ableistischen Rausschmiss.

Das ließe sich durch eine Ausweitung des Kündigungsschutzes und die Erschwerung willkürlicher fristloser Kündigungen verhindern. Die finanzielle und berufliche Sicherheit unzähliger Menschen würde dadurch verbessert. Autist:innen brauchen klare, messbare Vorgaben, und eine Abkehr von der Kündigungswillkür würde Unternehmen dazu zwingen, ihre Anforderungen klar zu formulieren und zu dokumentieren.

Eine gesetzliche Absicherung von kurz- und langfristiger Arbeitsunfähigkeit bei Behinderung würde ebenfalls die Lebensqualität vieler Betroffener steigern, auch der von Autist:innen, die einem erhöhten Burnout-Risiko ausgesetzt sind. Es würde bedeuten, dass sie weniger unter dem Druck ständen, Leid oder Verzweiflung zu verstecken. Wenn Unternehmen gesetzlich verpflichtet würden, Gleitzeit und Telearbeit ohne Nachweis einer Behinderung zu gewähren, würde das autistischen Arbeitnehmern (diagnostizierten wie selbst identifizierten) immens zugutekommen und auch Menschen mit Kindern, pflegebedürftigen Angehörigen oder sonstigen Verpflichtungen und Einschränkungen die Arbeitsaufnahme erleichtern. Diese und viele andere Maßnahmen zur Berücksichtigung autistischer Bedürfnisse würden eine rücksichtsvollere Welt für alle schaffen und außerdem die Notwendigkeit des Maskings beseitigen.

Ausweitung sozialer Normen

Mehr Barrierefreiheit im öffentlichen Raum und Erleichterungen in der Arbeitswelt, wie oben beschrieben, hätten massive Auswirkungen auf die allgemeine Einstellung gegenüber Behinderung und Neurodivergenz. Wäre die Teilhabe autistischer Menschen am gesellschaftlichen Leben möglich und akzeptiert, wäre das nicht nur eine wirkmächtige Geste der Unterstützung, sondern auch ein großer Schritt in Richtung Normalisierung neurodivergenter Eigenheiten, Verhaltensweisen und Kommunikationsstile. Wenn Angel öffentliche Toiletten problemlos benutzen und sich ohne Überreizung in der Stadtbibliothek oder im Supermarkt aufhalten könnte, würden ihn viel mehr Leute aus der Nachbarschaft kennenlernen, mit ihm interagieren und wären Zeuge seines selbststimulierenden Verhaltens oder der Kommunikation über sein iPad. Anfangs würde Angel sicher irritierte Blicke ernten und Fragen gestellt bekommen. Aber mit der Zeit würden seine neurotypischen Mitmenschen sein Anderssein als normal empfinden und erkennen, dass nicht sprechende Personen, die pflegerische Unterstützung brauchen, komplexe, vollwertige Menschen sind, denen man zuhören und die man einbeziehen sollte.

In der Vergangenheit wurden Menschen mit psychischen Erkrankungen und Behinderungen in Anstalten weggesperrt, weil man sich ihrer schämte und sie als Bedrohung der öffentlichen Ordnung galten. Solche Anstalten waren lange Zeit der Ort für alle, die gegen gesellschaftliche Regeln verstießen: Menschen mit Schulden, die die Arbeit verweigerten, Kriminelle, die die Gesetze gebrochen hatten, und Menschen, die ungewöhnlich aussahen oder sich sonderbar verhielten, auch wenn sie absolut harmlos waren. Schon eine wenig gravierende körperliche Entstellung konnte Grund genug sein, jemanden vom freien Leben in der Öffentlichkeit auszuschließen.[18] Mit den Folgen dieser Denkweise leben wir noch heute. Selbst im 20. Jahrhundert galt es als normal und richtig, geistig behinderte und sichtbar autistische Verwandte vor der Außenwelt und sogar vor Familienmitgliedern zu verstecken, ehe in den 1980er-Jahren die Deinstitutionalisierung einsetzte. Wenn behinderte und neurodivergente Menschen in Anstalten gesperrt werden, führt das zu noch mehr Stigmatisierung und Unterdrückung: Sogar Individuen, die nur geringfügig von der Norm abweichen, werden damit unsichtbar und rücken aus dem Bewusstsein, und so bildet sich eine Gesellschaft nach eng gefassten Normen, was wiederum der nächsten Generation von Abweichenden das Leben erschwert. Nur wenn wir diesem Teufelskreis und damit Ablehnung und Entmenschlichung entgegenwirken und den Gesellschaftsbegriff weiter fassen, können wir den massiven Schaden beheben, der in der Vergangenheit angerichtet wurde, und Institutionen und Gemeinschaften aufbauen, die wirklich allen offenstehen.

Sozialpsychologische Untersuchungen belegen, dass der Kontakt mit Randgruppen dazu beiträgt, Vorurteile ihnen gegenüber abzubauen. Allerdings haben nur bestimmte Formen des Kontakts eine gute Wirkung. Schließlich hatten die weißen Sklavenhalter:innen im Süden der USA täglich Kontakt zu den Menschen, denen sie die Freiheit geraubt hatten, aber dieser Umgang machte sie nicht weniger anfällig für die rassistische Ideologie. Die Machtstrukturen, die die Beziehung prägten, und der finanzielle Anreiz, versklavte Schwarze auszubeuten, machten es unmöglich, dass Kontakte die soziale Ordnung veränderten. Auf genau dieses Problem beziehen sich schwarze Aktivist:innen heutzutage, wenn sie erklären, dass sie in weißen Institutionen nicht nur einen »Platz am Tisch« erobern wollen. Denn der Tisch ist nicht für sie gemacht, er wurde gebaut, um sie fernzuhalten, und muss deshalb komplett umgestoßen werden, damit alle sich um etwas Neues versammeln können. Ähnliche Überlegungen kommen oft zum Tragen, wenn wir über eine echte Inklusion behinderter Menschen nachdenken.

Werden Behinderte lediglich beobachtet und als Außenseiter:innen oder bemitleidenswerte Kuriositäten wahrgenommen, trägt dies nicht viel dazu bei, die Vorurteile neurotypischer Menschen abzubauen. Forschungsergebnissen zufolge ist vielmehr ein kollegialer[19] und längerer[20] Kontakt zwischen Gleichberechtigten notwendig, um Einstellungen wirklich zu verändern.[21] Es reicht nicht aus, autistische Menschen in Geschäften und Restaurants zu tolerieren. Wir müssen auf Augenhöhe (mit neurotypischen Menschen) in ehrenamtlichen Positionen, am Arbeitsplatz, in Kirchengemeinden, Stadtteilzentren und Fitnessstudios auftreten. Diese Zentren des öffentlichen Lebens müssen radikal umgestaltet werden, damit sie den Bedürfnissen, Arbeitsstilen und Kommunikationsweisen aller gerecht werden. Nur wenn neurotypische Menschen gezwungen sind, mit uns gleichberechtigt zusammenzuarbeiten, können sich gesellschaftliche Vorstellungen so weit verändern, dass der Zwang zum Masking durch die Pflicht, Teilhabe zu gewähren, ersetzt wird. Wichtig: Um an diesen Punkt zu gelangen, muss allen marginalisierten Menschen Gerechtigkeit zuteilwerden. Es reicht nicht aus, dass autistische Weiße genauso behandelt werden wie neurotypische Weiße; auch Schwarze, Frauen, Transpersonen, Migrant:innen und andere unterdrückte Gruppen müssen gleichberechtigt sein.

Bessere Schul- und Ausbildung zum Thema Neurodivergenz

Zwar vermindert gegenseitiger Kontakt Vorurteile, aber er ist auch eine große Bürde für die autistischen Menschen, die die Veränderung einleiten müssen. Als marginalisierte Person sichtbar zu sein, ist ein zweischneidiges Schwert, wie jede geoutete Transperson bestätigen kann. Durch die Aufmerksamkeit der Umwelt kann man befreit, aber ebenso leicht zur Zielscheibe werden. In einer wirklich gerechten Welt müsste ich neurotypische Menschen nicht darüber aufklären, wie ich denke und Informationen verarbeite, ich müsste andere nicht vorsichtig an mich und mein Anderssein heranführen, und ich müsste mir nicht ständig Sorgen machen, verspottet oder angegriffen zu werden, weil ich neurotypischen Erwartungen nicht entspreche.

Wenn also das öffentliche Leben für alle zugänglich ist, profitieren autistische Menschen zwar davon, es reicht aber allein nicht aus. Die empfohlenen politischen Maßnahmen müssten von einem breit aufgestellten Programm zur Aufklärung über Neurodivergenz begleitet werden. Staatliche Schulen sollten im Unterricht über die Stigmatisierung im Zusammenhang mit psychischen Erkrankungen und Neurodivergenz sprechen, und zwar schon in den unteren Klassenstufen. Wie bereits gesagt, sind Autist:innen früh mit Ableismus und dem Druck, sich zu verstellen, konfrontiert, deshalb muss auch die Aufklärungs- und Integrationsarbeit früh beginnen. Wenn im Unterricht über historischen Rassismus, Sexismus und Imperialismus gesprochen wird, muss auch erwähnt werden, dass die Unterdrückten oft als hysterisch, paranoid und verrückt abgestempelt wurden. Wirklich alle – egal ob neurodivergent oder neurotypisch – müssen begreifen, dass eng gefasste Vorstellungen von geistiger Gesundheit und »Funktionalität« dazu führen, andere zu verletzen und zu entmenschlichen. Und weil psychische Probleme so häufig sind (etwa 20 Prozent der Bevölkerung leiden in jedem Jahr an einer psychischen Erkrankung),[22] käme eine Psychoedukation schon in frühen Jahren allen zugute.

Auch Lehrkräfte und medizinisches sowie psychotherapeutisches Fachpersonal sollten gezielte Schulungen zum Thema Neurodivergenz erhalten.

Nur so kann Pädagog:innen auffallen, dass einige ihrer braven, aber stillen Schüler:innen möglicherweise maskiert autistisch sind und Hilfe benötigen und dass die »Problemkinder« neurodivergent sein könnten. In der Psychotherapie und psychologischen Beratung sind weitaus umfassendere Fortbildungen über die Bedürfnisse autistischer Patient:innen nötig. Behandlungen, die bei ihnen selten funktionieren (wie die kognitive Verhaltenstherapie), sind durch solche zu ersetzen, die besser auf die jeweiligen Bedürfnisse zugeschnitten sind. Natürlich erfordert dies auch mehr Forschung darüber, wie Essstörungen, Depressionen, soziale Ängste, Sucht und Ähnliches bei Autist:innen behandelt werden können.

Autistische und anderweitig neurodivergente Wissenschaftler:innen sollten bei der Finanzierung von Forschungsprojekten in diesem Zusammenhang Vorrang haben. Viele der im Fachjournal *Autism in Adulthood* publizierten Arbeiten veranschaulichen, wie sich Quantität und Qualität der wissenschaftlichen Literatur verbessern, wenn Betroffene selbst zum Thema forschen. Noch Anfang der 2010er-Jahre, als ich im Aufbaustudium war, nannten Fachleute so etwas abschätzig *me-search* (»Mich-Forschung«) und unterstellten, man könne unmöglich objektiv bleiben, wenn man ein persönliches Interesse am Forschungsgegenstand hat. Langsam ändert sich diese Einstellung, aber die Stigmatisierung von Forschenden mit psychischen Erkrankungen oder Behinderungen ist immer noch stark ausgeprägt. Dieser Voreingenommenheit müsste man entgegenwirken, indem man behinderte und neurodivergente Forschende bei der Fördermittelvergabe stärker miteinbezieht.

Ich bin schon mehrfach darauf eingegangen, dass die meisten Fachleute nur sehr wenig über Autismus wissen und noch weniger über Autismus bei Erwachsenen und Maskierten und dass fast alle mit dem medizinischen Modell von Behinderung an die Störung herangehen. Ich habe Workshops zum Thema Neurodivergenz für Mediziner:innen abgehalten und klinische Psycholog:innen unterrichtet und musste fassungslos feststellen, dass die meisten von ihnen *noch nie* vom sozialen Modell von Behinderung gehört hatten. Viele im Medizin- und Therapiebetrieb sind absolut und unerschütterlich davon überzeugt, dass eine Behinderung ein medizinischer Defekt ist, der geheilt werden muss. Weil sie dazu ausgebildet wurden, alles Auffällige vom medizinischen Standpunkt aus zu betrachten, und nie etwas über alternative Sichtweisen gelernt haben, pathologisieren sie routinemäßig autistische Merkmale und Verhaltensweisen, die an sich völlig neutral und harmlos sind. Ärzt:innen und ihre Ausbilder:innen müssen darauf aufmerksam gemacht werden, dass es auch andere Auffassungen von Behinderung gibt und dass ihre Voreingenommenheit oft erst eine Behinderung schafft, wo eigentlich gar keine ist.

Im Folgenden zähle ich einige typische autistische Verhaltensweisen auf, die von pädagogischem, therapeutischem und medizinischem Personal häufig als Anzeichen von Dysfunktionalität gedeutet werden, die jedoch völlig harmlos sind und akzeptiert und normalisiert gehören.

Verbreitete und gesunde autistische Verhaltensweisen

- Sich intensiv mit einem Lieblingsthema beschäftigen
- Das Missachten von Geräuschen und zwischenmenschlichen Signalen, während man in eine fesselnde Tätigkeit versunken ist
- Genau wissen wollen, was einen erwartet, bevor man sich in eine unbekannte Situation begibt
- An einem sehr starren Zeitplan festhalten und jede Abweichung davon ablehnen
- Viel Zeit zum Nachdenken brauchen, bevor man auf eine komplexe Frage antwortet
- Stunden- oder tagelange Schlaf- und Erholungsphasen nach Veranstaltungen mit viel Sozialkontakt oder nach stressigen Projekten
- »Alle Informationen« benötigen, bevor man eine Entscheidung trifft
- Eigene Gefühle nicht oder erst nach Tagen erkennen
- Eine Regel oder Anweisung erst befolgen können, wenn sie »Sinn ergibt«
- Keine Energie in von außen gesetzte Erwartungen stecken, die ungerecht oder willkürlich erscheinen, wie zum Beispiel das Auftragen von Make-up

Je mehr Fachwelt und Allgemeinheit über Autismus aufgeklärt werden, desto weniger müssen sich autistische Menschen verstecken. Wir müssen nicht Jahre unseres Lebens ungesehen und unverstanden bleiben und in einer unklaren Selbstentfremdung verharren. Im ersten Kapitel habe ich das Leben maskierter Autist:innen mit dem von Homosexuellen verglichen, die sich nicht outen. Schwule und Lesben sind von Geburt an gezwungen, sich zu verstellen, weil die Gesellschaft davon ausgeht, dass es nur Heterosexuelle gibt, und lediglich deren Bedürfnisse berücksichtigt. Irgendwann betreiben die Betroffenen das Verheimlichen dann aktiv, aber es bleibt ein aufgezwungener Status, keine freie Wahl. In ähnlicher Weise wird von allen autistischen Menschen von Geburt an erwartet, sich neurotypisch zu verhalten. Wenn wir als Kinder nicht diagnostiziert und mit Respekt behandelt werden, bleibt uns nichts anderes übrig, als jahrelang eine neurotypische Maske zu tragen. Doch mit zunehmender Akzeptanz neurodivergenter Menschen kann allmählich die Annahme schwinden, alle Menschen müssten auf gleiche Weise denken, handeln und fühlen. Wenn sich neurodivergente Menschen und ihre Verbündeten weiterhin für eine gerechte Behandlung einsetzen, können wir irgendwann einen Punkt erreichen, an dem die Gesellschaft nicht mehr so viele von uns ausgrenzt und uns gleichzeitig das Wissen um unsere Behinderung vorenthält.

Krankenversicherung für alle und bedingungsloses Grundeinkommen

Viele autistische Erwachsene verbergen ihre Behinderung, weil sie in ihrer Jugend nicht erkannt worden ist. Das liegt zu einem großen Teil an der Unkenntnis pädagogischer und medizinischer Fachkräfte in Bezug auf die vielfältigen Erscheinungsformen von Autismus, aber in Ländern wie den Vereinigten Staaten spielt auch die mangelnde Krankenversicherung eine große Rolle. Laut Umfragen der Organisation Mental Health America wurden über 57 Prozent aller Amerikaner:innen, die im Jahr 2020 mit psychischen Problemen zu kämpfen hatten, nicht behandelt.[23] Bei denjenigen, die eine Behandlung wünschten, aber keine bekamen, gehörte eine fehlende oder unzureichende Krankenversicherung zu den häufigsten Hindernissen.[24] Wenn man bedenkt, wie kostspielig eine Autismusdiagnose und wie schwierig es für maskierte Autist:innen ist, kompetente Hilfe zu finden, wird deutlich, dass die psychiatrische Versorgung in den

Vereinigten Staaten dringend erweitert werden muss. Mindestens die Hälfte aller autistischen Menschen in den USA ist derzeit ohne Diagnose, und die Diagnoserate ist bei Frauen, Transpersonen, People of Color und Armutsbetroffenen wahrscheinlich noch viel niedriger. Wollen wir autistisches Leben normalisieren und soziale Systeme aufbauen, die Autist:innen und ihre Bedürfnisse berücksichtigen, müssen wir angemessen für die seelische Gesundheit aller sorgen.

Autist:innen sind, wie die meisten Behinderten, weitaus häufiger arbeitslos oder prekär beschäftigt als die neurotypische Bevölkerung. Selbst diejenigen, die sich maskieren und »professionell« geben können, befinden sich in einer sehr unsicheren Position. Ein peinlicher Moment oder ein verbaler Ausrutscher bei der Arbeit kann dazu führen, dass einem gekündigt wird, besonders wenn man sichtbar behindert ist oder sich als neurodivergent geoutet hat. Autistische Arbeitsuchende finden nicht so leicht eine Anstellung, weil Vorstellungsgespräche schwer zu deutende Stresssituationen sind, die Verstellung erfordern. Die Fragen werden selten im Voraus mitgeteilt, und von Arbeitsuchenden wird erwartet, dass sie sozial akzeptable Antworten und Reaktionen zeigen, ohne den Eindruck zu erwecken, sich dabei »zu sehr« bemühen zu müssen.

Derzeit müssen sich autistische Menschen entweder maskieren, um eine Stelle zu bekommen und zu behalten, oder sie müssen eine Erwerbsunfähigkeitsrente beantragen, die zu gering ist, um davon leben zu können, und die mit allerlei Vorbehalten und Bedingungen verknüpft ist.[25] Wenn jemand Erwerbsunfähigkeitsrente bezieht und eine Person heiratet, die ein Einkommen hat (dazu zählt auch deren Erwerbsunfähigkeitsrente), werden die Zahlungen gekürzt.[26] Existieren zu viele finanzielle Rücklagen oder irgendwelches Vermögen, verliert man ebenfalls den Anspruch und erhält kein Geld mehr.[27] Und das gilt nur für diejenigen, die überhaupt Anspruch auf Leistungen haben. Autist:innen ohne Diagnose können keine Rente beantragen, und die Anspruchsvoraussetzungen müssen regelmäßig (alle 6 bis 18 Monate) neu geprüft werden.[28]

Die Bearbeitung und Prüfung von Rentenansprüchen ist unglaublich kostspielig. Vor diesem Hintergrund merkt der Publizist und Anthropologe David Graeber in seinem Buch *Bullshit Jobs* an, dass es viel kostengünstiger und sozial gerechter wäre, allen Menschen einfach ein bedingungsloses Grundeinkommen zu gewähren. Zwar ist es laut Untersuchungen eher nicht ratsam, sämtliche Transferleistungen durch ein allgemeines Grundeinkommen zu ersetzen,[29] aber eine weniger restriktive, großzügigere Vergabe von Unterstützungen würde die Lebensqualität von Behinderten eindeutig verbessern. Statt autistische (und andere behinderte) Menschen immer wieder nachweisen zu lassen, dass sie wirklich behindert sind und wirklich nicht arbeiten können, würde man das bedingungslose Grundeinkommen allen gönnen. Damit stünde symbolisch und praktisch fest, dass alle Menschen es verdienen, genug Geld zum Leben zu haben, egal was ihnen passiert.

Abschaffung des Gefängnissystems

Den Ableismus wird man nie und nimmer los, ohne die unterdrückerischen, entwürdigenden sozialen Strukturen zu beseitigen, die ihn geschaffen haben. Wie der Anthropologe Roy Grinker in *Nobody's Normal* schreibt und der Psychiater Andrew Scull in *Madness in Civilization* ausführlich darlegt, wurden in der europäischen Vergangenheit psychisch Kranke, Behinderte und Menschen, die gegen das Gesetz verstießen, häufig in ein und derselben Anstalt eingesperrt. Zwischen einer Verhaftung wegen merkwürdigen Verhaltens und einer Verhaftung wegen Körperverletzung oder Diebstahl gab es keine klare juristische Unterscheidung. Sowohl »Verbrecher« als auch »Irre« wurden als zu beseitigende Probleme betrachtet und nicht als Menschen. Irgendwann hielten es die europäischen Rechtssysteme dann jedoch für angebracht, die, die sich »schlecht« verhielten, weil sie krank waren, von denen abzugrenzen, die sich schlecht verhielten, weil sie kriminell oder böse waren. Ab diesem Zeitpunkt wurde zwischen Anstalten und Gefängnissen unterschieden, auch wenn beiden Gruppen von Inhaftierten Rechte verweigert wurden. Im 20. Jahrhundert löste sich die Unterscheidung von »böse« und »krank« gewissermaßen auf, denn die forensische Psychologie begann, kriminelles Verhalten als Folge psychischer Erkrankungen wie antisozialer Persönlichkeitsstörung,

Schizophrenie und Autismus zu erklären.[30] Das Böse wurde nicht mehr als moralische Verderbtheit verstanden, sondern im Wesentlichen als unheilbare psychologische Erscheinung. Die praktischen Folgen dieser Sichtweise auf die menschliche Natur sind allerdings nicht besser. Bis heute werden viele nicht weiße autistische Kinder bereits im Grundschulalter wie Kriminelle behandelt und auf die schiefe Bahn von der Schule zum Knast gebracht,[31] indem man sie für kleine Fehltritte schwer bestraft und bei Widerstand oder Meltdowns sogar die Polizei ruft. Dieses Vorgehen beruht zum Teil auf der Überzeugung, dass manche Menschen einfach »böse« sind und kein Mitgefühl verdienen, sondern am besten aus der Gesellschaft entfernt werden.

Strafjustizsystem und Psychiatrie sind eng miteinander verwoben und dienen beide dazu, den Ableismus aufrechtzuerhalten. Wie weiter vorne im Buch beschrieben, besteht für behinderte Menschen gerade in den USA ein extrem hohes Risiko, von der Polizei erschossen zu werden. Bei autistischen People of Color sind die Gefährdung durch Polizeigewalt und das Inhaftierungsrisiko besonders hoch. Ein Beitrag zur Absicherung schwarzer Autist:innen sowie anderer Behinderter und psychisch Erkrankter wäre, Polizei und Gefängnissen die Mittel zu streichen *(defund the police)* und auf die Abschaffung dieser repressiven Institutionen hinzuarbeiten. Viele, die rassistische Polizeigewalt bekämpfen, fordern, dass Polizeikräfte in bestimmten Fällen durch Sozialarbeiter:innen oder Therapeut:innen ersetzt werden sollten und dass bei Notrufen eine staatliche psychiatrische Einsatztruppe entsandt wird. Das Gesetz, das Timotheus Gordon Jr. und seine Mitstreiter in Illinois durchgesetzt haben, würde genau das bewirken. Eine solche Reform würde zweifellos jedes Jahr zahlreiche Menschenleben retten, besonders nicht weiße, neurodivergente Menschenleben. Ebenso wichtig wie der Widerstand gegen die rassistische Gewalt der Polizei ist es jedoch, dass wir darauf schauen, wie der Psychiatriebetrieb People of Color und Behinderte zwangseinweist, ihnen ihre Kinder wegnimmt, sie für geschäftsunfähig erklärt und auf seine Weise genau das gleiche Unrecht durchsetzt wie die Polizei. Im Sommer 2021 erfuhr die Welt mit Entsetzen, dass Britney Spears im Rahmen ihrer gesetzlichen Vormundschaft unter Zwang eine Spirale als Verhütungsmittel eingesetzt worden war[32] und dass ihr Vater nicht nur über ihre Finanzen bestimmen konnte, sondern auch über ihre Auftrittsplanung, den Kontakt zu ihren Kindern und Besuche bei ihrem Freund. Das sind nur einige der Rechte, die psychisch Erkrankten und Behinderten routinemäßig entzogen werden, und wer nicht die Privilegien und die öffentliche Sichtbarkeit einer Britney Spears hat, kann fast nichts dagegen unternehmen.

Kulturell sensible, mitfühlende psychotherapeutische Hilfe kann lebensverändernd sein, aber andererseits haben Psychiatrie und Psychologie den Menschen, denen sie angeblich dienen, auch immensen Schaden zugefügt. Von der Tuskegee-Syphilis-Studie über Hans Aspergers Forschung zu »hochfunktionalem« Autismus bis hin zu den Lobotomien, die unter Zwang an Homosexuellen und Kommunist:innen vorgenommen wurden – im Namen der Wissenschaft und der »öffentlichen Sicherheit« wurde ungeheure Gewalt verübt. Wenn man aus medizinischer Sicht nur das Individuum betrachtet, kann der Einsatz für mehr psychische Gesundheit schnell in eine Forderung nach Konformität umschlagen. Um also eine Welt zu schaffen, in der autistische Menschen jeglicher Herkunft ihr Unmasking wagen können, müssen wir Machtsysteme verändern und beseitigen, die diejenigen bestrafen, die sich nicht anpassen können oder wollen.

Unmasking ist für alle da

Vor etwa acht Jahren kündigte meine Freundin Wendy sehr plötzlich ihren Job als Anwältin. Ich nahm an, dass sie ausgebrannt war wie viele Menschen in diesem Beruf. In den folgenden Jahren begann sie langsam eine neue Karriere als Autorin juristischer Texte. Das schien ihr viel besser zu liegen: Sie konnte zu Hause arbeiten, mehr Zeit mit den Kindern verbringen und wochenlang nur Jogginghosen tragen.

Nachdem ich mich als autistisch geoutet hatte, sprach mich Wendy unter vier Augen auf diese Zeit in ihrem Leben an.

»Meine Tochter ist im Spektrum«, sagte sie mir. »Vor ein paar Jahren hatte sie eine wirklich schwere Zeit, viele Meltdowns und keine

Freundinnen, und wir wussten nicht, wieso. Das ist der eigentliche Grund, warum ich meinen alten Job aufgegeben habe.«

Ich hatte schon vermutet, dass Wendy selbst autistisch war. Sie war zurückhaltend, introvertiert, konnte mit Angeberei nichts anfangen. Sie war unauffällig, trug ihr langes Haar offen und kein Make-up. Sie war sensibel und künstlerisch veranlagt und passte nie wirklich in die auf Außendarstellung bedachte, anstrengende Juristerei. Aber wie sich herausstellte, steckte dahinter kein Autismus.

»Ich habe es überprüft und festgestellt, dass ich nicht autistisch bin«, erzählte sie. »War ich damals depressiv und voller Ängste, weil die Arbeit furchtbar war und mein Kind litt? Ja, absolut. Doch als Mutter meiner Tochter habe ich gelernt, dass ich *überhaupt nicht* autistisch bin. Aber mir gefällt der autistische Lebensstil.«

Nach der Diagnose ihrer Tochter änderte sich Wendys Leben drastisch. Sie brach ihre Karriere ab, um an Familientherapien teilnehmen und ihre Tochter zu Hause unterrichten zu können. Sie gingen zu Gruppen für autistische Kinder und ihre Familien, und ihre Tochter fand mit der Zeit auch Freund:innen. Die Familie zog aus der Stadt weg in ein kleines Haus auf dem Land, und alle verbrachten viel mehr Zeit draußen. Als Wendys Familie ein etwas langsameres, autismusfreundlicheres Leben führte, ließen auch Wendys Depressionen nach. Sie war entspannter und erfüllter. Sie fand Zeit, Gedichte zu schreiben und Musik zu machen und sich um ältere Verwandte zu kümmern, wenn diese krank waren.

Wendy sagte: »Zu erfahren, wer meine Tochter wirklich ist, und unser Leben daran auszurichten, war das Beste, was unserer Familie passieren konnte. Deshalb ärgert es mich so sehr, wenn ich von anderen ›Autismusmuttis‹ im Internet höre, dass es eine Art Fluch ist. Für uns war es die Rettung!«

Nachdem Wendy erfahren hatte, dass sie ein autistisches Kind hatte, verbesserte sich ihr Leben zunehmend. Die Umstände zwangen sie, aus dem Hamsterrad der Konformität, Produktivität und ständigen Überarbeitung auszusteigen, etwas Abstand zu gewinnen und darauf zu achten, was ihr im Leben wichtig war. Sie hatte sich radikal entmaskiert, obwohl sie gar nicht autistisch ist: Befreit von den Anforderungen eines Berufs, der nicht ihren Bedürfnissen entsprach, baute sie sich ein einfacheres Leben in einem unordentlichen, aber gemütlichen Zuhause voller Bastelprojekte und Durcheinander auf, wo sie nicht mehr unter dem Druck stand, sich als adrette, erfolgreiche »Power-Frau« zu präsentieren.

Natürlich waren all diese großen Veränderungen nur möglich, weil Wendy die dazu nötige finanzielle Sicherheit und soziale Unterstützung hatte. Ihr Ehemann war begeistert von dem Umzug aufs Land. Die Lebenshaltungskosten in der Gegend waren so niedrig, dass Wendy auf Teilzeitarbeit umsteigen konnte. Über die Stelle ihres Mannes blieben sowohl Wendy als auch ihre Tochter krankenversichert. Die Betriebskrankenversicherung hatte die Diagnose ihrer Tochter überhaupt erst ermöglicht. Die Familie bekam auch Unterstützung aus der Gemeinde in Form von Kinderbetreuung und Nachhilfe. Als sich Wendys Mutter klischeehaft über Autismus äußerte, schaffte Wendy es, mit ihr in einer Therapie Probleme aus der Vergangenheit aufzuarbeiten und die Vorurteile der Mutter aufzulösen.

Viele autistische Menschen und ihre Angehörigen haben da eine andere Ausgangslage. Ohne Zugang zu Wohnraum, Gesundheitsversorgung und einem Unterstützungsnetzwerk aus liebevollen Menschen, die bereit sind, sich mitzuentwickeln, hat niemand die Freiheit, authentisch und unmaskiert zu leben. Deshalb ist es so wichtig, dass Unmasking mehr ist als nur ein persönlicher Prozess. Alle stärkenden Affirmationen und die radikalste Sichtbarkeit in der Welt können soziale Ungleichheit, Rassismus, Transphobie und Marginalisierung nicht überwinden. Wir müssen dafür kämpfen, eine gerechtere, einladendere und unterstützendere Welt für alle Menschen zu schaffen, damit alle die Freiheit haben, ein Leben ohne Maske zu führen.

Ich kenne so viele autistische Menschen, für die ihre Diagnose oder ihre Selbstbestimmung ein klärender und bestätigender Wendepunkt war. Wenn der anfängliche Schock und die Scham vorbei sind, kann das Bewusstsein der neurodivergenten Identität dazu führen, das ganze Leben und alle Werte neu zu überdenken und etwas Langsameres, Friedlicheres und Schöneres aufzubauen. Aber nicht nur Autist:innen tut es gut, sich auf diese Weise in der Neurodivergenz einzufinden. Wir alle verdienen es, die Möglichkeit zu haben, etwas Abstand zu nehmen und uns zu fragen, ob unser Leben mit unseren Werten übereinstimmt, ob die Arbeit, die wir leisten, und das Gesicht, das wir nach außen zeigen, unser wahres Selbst widerspiegeln – und wenn nicht, was wir vielleicht ändern möchten.

Wenn wir Menschen so akzeptieren, wie sie sind, anstatt gegen ihre eigenartigen Bedürfnisse und Verhaltensweisen anzukämpfen, kann das Leben entspannter und gelassener ablaufen. Eine Welt, in der sich alle Autist:innen sicher entmaskieren können, ist eine Welt, in der Leute mit seltsamen Interessen, leidenschaftlichen Emotionen, Empfindlichkeiten gegenüber der Umgebung, sonderbarem zwischenmenschlichem Verhalten oder anderen Absonderlichkeiten dennoch als wertvolle und ganze Menschen angesehen werden. Um diese Welt zu schaffen, bedarf es unermüdlicher politischer Arbeit und autistischer Interessenvertretung. Aber es wird sich lohnen, für Neurodivergente wie für Neurotypische.

SCHLUSS

INTEGRATION

Bevor ich wusste, dass ich autistisch bin, lebte ich in jeder Hinsicht zutiefst entfremdet. Ich war mit mir selbst uneins und begriff nicht, warum sich ein normales Leben für mich so verwirrend und einengend anfühlte. Ich war isoliert von meiner Umwelt, hatte kein Vertrauen in andere und glaubte nicht, jemals Anschluss oder Verständnis finden zu können. Weil ich so allein war, tat ich mich auch schwer, meine Identität zu bestimmen. Mir fehlte eine Gemeinschaft, zu der ich mich zugehörig fühlte. Ich hatte keine Ahnung, dass ich trans war, keine Ahnung, dass ich behindert war, und keine Ahnung, was ich vom Leben wollte. Innerlich war ich ein Scherbenhaufen, eine Ansammlung falscher Persönlichkeiten und Schutzschilde, mit denen ich meine Mitmenschen auf Distanz hielt. Meinen Panzer konnte ich nur ablegen, wenn ich allein war, aber selbst in der Einsamkeit war ich unglücklich und verwirrt. Ich war ein einziger Verteidigungsmechanismus, obwohl ich nicht wirklich wusste, was ich verteidigte.

Wenn maskierte Autist:innen nicht wissen, wer sie sind, und von ihrer Umwelt nicht akzeptiert werden, sind sie oft gezwungen, ihr Selbstbild in einzelne, oft widersprüchliche Teile aufzusplitten. *Das hier ist die Person, die ich bei der Arbeit sein muss, und das die Person, die ich zu Hause sein muss. Ich träume davon, dies und jenes zu tun, aber das kann ich niemandem erzählen. Hier sind die Medikamente, ohne die meine Energie nicht reichen würde, und die Lügen, die ich erzähle, um auf Partys unterhaltsam zu sein. Das dort sind Ablenkungen, die meine Anspannung lösen, wenn jemand argwöhnt, dass mit mir etwas nicht stimmt.* Wir haben gar keine Chance, zu einem einheitlichen Ganzen zusammenzufinden, das wir benennen oder verstehen könnten oder das andere sehen und lieben würden. Einige Seiten kommen gar nicht zum Vorschein, weil sie nicht unserem übergeordneten Ziel dienen, so harmlos und sicher wie möglich zu bleiben.

In der Transgender-Community haben wir einen Begriff für den fragilen, verwirrten Zustand, in dem sich viele von uns befinden, bevor wir unsere Gender-Identität erkennen und uns zum Coming-out entschließen: Wir nennen ihn *egg-mode*. Ein *egg* oder »Ei« ist ein Transmensch, der entweder zu fern von der Trans-Community oder zu sehr in der Verleugnung gefangen ist, um erkennen zu können, wer er wirklich ist. Im »Ei-Stadium« fühlt man sich unwohl und fehl am Platz, ohne zu ahnen, warum. Man vermeidet jedes Nachdenken über bestimmte quälende Wünsche, die tief im Inneren lauern, weil die Konfrontation mit ihnen die falsche Cisgender-Identität zerstören würde, die man sich aufgebaut hat, um zu überleben. Als ich mich noch in diesem Stadium befand, trug ich fließende Kleider und tief ausgeschnittene Oberteile, weil ich mir zu »fraulich« vorkam für die androgyne Kleidung, die ich eigentlich tragen wollte. Ich dachte, ich sei durch meinen Körper dazu verdammt, für immer eine figurbetonte Frau zu sein. Wo ich auch hinkam, überall hieß es, ich sei unglaublich weiblich, und manche meinten sogar, dass ich »fruchtbar« aussehe. Familie, Freund:innen und sogar völlig Fremde gaben alles, um mich davon zu überzeugen, dass ich der Gesellschaft meine Weiblichkeit schuldete. Mein Selbsthass und die Abwehr der Gesellschaft verzerrten meine Selbstwahrnehmung vollkommen. Als ich diesen Widerstand endlich überwand und anfing, mich so zu kleiden, wie es mir gefiel, und mit tieferer Stimme zu sprechen, wurde mir klar, dass ich belogen worden war. Als androgyne Transperson sah ich tatsächlich gut aus und fühlte mich auch gut. Ich hatte nichts verloren, als ich die Fassade aufgab. Ich war einfach frei.

Meiner Erfahrung nach ist das autistische Masking dem ungeouteten Schwul- oder Transsein sehr ähnlich. Es ist ein schmerzhafter Zustand voller Selbsthass und Verleugnung, der das innere Erleben völlig verzerrt.

Obwohl es sich oft wie »Verrücktheit« anfühlt, handelt es sich nicht um eine innerliche Neurose. Es wird von außen verursacht, durch das wiederholte, oft gewalttätige gesellschaftliche Beharren darauf, dass man nicht das ist, was man zu sein behauptet, und alles, was dagegensprechen könnte, eine Schande ist.

Bevor ich wusste, dass ich autistisch bin, habe ich mir allerlei Regeln auferlegt, um als neurotypisch durchzugehen. Eine davon war, dass ich mir nie ein Möbelstück kaufen durfte, das ich nicht allein tragen konnte. Unabhängigkeit hieß für mich, jederzeit packen und wegziehen zu können. Um Hilfe zu bitten oder gar ein auf gegenseitiger Abhängigkeit basierendes Leben zu führen, wäre mir »schwach« und »armselig« vorgekommen. Ich lebte so, dass ich keine Hilfe brauchte.

Also schlief ich auf einer Luftmatratze und baute mir eine »Kommode« aus Plastikkisten, die ich hinter dem Supermarkt nebenan geklaut hatte. Meinen kleinen Fernseher stellte ich auf den Boden. Diese Maßnahmen erfüllten auch eine andere Regel, die ich mir auferlegt hatte: so wenig Geld wie möglich auszugeben und deshalb auf Komfort zu verzichten. Je mehr Geld ich zur Seite legen konnte, desto unabhängiger war ich und desto weniger schlimm würde es sein, wenn mir wegen meiner Unbeholfenheit oder eines Burnouts gekündigt werden würde. Dieselbe Logik trug auch zu meiner Essstörung und sozialen Isolation bei. Das Leben war billig und risikoarm, solange ich nicht aß, nicht trank und nie das Haus verließ. Indem ich mich immer kleiner machte, sicherte ich mein Überleben. Dabei fragte ich mich, warum ich mich die ganze Zeit so unglücklich und unwohl fühlte und warum ich stundenlang schluchzend im Zimmer herumstapfte. Aber ich erkannte nicht, dass die zwanghafte Selbstverleugnung mein Elend nur verstärkte.

Mein Masking entfremdete mich auch von allen, die ich liebte. Ich gestattete mir nie, mich vor irgendjemandem zu öffnen und die in mir brodelnden Gefühle – Wut, Frustration, Dysphorie, zwanghafte Sehnsucht – zu zeigen. Wenn Menschen freundlich auf mich zukamen und Kontakt suchten, scheuchte ich sie weg und zeigte ihnen die kalte Schulter. Fragten Freund:innen mich, wie es mir gehe, antwortete ich nur knapp. Wollten sie mir körperlich ihre Zuneigung zeigen, erstarrte ich. Als ich schließlich körperlich und geistig zusammenbrach, tat ich trotzdem alles, um nach außen unerschütterlich und stark zu wirken. Selbst den verständnisvollsten Nahestehenden blieb so keine andere Wahl, als eine unvollständige Version meiner selbst zu lieben. Ich hatte auch selbst kaum ein Gefühl dafür, wer ich war. In meiner freien Zeit saß ich einfach allein im Zimmer und starrte die Wand an oder klickte mich gedankenlos durch das Internet.

All das begann sich langsam zu ändern, als ich mich mit meinem Cousin in einem Freizeitpark in einen Whirlpool setzte und von seiner Theorie erfuhr, dass in unserer Familie alle autistisch seien. Zunächst hatte ich wenig Verständnis dafür. Aber von dem Moment an, als ich das Wort »autistisch« als Beschreibung für Verhaltensweisen meiner Verwandten gehört hatte, konnte ich nicht mehr damit aufhören, es auf mich selbst zu beziehen. Mein ganzes Leben lang war ich ein Wirrwarr aus unzusammenhängenden Teilen gewesen, aber jetzt fügte sich endlich ein Bild meiner selbst zusammen, und es gab einen Namen für das, was ich durchlebte.

Das Gegenteil von Selbstentfremdung ist *Integration*, ein Zustand spürbarer Verbundenheit und Ganzheit.[1] Menschen mit einer integrierten Identität erkennen einen roten Faden zwischen den vielen Ichs, die sie im Laufe der Zeit und an verschiedenen Orten zeigten. Natürlich verändert sich jeder Mensch mit der Zeit und passt sein Verhalten an die jeweilige Situation oder Umgebung an. Es gibt kein feststehendes »wahres Ich«, das sich nie anpasst und verändert. Diese Tatsache kann für maskierte Autist:innen beunruhigend sein, weil ihnen möglicherweise eine klare Vorstellung davon fehlt, wer sie wirklich sind. Ihre Persönlichkeit ist nur Mittel zum Zweck, eher extern motiviert als von inneren Kräften oder Herzenswünschen angetrieben. Eine Person mit integrierter Identität lässt sich nicht durch Veränderungen und Abweichungen stören, weil sie zwischen den vielen Wesenheiten, die sie verkörpert hat, verbindende Konstanten erkennt: einerseits die sich durchs ganze Leben ziehenden Grundwerte und andererseits eine von persönlichem Wachstum geprägte Lebensgeschichte als Erklärung dafür, dass sie sich von der Person, die sie einmal war, zu der entwickelt hat, die sie heute ist.[2]

Untersuchungen (besonders die jahrzehntelange Arbeit der Psychologen Dan McAdams und Jonathan Adler) haben ergeben, dass Menschen, die einen integrierten Selbstbegriff haben, im Allgemeinen recht anpassungsfähig, belastbar und nachsichtig mit sich selbst sind. Sie sind in der Lage, neue Fähigkeiten zu entwickeln und sich umzuorientieren, wenn das Leben schwierig wird. Sie sehen sich als Protagonist:innen ihrer Lebensgeschichte. Sie erleben auch eher *posttraumatisches Wachstum* und verstehen erlebtes Leid als etwas, das sie resilient gemacht hat und sie motiviert, anderen zu helfen, und nicht als schrecklichen »Makel«, der sie ruiniert oder geschwächt hat.[3] McAdams und Kollegen haben beobachtet, dass Menschen, die sich als Erwachsene weiterentwickeln oder ein Trauma überwinden, oft eine *Erlösungserzählung* über sich selbst erfinden. Eine von Erlösung geprägte Sicht auf das eigene Ich hebt im Allgemeinen einige Schlüsselqualitäten hervor.

Schlüsselqualitäten des erlösenden Selbstbilds[4]	
Schaffend	Bemüht sich, die Welt zu verbessern oder etwas für künftige Generationen zu tun
Sensibel	Kümmert sich um die Bedürfnisse anderer und ist besorgt über soziale Ungerechtigkeit
Werten verpflichtet	Entwickelt eigene Grundüberzeugungen und -werte, die das Verhalten ein Leben lang leiten
Selbstständig und zugleich verbunden	Ist sich der eigenen Kräfte und Handlungsmöglichkeiten bewusst, pflegt aber auch verbindliche Beziehungen zu anderen und weiß, dass wir alle voneinander abhängig sind

Ich finde es erstaunlich, wie sehr das erlösende Selbstbild zum Prozess des Unmaskings passt. Das erlöste Selbst ist im Wesentlichen ein entmaskiertes autistisches Selbst: ohne Scham wegen der eigenen Empfindsamkeit, zutiefst den eigenen Werten verpflichtet, leidenschaftlich angetrieben von dem, was einem wichtig ist, stark genug, um sich selbst zu behaupten, und verletzlich genug, um Anschluss und Hilfe zu suchen. Eine Person mit einem integrierten, erlösten Selbstverständnis weiß, wer sie ist, und schämt sich nicht dafür. Sie ist in der Lage, im Leben auftretende Spannungen auf authentische Weise und im Einklang mit ihren Gefühlen und Moralvorstellungen aufzulösen.

Die Arbeiten von McAdams und Adler (und verwandte Arbeiten anderer) offenbaren nicht den einen richtigen Weg, um ein integriertes oder erlöstes Selbstverständnis zu entwickeln. Allerdings hat sich die *narrative Therapie* als hilfreich für Menschen erwiesen, die die Geschichten, die sie sich über ihr Leben und ihre Vergangenheit erzählen, überprüfen und in einem neuen Licht sehen wollen.[5] Und es gibt erste Belege dafür, dass narrative Therapie für autistische Menschen, die mit sozialen Ängsten oder Kommunikationsproblemen zu kämpfen haben, von Nutzen sein kann.[6] Ein erlöstes Selbst kann aber auch entstehen, indem man sich selbst erkennt und versteht und gesunde, unterstützende Bindungen eingeht. In meinem Leben haben der Kontakt mit anderen Autist:innen und mein Erkennen dessen, was Autismus ist, mich ganz von selbst auf eine neue »Geschichte« über meine Vergangenheit und meine Identität gebracht.

Der letzte Schritt in Heather Morgans Übung zur wertebasierten Integration besteht darin, deine wichtigsten Werte in ungefähr drei bis fünf Worten zusammenzufassen und darüber nachzudenken, wie diese Werte miteinander verbunden sein und ein zusammenhängendes Ganzes ergeben könnten. Um dies zu erreichen, lässt Heather ihre Klient:innen gerne in einer Zeichnung veranschaulichen, wie ihre Werte ineinandergreifen. Dabei dürfen sie die visuelle Metapher verwenden, die ihnen am besten gefällt.[7] Ein Klient von Heather zeichnete seine fünf Werte (Offenheit, Akzeptanz, Leistung, Aufstieg und Faszination) als einzelne Saiten einer Gitarre. Jede Saite kann einzeln aktiviert und »angeschlagen« werden, aber die schönste Musik entsteht, wenn alle Werte zusammenklingen. Eine andere Person ordnete ihre Werte (Mitgefühl, Gemeinschaft, Kreativität, Integrität, intrinsischer Wert und Gerechtigkeit) als Farbstreifen eines Regenbogens an. Eine weitere Person sah ihre Werte als einzelne Speichen eines Fahrradreifens, die sich gegenseitig stützen und die Vorwärtsbewegung ermöglichen. Diese Metaphern zeigen, dass Heathers Klient:innen ihre Werte als miteinander verbunden sehen und dass sie ihnen helfen, ihr Leben als ein Ganzes zu betrachten, das größer ist als die Einzelteile.

Hier hast du etwas Platz, um zu ergründen, wie deine eigenen Werte miteinander in Beziehung stehen. Für diese Übung solltest du die Übungen zur wertebasierten Integration aus der Einleitung sowie Kapitel 5 und 7 noch einmal durchgehen.

Wertebasierte Integration

Schritt 4: Die Werte verbinden

1. Schau dir noch einmal die Schlüsselerlebnisse an, die du in der Einleitung zu diesem Buch beschrieben hast, und die drei bis fünf Grundwerte, die du in Kapitel 5 als wesentlich für diese Erlebnisse identifiziert hast.
   Liste diese Werte hier auf. Idealerweise legst du dich auf drei bis fünf unterschiedliche Werte fest.
2. Definiere in den folgenden Feldern jeden deiner Werte. Es sollten deine persönlichen Definitionen sein, keine Definition aus dem Wörterbuch. Arbeite konkret heraus, was jeder Wert für dich bedeutet.

   Wert:
   Was dieser Wert für mich bedeutet:

   Wert:
   Was dieser Wert für mich bedeutet:

   Wert:
   Was dieser Wert für mich bedeutet:

Wert:
Was dieser Wert für mich bedeutet:

Wert:
Was dieser Wert für mich bedeutet:

3. Zeichne zuletzt ein Bild, das deine Werte und ihre Verbindung zueinander darstellt. Das Bild könnte von einem Hobby oder einer Erfahrung inspiriert sein, die dir wichtig ist, oder es könnte eines der Schlüsselerlebnisse heraufbeschwören, bei denen du dich besonders lebendig gefühlt hast. Ziel ist, ein Bild zu zeichnen, das alle deine Werte miteinander verbindet, sodass du sie dir besser vorstellen und ins Gedächtnis rufen kannst.

Deine Werte müssen nicht alle gleich gewichtet sein, wie es in den beispielhaft genannten Bildern der Fall ist. Du kannst auch einen besonders wichtigen Wert (zum Beispiel Liebe) als Säule zeichnen, auf der die anderen ruhen, oder einen Wert als breiten Schirm darstellen, der die anderen abdeckt und schützt. Eine Klientin von Heather gestaltete drei ihrer Werte als Querstangen eines Ankers und den vierten Wert als Haken, der den Anker mit dem »Boot« ihres Lebens verband.

Ich habe mir mehrere Monate Zeit genommen, um Heather Morgans Prozess der wertebasierten Integration zu durchlaufen, während ich an einem frühen Entwurf dieses Buches arbeitete. Ich habe sorgfältig darüber nachgedacht, welches die Schlüsselerlebnisse in meiner Vergangenheit sein könnten, in denen ich mich wirklich lebendig gefühlt habe. Die Interviews mit anderen Autist:innen und meine Recherchen halfen mir bei der Selbstreflexion. So kam ich auf viele eindrückliche Erlebnisse aus meiner Vergangenheit, in denen ich mich ganz lebendig und authentisch gefühlt habe, und diese Erlebnisse ließen mich meine Grundwerte erkennen. Vielleicht hilft es dir, wenn ich meine Überlegungen hier mit dir teile.

Wert Nr. 1: Offenheit

Was dieser Wert für mich bedeutet: Ehrlich sagen, wie ich mich fühle und wie ich die Dinge sehe. Beobachtungen äußern, die vielleicht nicht angenehm, aber wahr und wichtig sind. Mir selbst ehrlich eingestehen, wer ich bin, mit wem ich gerne Zeit verbringe und was ich vom Leben will. Mich zu Wort melden, wenn ich sehe, dass jemand schlecht behandelt wird.

Wert Nr. 2: Mut

Was dieser Wert für mich bedeutet: Meiner Intuition vertrauen und bereit sein, Risiken einzugehen. Für meine Überzeugungen einstehen, auch wenn sie unpopulär sind. Enthusiastisch und leidenschaftlich Ja zu dem sagen, was ich will, anstatt nach Ausreden zu suchen, um Nein zu sagen. Meine Emotionen laut und groß sein lassen. Raum beanspruchen und das Leben genießen.

Wert Nr. 3: Inspiration

Was dieser Wert für mich bedeutet: Die Welt um mich herum beobachten, mich mit Ideen vollsaugen und anderen meine Gedanken und Leidenschaften mitteilen. Meine Kreativität und meine Geistesblitze zulassen. Ein Licht sein, das anderen Orientierung gibt, und Menschen dazu ermächtigen, das zu tun, was für sie am besten ist.

Wert Nr. 4: Leidenschaft

Was dieser Wert für mich bedeutet: Mir selbst gestatten, tief zu empfinden. Mir die Zeit nehmen, um traurig, wütend, verärgert oder fröhlich zu sein. Emotionen nicht mehr danach filtern, wie sie bei anderen ankommen könnten. Mich nicht dafür schämen, wer ich bin, das verfolgen, was mir Freude bereitet, und mir Situationen ersparen, die mich belasten.

Wenn ich mir meine wichtigsten Erinnerungen und Grundwerte mit ein bisschen Abstand anschaue, erkenne ich, dass ich ein dynamischer, kraftvoller, besonnener Mensch bin, der sich ständig weiterentwickelt und sich schon oft für Menschen und Ideen eingesetzt hat, die ihm wichtig sind. Ich bin ganz anders als das hilflose, machtlose, ahnungslose, bedürftige Wesen, das ich in den Augen der Nichtbehinderten zu sein fürchtete. Ich bin auch nicht der eisige, phlegmatische Intellektuelle, als der ich mich lange maskiert habe.

Diese Übung hat mir auch schmerzhaft klargemacht, wie sehr mich mein altes, maskiertes Leben blockiert und unzufrieden gemacht hat. Allein in meiner Wohnung, ohne Kontakt zu anderen, hatte ich keine Möglichkeit, andere zu inspirieren oder mich auszudrücken. Ich hatte solche Angst, andere zu verärgern, dass ich es nicht wagte, für meine Werte einzustehen, und ich gönnte mir nichts, was mir Freude machte. Mein Versuch, ein neurotypischer Mensch zu sein, scheiterte. Mein wahres Ich dagegen war ein wunderbarer Mensch, der so viel mehr verdient hatte.

Das ideale Ergebnis dieser Übung ist, dass sie einer autistischen Person zu mehr Selbstvertrauen verhilft. Wenn ich zurückblicke, kann ich mich nicht daran erinnern, jemals eine Entscheidung bereut zu haben, die von Offenheit, Mut, Inspiration oder Leidenschaft geleitet war. Jedes Mal, wenn ich irgendwelchen Unsinn ignorierte, einen unbefriedigenden Job kündigte, eine spontane Einladung annahm, meine Meinung kundtat oder mir aus einem Impuls heraus ein Tattoo stechen ließ, fühlte es sich unglaublich gut an. Als würde man nach einem Leben unter Wasser endlich frische Luft einatmen. Auf der anderen Seite erinnere ich mich an unzählige schlechte und bedauerliche Entscheidungen, die ich aus Angst, Skrupeln oder falscher Höflichkeit getroffen habe. Jedes Mal, wenn ich mich für einen Wutausbruch entschuldigte, ein Bedürfnis herunterspielte, einen Job annahm, der nicht zu mir passte, oder eine Freundschaft duldete, die nicht respektvoll war, ging es mir schlecht. Nichts davon half mir, eine tiefergehende Beziehung aufrechtzuerhalten. All das hat nur meine Zeit verschwendet und Ärger in mir aufgestaut. Es wäre immer besser gewesen, ich selbst zu sein, koste es, was es wolle.

Wenn ich mir überlege, wie sich meine vier Werte zu einem größeren Ganzen zusammenfügen, stelle ich mir einen Schutzschild vor. Als ich mich outete, wählte ich den Namen Devon unter anderem deshalb, weil er »Verteidiger« bedeutet. Vor meinen Coming-outs (als trans ebenso wie als autistisch) war ich immer ruhig und defensiv. Meine ganze Existenz war eine einzige Entschuldigung für das, was ich wirklich war. Heute schöpfe ich Kraft aus dem, was ich bin, und ich möchte ein Schutzschild für andere sein: eine standhafte, tapfere Präsenz, die sich der Welt entgegenstellt und denjenigen Schutz bietet, die ihn brauchen. Meine Werte schützen mich und die Menschen, die mir wichtig sind. Früher glaubte ich, dass meine Maske mich beschützt, aber in Wirklichkeit hat sie mich nur belastet. Die Konzentration auf meine Werte bewirkt genau das Gegenteil. Anstatt meine autistischen Züge zu verbergen, stellt sie sie in den Vordergrund, sodass sie mich befähigen. Ich bin jetzt dankbar, der zu sein, der ich bin, und ich weiß, dass andere dankbar sind, mich zu kennen. Auf der Suche nach meiner autistischen Identität habe ich viele, viele Menschen getroffen, die einen ähnlichen Weg hin zu Selbstakzeptanz und Offenheit gegangen sind und sich nach Jahren der angstgetriebenen Verstellung endlich frei, integriert und wertegeleitet fühlen. Dasselbe wünsche ich dir.

Ich will nicht so tun, als sei das Leben als autistischer Mensch einfach. Ableismus ist eine starke, unterdrückerische Macht. Es gibt viele Autist:innen, die sich nie vollständig entmaskieren können. Einige von uns befinden sich in so gefährlichen Lebensverhältnissen, dass es auch zu riskant wäre, sich zu offenbaren. Manche beschließen, sich besser nur in kleinen Nischen Akzeptanz zu suchen und überall sonst die Maske aufzubehalten, anstatt durch ihr Unmasking Obdachlosigkeit, Polizeigewalt, Gewalt in der Beziehung oder Zwangseinweisung zu riskieren. Für sie ist ein struktureller Wandel ebenso notwendig wie eine deutliche Verbesserung der Lebensumstände.

Die Mehrheit der autistischen Menschen ist unterbeschäftigt und leidet unter Ausbeutung, Isolation und Armut. Für maskierte Autist:innen, die weiblich, transgender, schwarz, armutsbetroffen oder mehrfach marginalisiert sind, ist es besonders gefährlich, die Maske fallen zu lassen. Selbst diejenigen von uns, die die Freiheit haben, sich radikal zu entmaskieren, haben aber immer noch mit Vorurteilen und dem Schmerz vergangener Traumata zu kämpfen. Eine einzelne Person, die ihren Selbstwert behauptet, reicht nicht aus, um diese Kräfte zu überwinden. Eine Welt, die Neurodiversität begrüßt, wäre per Definition ein Ort, an dem alle Menschen, Kulturen und Lebensweisen das gleiche Maß an Würde, Autonomie und Respekt erfahren. Aber für Autist:innen, die sich für mehr allgemeine Akzeptanz und Gerechtigkeit einsetzen, ist Unmasking ein wesentlicher Schritt in eine bessere und gesunde Zukunft, auch wenn die Welt noch ungerecht ist. Ich habe selbst erlebt, wie sehr ein autistischer Mensch seelisch und sozial aufblühen kann, wenn er einer gefährdeten Lebenssituation entkommt und eine akzeptierende Gemeinschaft findet. Genau diesen Prozess habe ich durchlaufen. Wir werden niemals eine neurodiversere Gesellschaft gestalten können, wenn wir unsere gemeinsamen Probleme nicht beim Namen nennen, keine Verbindungen aufbauen und nicht lautstark klarmachen, dass unsere Art zu funktionieren nicht gestört oder schlecht ist. Ein Großteil der neurotypischen Welt will uns immer noch von unserer Andersartigkeit »heilen«. Sie setzt dazu auf Gentherapien und Screening-Verfahren, die verhindern sollen, dass mehr von uns geboren werden, und auf übergriffige Therapiemethoden, die uns Gehorsam andressieren. Selbst diejenigen von uns, denen keine Autismusbehandlung aufgezwungen wurde, werden Tag für Tag manipuliert und gegängelt, damit aus ihnen eine kleinere, weichere und gefügigere Version ihrer selbst wird.

Unmasking bedeutet, sich stolz zu verweigern und sich nicht mehr von neurotypischen Anforderungen niederdrücken zu lassen. Es ist ein mutiger Akt des Widerstands und eine Bekundung des Selbstwerts. Es heißt auch, sich nicht zum Schweigen bringen zu lassen, sich nicht mehr abzugrenzen und zu verstecken und als ganzer Mensch mit ganzer Kraft an der Seite anderer behinderter und marginalisierter Menschen zu stehen. Gemeinsam können wir stark und frei sein, geschützt durch die mächtige, radikale Akzeptanz, die nur dann entsteht, wenn wir wissen, wer wir sind, und begreifen, dass wir nie etwas zu verbergen hatten.

DANK

Ich danke meiner Agentin Jenny Herrera dafür, dass sie das Potenzial in meinem Schreiben erkannt und mir das nötige Selbstvertrauen gegeben hat, um Buchautor zu werden, wozu ich allein nie den Mut gehabt hätte. Ich habe es schon einmal gesagt und sage es noch einmal: Du hast mein Leben wirklich verändert. Meiner Lektorin Michele Eniclerico danke ich von Herzen für ihr Interesse an diesem Buch und ihre Unterstützung, für ihre klugen Fragen, ihre aufschlussreichen Vorschläge zur Umstrukturierung und ihr Vertrauen in mein Urteilsvermögen. Ich bin sehr dankbar dafür, dass du mich ermutigt hast, das Buch so zu schreiben, dass es gezielt autistische Menschen anspricht, statt einen neurotypischen Blickwinkel einzunehmen. Kapitel acht ist der Teil des Buches, auf den ich besonders stolz bin, und ohne deine Vorschläge wäre es gar nicht entstanden. Vielen Dank an Jeanne Widen von der Loyola's School of Continuing and Professional Studies, die meine publizistische Arbeit immer unterstützt und als wertvollen Teil meiner Rolle als Wissenschaftler betrachtet hat. Du hast mir immer so viel Wärme und Vertrauen entgegengebracht, und dafür bin ich unglaublich dankbar. Danke ans gesamte Team von Harmony, das dieses Buch wunderschön gestaltet und mitgeholfen hat, es der Welt zu schenken.

Sehr viele autistische und anderweitig neurodivergente Autor:innen und Denker:innen haben bei der Entstehung dieses Buches eine wesentliche Rolle gespielt: Heather Morgan, James Finn, Jesse Meadows, Marta Rose, Keillan Cruickshank, Timotheus Gordon Jr., Jersey Noah und Jess White – vielen Dank für alle Gespräche, die wir geführt haben, für alle Möglichkeiten, die ihr für die Community geschaffen habt, und für all das

Feedback, das ihr mir gegeben habt. Amythest Schaber, Rabbi Ruti Reagan, Jen White-Johnson, Sky Cubacub, Samuel Dylan Finch, ChrisTiana Obey-Sumner, Rian Phin, Tiffany Hammond, Anand Prahlad und allen anderen, die ich in diesem Buch zitiert habe: Danke für alles, was ihr geleistet habt. Vielen Dank an alle, die sich von mir für dieses Buch interviewen ließen, sowie an die Hunderte von autistischen Menschen im Internet, die an Umfragen teilgenommen und mir ihre Gedanken und ihr Feedback zu meinen Ideen mitgeteilt haben. Ich wollte beim Schreiben dieses Buches so viele autistische Perspektiven wie möglich einnehmen, und ich hoffe, dass ich alle Geschichten, die ihr mir anvertraut habt, angemessen gewürdigt habe und dass ich eure Großzügigkeit mit so viel Respekt und Dankbarkeit behandelt habe, wie sie es verdient.

Vielen Dank an alle, die mir über die Jahre hinweggeholfen haben, mich weniger defekt zu fühlen, besonders an alle, die mir Geduld entgegengebracht haben, als ich mich selbst nicht verstand oder mit Menschen nicht umzugehen wusste. Ich habe mich hartnäckig von denen abgewandt, die mich lieben, weil ich so von Zweifeln und Ängsten gequält war, aber eure Liebe und Ehrlichkeit gaben mir Halt. Dank an alle autistischen und neurodivergenten Freund:innen, die sich mir gegenüber geoutet haben, nachdem ich begann, über meine eigene Behinderung zu schreiben. Wir haben dadurch die wunderbare Gelegenheit erhalten, uns auszutauschen und mitzufühlen. Dank an meine Familie dafür, dass sie mir immer erlaubt hat, ich selbst zu sein und meine Erfahrungen auszusprechen, ohne jemals meine Stimme zu unterdrücken. An alle meine Freund:innen auf dem Discord-Server Dump Truck: Dank euch habe ich mich während der Pandemie relativ stabil und eingebunden gefühlt. Zum Schluss möchte ich mich bei Nick bedanken: Du dimmst das Licht, gibst mir Ausreden, um geschäftliche Feiern zu verlassen, hast mir einen Reizüberflutungsbunker unter dem Bett gebaut und setzt Kopfhörer auf, wenn die Soundeffekte von chess.com zu laut werden. Oft hasse ich mich noch dafür, dass ich so reizbar und bedürftig bin, und kann es nicht fassen, dass mich jemand so liebt, wie ich bin. Ich verspreche, dass ich eines Tages in der Lage sein werde, deine bedingungslose Akzeptanz und Liebe als etwas zu erkennen, das ich (und du! Und alle!) verdiene.

ENDNOTEN

Einleitung: Entfremdung

1 Thomas, P., Zahorodny, W., Peng, B., Kim, S., Jani, N., Halperin, W. & Brimacombe, M. (2012). »The association of autism diagnosis with socioeconomic status«. *Autism, 16*(2), 201–213.

2 Hull, L., Petrides, K. V. & Mandy, W. (2020). »The female autism phenotype and camouflaging: A narrative review«. *Review Journal of Autism and Developmental Disorders*, 1–12.

3 Interview mit Temple Grandin (2. Januar 2006). Abgerufen am 14. April 2019.

4 Petrou, A. M., Parr, J. R. & McConachie, H. (2018). »Gender differences in parent-reported age at diagnosis of children with autism spectrum disorder«. *Research in Autism Spectrum Disorders, 50,* 32–42.

5 Livingston, L. A., Shah, P. & Happé, F. (2019). »Compensatory strategies below the behavioural surface in autism: A qualitative study«. *The Lancet Psychiatry, 6*(9), 766–777.

6 https://www.cdc.gov/mmwr/volumes/69/ss/ss6904a1.htm?s_cid=ss6904a1_w

7 Cage, E. & Troxell-Whitman, Z. (2019). »Understanding the Reasons, Contexts and Costs of Camouflaging for Autistic Adults«. *Journal of Autism and Developmental Disorders, 49,* 1899–1911. https://doi.org/10.1007/s10803-018-03878-x.

8 Livingston, L. A., Shah, P. & Happé, F. (2019). »Compensatory strategies below the behavioural surface in autism: A qualitative study«. *The Lancet Psychiatry, 6*(9), 766–777.

9 Cassidy, S. A., Gould, K., Townsend, E., Pelton, M., Robertson, A. E. & Rodgers, J. (2020). »Is camouflaging autistic traits associated with suicidal thoughts and behaviours? Expanding the interpersonal psychological theory of suicide in an undergraduate student sample«. *Journal of Autism and Developmental Disorders, 50*(10), 3638–3648.

Kapitel 1: Was ist Autismus eigentlich?

1 Corrigan, P. W. (2016). »Lessons learned from unintended consequences about erasing the stigma of mental illness«. *World Psychiatry, 15*(1), 67–73. https://doi.org/10.1002/wps.20295.

2 Ben-Zeev, D., Young, M. A. & Corrigan, P. W. (2010). »DSM-V and the stigma of mental illness«. *Journal of Mental Health, 19*(4), 318–327.

3 Ysasi, N., Becton, A. & Chen, R. (2018). »Stigmatizing effects of visible versus invisible disabilities«. *Journal of Disability Studies, 4*(1), 22–29.

4 Mazumder, R. & Thompson-Hodgetts, S. (2019). »Stigmatization of Children and Adolescents with Autism Spectrum Disorders and their Families: A Scoping Study«. *Review of Journal of Autism and Developmental Disorders, 6,* 96–107. https://doi.org/10.1007/s40489-018-00156-5.

5 Raymaker, D. M., Teo, A. R., Steckler, N. A., Lentz, B., Scharer, M., Delos Santos, A. ... & Nicolaidis, C. (2020). »Having All of Your Internal Resources Exhausted Beyond Measure and Being Left with No Clean-Up Crew«: Defining Autistic Burnout. *Autism in Adulthood, 2*(2), 132–143.

6 Buckle, K. L., Leadbitter, K., Poliakoff, E. & Gowen, E. (2020). »No way out except from external intervention«: Betroffene berichten von autistischer Trägheit.

7 Demetriou, E. A., Lampit, A., Quintana, D. S., Naismith, S. L., Song, Y. J. C., Pye, J. E. ... & Guastella, A. J. (2018). »Autism spectrum disorders: Meta-analysis of executive function«. *Molecular Psychiatry, 23*(5), 1198–1204.

8 Livingston, L. A., Carr, B. & Shah, P. (2019). »Recent advances and new directions in measuring theory of mind in autistic adults«. *Journal of Autism and Developmental Disorders, 49,* 1738–1744.

9 Thapar, A. & Rutter, M. (2020). »Genetic advances in autism«. *Journal of Autism and Developmental Disorders,* 1–12.

10 Gernsbacher, M. A., Dawson, M. & Mottron, L. (2006). »Autism: Common, heritable, but not harmful«. *Behavioral and Brain Sciences, 29*(4), 413.

11 Rylaarsdam, L. & Guemez-Gamboa, A. (2019). »Genetic causes and modifiers of autism spectrum disorder«. *Frontiers in Cellular Neuroscience, 13,* 385.

12 Hahamy, A., Behrmann, M. & Malach, R. (2015). »The idiosyncratic brain: Distortion of spontaneous connectivity patterns in autism spectrum disorder«. *Nature Neuroscience* 18, 302–309. https://doi.org/10.1038/nn.3919.

13 Autistische Menschen jedes Geschlechts entwickeln im Laufe ihres Lebens ihre Sozialkompetenzen und Kommunikationsfähigkeiten weiter. Siehe dazu: Rynkiewicz, A., Schuller, B., Marchi, E. et al. (2016). »An investigation of the ›female camouflage effect‹ in autism using a computerized ADOS-2 and a test of sex/gender differences«. *Molecular Autism* 7, 10. https://doi.org/10.1186/s13229-016-0073-0.

14 Zhou, Y., Shi, L., Cui, X., Wang, S. & Luo, X. (2016). »Functional Connectivity of the Caudal Anterior Cingulate Cortex Is Decreased in Autism«. *PloS One, 11*(3), e0151879. https://doi.org/10.1371/journal.pone.0151879.

15 Allman, J. M., Watson, K. K., Tetreault, N. A. & Hakeem, A. Y. (2005). »Intuition and autism: A possible role for Von Economo neurons«. *Trends in Cognitive Sciences, 9*(8), 367–373.

16 Rosenberg, A., Patterson, J. S. & Angelaki, D. E. (2015). »A computational perspective on autism«. *Proceedings of the National Academy of Sciences, 112*(30), 9158–9165.

17 Hahamy, A., Behrmann, M. & Malach, R. (2015). »The idiosyncratic brain: Distortion of spontaneous connectivity patterns in autism spectrum disorder». *Nature Neuroscience, 18,* 302–309. https://doi.org/10.1038/nn.3919; Dinstein, I., Heeger, D. J. & Behrmann, M. (2015). »Neural variability: Friend or foe?«. *Trends in Cognitive Sciences, 19*(6), 322–328.

18 Siehe diese Presseerklärung des Weizmann Institute (2015). »Autism brain growth study«. Abgerufen von https://www.eurekalert.org/pub_releases/2015-01/wios-abg-012115.php.

19 Koldewyn, K., Jiang, Y. V., Weigelt, S. & Kanwisher, N. (2013). »Global/local processing in autism: Not a disability, but a disinclination». *Journal of Autism and Developmental Disorders, 43*(10), 2329–2340. https://doi.org/10.1007/s10803-013-1777-z.

20 Mottron, L., Belleville, S. & Ménard, E. (1999). »Local bias in autistic subjects as evidenced by graphic tasks: Perceptual hierarchization or working memory deficit?«. *Journal of Child Psychology and Psychiatry, 40,* 743–755.

21 Hubl, D., Bolte, S., Feineis-Matthews, S., Lanfermann, H., Federspiel, A., Strik, W. et al. (2003). »Functional imbalance of visual pathways indicates alternative face processing strategies in autism«. *Neurology, 61,* 1232–1237.

22 Minio-Paluello, I., Porciello, G., Pascual-Leone, A. & Baron-Cohen, S. (2020). »Face individual identity recognition: A potential endophenotype in autism«. *Molecular Autism, 11*(1), 1–16.

23 Longdon, E. & Read, J. (2017). »›People with Problems, Not Patients with Illnesses‹: Using psychosocial frameworks to reduce the stigma of psychosis«. *Israel Journal of Psychiatry and Related Sciences, 54*(1), 24–30.

24 Wired (2019). »How earnest research into gay genetics went wrong«. Abgerufen von https://www.wired.com/story/how-earnest-research-into-gay-genetics-went-wrong/.

25 Guiraud, J. A., Kushnerenko, E., Tomalski, P., Davies, K., Ribeiro, H. & Johnson, M. H. (2011). »Differential habituation to repeated sounds in infants at high risk for autism«. *Neuroreport, 22,* 845–849.

26 Brosnan, M., Lewton, M. & Ashwin, C. (2016). »Reasoning on the autism spectrum: A dual process theory account«. *Journal of Autism and Developmental Disorders, 46*(6), 2115–2125.

27 Brosnan, M., Ashwin, C. & Lewton, M. (2017). »Brief report: Intuitive and reflective reasoning in autism spectrum disorder«. *Journal of Autism and Developmental Disorders, 47*(8), 2595–2601.

28 Seltzer, M. M., Krauss, M. W., Shattuck, P. T., Orsmond, G., Swe, A. & Lord, C. (2003). »The symptoms of autism spectrum disorders in adolescence and adulthood«. *Journal of Autism and Developmental Disorders, 33*(6), 565–581.

29 Hazen, E. P., Stornelli, J. L., O'Rourke, J. A., Koesterer, K. & McDougle, C. J. (2014). »Sensory symptoms in autism spectrum disorders«. *Harvard Review of Psychiatry, 22*(2), 112–124.

30 Jordan, C. J. & Caldwell-Harris, C. L. (2012). »Understanding differences in neurotypical and autism spectrum special interests through internet forums«. *Intellectual and Developmental Disabilities, 50*(5), 391–402.

31 Kapp, S. K., Steward, R., Crane, L., Elliott, D., Elphick, C., Pellicano, E. & Russell, G. (2019). »›People should be allowed to do what they like‹: Autistic adults' views and experiences of stimming«. *Autism, 23*(7), 1782–1792.

32 Tchanturia, K., Smith, K., Glennon, D. & Burhouse, A. (2020). »Towards an improved understanding of the Anorexia Nervosa and Autism spectrum comorbidity: PEACE pathway implementation«. *Frontiers in Psychiatry, 11,* 640.

33 Wijngaarden-Cremers, P. J. M., Brink, W. V. & Gaag, R. J. (2014). »Addiction and autism: A remarkable comorbidity«. *Journal of Alcoholism and Drug Dependence, 2*(4), 170.

34 McKenzie, R. & Dallos, R. (2017). »Autism and attachment difficulties: Overlap of symptoms, implications and innovative solutions«. *Clinical Child Psychology and Psychiatry, 22*(4), 632–648.

35 McElhanon, B. O., McCracken, C., Karpen, S. & Sharp, W. G. (2014). »Gastrointestinal symptoms in autism spectrum disorder: A meta-analysis«. *Pediatrics, 133*(5), 872–883.

36 Baeza-Velasco, C., Cohen, D., Hamonet, C., Vlamynck, E., Diaz, L., Cravero, C. ... & Guinchat, V. (2018). »Autism, joint hypermobility–related disorders and pain«. *Frontiers in Psychiatry, 9,* 656.

37 Bolton, P. F., Carcani-Rathwell, I., Hutton, J., Goode, S., Howlin, P. & Rutter, M. (2011). »Epilepsy in autism: Features and correlates«. *British Journal of Psychiatry, 198*(4), 289–294.

38 Antshel, K. M., Zhang-James, Y. & Faraone, S. V. (2013). »The comorbidity of ADHD and autism spectrum disorder«. *Expert Review of Neurotherapeutics, 13*(10), 1117–1128.

39 Russell, G. & Pavelka, Z. (2013). »Co-occurrence of developmental disorders: Children who share symptoms of autism, dyslexia and attention deficit hyperactivity disorder«. *InTech,* 361–386.

40 Hull, L., Levy, L., Lai, M. C., Petrides, K. V., Baron-Cohen, S., Allison, C. ... & Mandy, W. (2021). »Is social camouflaging associated with anxiety and depression in autistic adults?«. *Molecular Autism, 12*(1), 1–13.

41 https://leader.pubs.asha.org/doi/10.1044/leader.FTR2.25042020.58.

42 Dieser Essay von Damian Milton fasst es gut zusammen: »… es gibt nichts Neurotypisches, von dem man abweicht, nur eine idealisierte Fantastiekonstruktion aus Galton'schen psychologischen Maßstäben.« (Francis Galton war der Erfinder der Eugenik. Vielen Dank an Jesse Meadows für die Empfehlung des Artikels.) http://www.larry-arnold.net/Autonomy/index.php/autonomy/article/view/AR10/html.

43 Singer, Judy (1999). »›Why can't you be normal for once in your life?‹ From a ›problem with no name‹ to the emergence of a new category of difference«. In: Corker, Mairian, & French, Sally (Hrsg.). *Disability Discourse*. McGraw-Hill Education (UK). 61.

44 Takarae, Y. & Sweeney, J. (2017). »Neural hyperexcitability in autism spectrum disorders«. *Brain Sciences, 7*(10), 129.

45 Stewart, L. P. & White, P. M. (2008). »Sensory filtering phenomenology in PTSD«. *Depression and Anxiety, 25*(1), 38–45.

46 Allerdings kann eine Reizüberflutung natürlich auch zu Ängsten führen. Es handelt sich wahrscheinlich um eine wechselseitige Beziehung; siehe: Green, S. A. & Ben-Sasson, A. (2010). »Anxiety disorders and sensory over-responsivity in children with autism spectrum disorders: Is there a causal relationship?«. *Journal of Autism and Developmental Disorders, 40*(12), 1495–1504.

47 Bora, E., Aydın, A., Saraç, T., Kadak, M. T. & Köse, S. (2017). »Heterogeneity of subclinical autistic traits among parents of children with autism spectrum disorder: Identifying the broader autism phenotype with a data-driven method«. *Autism Research, 10*(2), 321–326.

48 https://www.cdc.gov/mmwr/volumes/67/ss/pdfs/ss6706a1-H.pdf.

49 Mandell, D. S., et al. (2009). »Racial/ethnic disparities in the identification of children with autism spectrum disorders«. *American Journal of Public Health, 99*(3), 493–498. https://doi.org/10.2105/AJPH.2007.131243.

50 https://www.cdc.gov/ncbddd/autism/addm-community-report/differences-in-children.html.

51 Stevens, K. (2019). *Lived Experience of Shutdowns in Adults with Autism Spectrum Disorder.*

52 Endendijk, J. J., Groeneveld, M. G., van der Pol, L. D., van Berkel, S. R., Hallers-Haalboom, E. T., Bakermans-Kranenburg, M. J. & Mesman, J. (2017). »Gender differences in child aggression: Relations with gender-differentiated parenting and parents' gender-role stereotypes«. *Child Development, 88*(1), 299–316.

53 Cage, E. & Troxell-Whitman, Z. (2019). »Understanding the Reasons, Contexts and Costs of Camouflaging for Autistic Adults«. *Journal of Autism and Developmental Disorders, 49*(5), 1899–1911. https://doi.org/10.1007/s10803-018-03878-x.

54 Andersson, G. W., Gillberg, C. & Miniscalco, C. (2013). »Pre-school children with suspected autism spectrum disorders: Do girls and boys have the same profiles?«. *Research in Developmental Disabilities, 34*(1), 413–422.

55 Silberman, S. (2015). *NeuroTribes: The Legacy of Autism and the Future of Neurodiversity.* New York: Penguin.

56 https://www.nature.com/articles/d41586-018-05112-1.

57 Burch, S. & Patterson, L. (2013). »Not Just Any Body: Disability, Gender, and History«. *Journal of Women's History, 25*(4), 122–137.

58 https://nsadvocate.org/2018/07/11/treating-autism-as-a-problem-the-connection-between-gay-conversion-therapy-and-aba.

59 Hillier, A., Gallop, N., Mendes, E., Tellez, D., Buckingham, A., Nizami, A. & O'Toole, D. (2019). »LGBTQ+ and autism spectrum disorder: Experiences and challenges«. *International Journal of Transgender Health, 21*(1), 98–110. https://doi.org/10.1080/15532739.2019.1594484

60 https://www.spectrumnews.org/news/extreme-male-brain-explained/.

61 Evans, S. C., Boan, A. D., Bradley, C., & Carpenter, L. A. (2019). »Sex/gender differences in screening for autism spectrum disorder: Implications for evidence-based assessment«. *Journal of Clinical Child & Adolescent Psychology*, 48(6), 840–854.

62 Metzl, J. M. (2010). *The Protest Psychosis: How Schizophrenia Became a Black Disease*. Boston: Beacon Press.

63 Halladay, A. K., Bishop, S., Constantino, J. N., Daniels, A. M., Koenig, K., Palmer, K., Messinger, D., Pelphrey, K., Sanders, S. J., Singer, A. T., Taylor, J. L., & Szatmari, P. (2015). »Sex and gender differences in autism spectrum disorder: Summarizing evidence gaps and identifying emerging areas of priority«. *Molecular Autism*, 6, 36. https://doi.org/10.1186/s13229-015-0019-y.

64 Becerra, T. A., von Ehrenstein, O. S., Heck, J. E., Olsen, J., Arah, O. A., Jeste, S. S., ... & Ritz, B. (2014). »Autism spectrum disorders and race, ethnicity, and nativity: A population-based study«. *Pediatrics*, 134(1), e63–e71.

65 Zwar haben Fans schon lange vermutet, dass Rick Autist ist (so wie sein Schöpfer Dan Harmon), aber ausgesprochen wurde dies erst im Finale der dritten Staffel, »The Rickchurian Mortydate«, in dem er es in einem kurzen Dialog mit Morty zugibt.

66 https://autismsciencefoundation.org/what-is-autism/how-common-is-autism/#:~:text=In%20the%201980s%20autism%20prevalence,and%20later%201%20in%201000.

67 https://www.nami.org/Support-Education/Publications-Reports/Public-Policy-Reports/The-Doctor-is-Out#:~:text=800%2D950%2DNAMI&text=Each%20year%20millions%20of%20Americans,States%20go%20without%20any%20treatment.

68 Bora, E., Aydin, A., Saraç, T., Kadak, M. T., & Köse, S. (2017). »Heterogeneity of subclinical autistic traits among parents of children with autism spectrum disorder: Identifying the broader autism phenotype with a data-driven method«. *Autism Research*, 10(2), 321–326.

69 Welche Leistungen in einzelnen Bundesstaaten zu beziehen sind, steht hier: https://www.ncsl.org/research/health/autism-and-insurance-coverage-state-laws.aspx.

70 https://www.clarifiasd.com/autism-diagnostic-testing/#:~:text=There%20is%20a%20cost%20associated,more%20than%20doubles%20the%20cost.

71 https://www.quora.com/How-much-does-it-typically-cost-to-get-a-formal-diagnosis-of-an-autism-spectrum-disorder.

72 https://www.autismus.de/was-ist-autismus/diagnostik.html.

73 https://www.wpspublish.com/ados-2-autism-diagnostic-observation-schedule-second-edition.

74 https://devonprice.medium.com/from-self-diagnosis-to-self-realization-852e3a069451.

75 https://www.bgsu.edu/content/dam/BGSU/equity-diversity/documents/university-policies/evidence-prove-discrimination.pdf.

76 Eine gute Übersicht über die sozialen und medizinischen Modelle von Behinderung und ihr Zusammenspiel findet sich hier: Goering, S. (2015). »Rethinking disability: The social model of disability and chronic disease«. *Current Reviews in Musculoskeletal Medicine*, 8(2).

77 https://www.phrases.org.uk/meanings/differently-abled.html.

78 Longmore, P. K. (1985). »A Note on Language and the Social Identity of Disabled People«. *American Behavioral Scientist*, 28(3), 419–423. https://doi.org/10.1177/000276485028003009.

79 https://journals.sagepub.com/doi/abs/10.1177/000276485028003009?journalCode=absb.

80 https://www.nature.com/articles/d41586-018-05112-1.

81 Significant Gay Events Timeline (PDF). Gay Police Association Schottland. Archiviert vom Original (PDF) am 15. März 2014. Abgerufen am 15. März 2014.

Kapitel 2: Wer sind die maskierten Autist:innen?

1 Ashley, F. (2020). »A critical commentary on ›rapid-onset gender dysphoria‹«. *Sociological Review*, 68(4), 779–799. https://doi.org/10.1177/0038026120934693.

2 https://www.washingtonpost.com/lifestyle/2020/03/03/you-dont-look-autistic-reality-high-functioning-autism/.

3 Bargiela, S., Steward, R. & Mandy, W. (2016). »The experiences of late-diagnosed women with autism spectrum conditions: An investigation of the female autism phenotype«. *Journal of Autism and Developmental Disorders*, 46(10), 3281–3294.

4 Mandy, W., Chilvers, R., Chowdhury, U., Salter, G., Seigal, A. & Skuse, D. (2012). »Sex differences in autism spectrum disorder: Evidence from a large sample of children and adolescents«. *Journal of Autism and Development Disorders*, 42: 1304–13. doi:10.1007/s10803-011-1356-0.

5 Meier, M. H., Slutske, W. S., Heath, A. C. & Martin, N. G. (2009). »The role of harsh discipline in explaining sex differences in conduct disorder: A study of opposite-sex twin pairs«. *Journal of Abnormal Child Psychology*, 37(5), 653–664. https://doi.org/10.1007/s10802-009-9309-1.

6 Aznar, A. & Tenenbaum, H. R. (2015). »Gender and age differences in parent–child emotion talk«. *British Journal of Developmental Psychology*, 33(1), 148–155.

7 Fung, W. K. & Cheng, R. W. Y. (2017). »Effect of school pretend play on preschoolers' social competence in peer interactions: Gender as a potential moderator«. *Early Childhood Education Journal*, 45(1), 35–42.

8 Goin-Kochel, R. P., Mackintosh, V. H. & Myers, B. J. (2006). »How many doctors does it take to make an autism spectrum diagnosis?«. *Autism*,10: 439–51. doi:10.1177/1362361306066601.

9 http://www.myspectrumsuite.com/meet-rudy-simone-autistic-bestselling-author-advocate-director-worldwide-aspergirl-society/.

10 Vollständige Checkliste archiviert unter https://mostlyanything19.tumblr.com/post/163630697943/atypical-autism-traits; Originalseite Help4Aspergers.com ist offline.

11 https://www.psychologytoday.com/us/blog/women-autism-spectrum-disorder/202104/10-signs-autism-in-women.

12 https://www.aane.org/women-asperger-profiles/.

13 https://slate.com/human-interest/2018/03/why-are-a-disproportionate-number-of-autistic-youth-transgender.html.

14 https://www.wesa.fm/post/some-autism-furry-culture-offers-comfort-and-acceptance#stream/0.

15 https://www.psychologytoday.com/us/blog/the-imprinted-brain/201512/the-aliens-have-landed.

16 Huijnen, C., Lexis, M., Jansens, R. & de Witte, L. P. (2016). »Mapping Robots to Therapy and Educational Objectives for Children with Autism Spectrum Disorder«. *Journal of Autism and Developmental Disorders*, 46(6), 2100–2114. https://doi.org/10.1007/s10803-016-2740-6.

17 Warrier, V., Greenberg, D. M., Weir, E., Buckingham, C., Smith, P., Lai, M. C., ... & Baron-Cohen, S. (2020). »Elevated rates of autism, other neurodevelopmental and psychiatric diagnoses, and autistic traits in transgender and gender-diverse individuals«. *Nature Communications*, 11(1), 1–12.

18 https://www.queerundefined.com/search/autigender.

19 van der Miesen, A. I. R., Cohen-Kettenis, P. T. & de Vries, A. L. C. (2018). »Is there a link between gender dysphoria and autism spectrum disorder?«. *Journal of the American Academy of Child & Adolescent Psychiatry*, 57(11), 884–885. https://doi.org/10.1016/j.jaac.2018.04.022.

20 Neely Jr., B. H. (2016). »To disclose or not to disclose: Investigating the stigma and stereotypes of autism in the workplace«. Masterarbeit, zur Prüfung eingereicht an der Pennsylvania State University.

21 https://www.jkrowling.com/opinions/j-k-rowling-writes-about-her-reasons-for-speaking-out-on-sex-and-gender-issues/.

22 Dale, L. K. (2019*). Uncomfortable Labels: My Life as a Gay Autistic Trans Woman*. London: Jessica Kingsley.

23 Dale, L. K. (2019). *Uncomfortable Labels: My Life as a Gay Autistic Trans Woman*. London: Jessica Kingsley, 26.

24 https://www.nature.com/articles/d41586-020-01126-w.

25 Fernando, S. (2017). *Institutional Racism in Psychiatry and Clinical Psychology*. London: Palgrave Macmillan.

26 Eine großartige Übersicht darüber, wie sich die Definitionen von psychischen Erkrankungen und Behinderungen im Laufe der Zeit verändert haben, findet sich in: Scull, A. (2015). *Madness in Civilization: A Cultural History of Insanity from the Bible to Freud, from the Madhouse to Modern Medicine*. Princeton Univ. Press.

27 Dababnah, S., Shaia, W. E., Campion, K. & Nichols, H. M. (2018). »›We Had to Keep Pushing‹: Caregivers' Perspectives on Autism Screening and Referral Practices of Black Children in Primary Care«. *Intellectual and Developmental Disabilities*, 56(5), 321–336.

28 Begeer, S., El Bouk, S., Boussaid, W., Terwogt, M. M. & Koot, H. M. (2009). »Underdiagnosis and referral bias of autism in ethnic minorities«. *Journal of Autism and Developmental Disorders*, 39(1), 142.

29 Bhui, K., Warfa, N., Edonya, P., McKenzie, K. & Bhugra, D. (2007). »Cultural competence in mental health care: A review of model evaluations«. *BMC Health Services Research*, 7(1), 1–10.

30 https://www.apa.org/monitor/2018/02/datapoint#:~:text=In%202015%2C%2086%20percent%20of,from%20other%20racial%2Fethnic%20groups.

31 https://www.npr.org/sections/health-shots/2020/06/25/877549715/bear-our-pain-the-plea-for-more-black-mental-health-workers.

32 https://www.hollywoodreporter.com/features/this-is-the-best-part-ive-ever-had-how-chris-rocks-extensive-therapy-helped-prepare-him-for-fargo.

33 https://www.spectrumnews.org/news/race-class-contribute-disparities-autism-diagnoses/.

34 Mandell, D. S., Listerud, J., Levy, S. E. & Pinto-Martin, J. A. (2002). »Race differences in the age at diagnosis among Medicaid-eligible children with autism«. *Journal of the American Academy of Child & Adolescent Psychiatry*, 41(12), 1447–1453.

35 Dyches, T. T., Wilder, L. K., Sudweeks, R. R., Obiakor, F. E. & Algozzine, B. (2004). »Multicultural issues in autism«. *Journal of Autism and Developmental Disorders*, 34(2), 211–222.

36 Mandell, D. S., Ittenbach, R. F., Levy, S. E. & Pinto-Martin, J. A. (2007). »Disparities in diagnoses received prior to a diagnosis of autism spectrum disorder«. *Journal of Autism and Developmental Disorders*, 37(9), 1795–1802. https://doi.org/10.1007/s10803-006-0314-8.

37 https://www.spectrumnews.org/opinion/viewpoint/autistic-while-black-how-autism-amplifies-stereotypes/.

38 Manchmal auch als *African American Vernacular English* (AAVE) bezeichnet, wobei dies fachlich inkorrekt ist. AAE bezieht sich auf ein ganzes Spektrum von Kommunikationsstilen und -kontexten, nicht nur auf *vernacular*, Umgangssprache. Siehe: Di Paolo, M. & Spears, A. K. *Languages and Dialects in the U.S.: Focus on Diversity and Linguistics*. New York: Routledge, 102.

39 DeBose, C. E. (1992). »Codeswitching: Black English and standard English in the African-American linguistic repertoire«. *Journal of Multilingual & Multicultural Development*, 13(1-2), 157–167.

40 Walton, G. M., Murphy, M. C. & Ryan, A. M. (2015). »Stereotype threat in organizations: Implications for equity and performance«. *Annual Review of Organizational Psychology and Organizational Behavior*, 2, 523–550. https://doi.org/10.1146/annurev-orgpsych-032414-111322.

41 Molinsky, A. (2007). »Cross-cultural code-switching: The psychological challenges of adapting behavior in foreign cultural interactions«. *Academy of Management Review*, 32(2), 622–640.

42 https://hbr.org/2019/11/the-costs-of-codeswitching.

43 Molinsky, A. (2007). »Cross-cultural code-switching: The psychological challenges of adapting behavior in foreign cultural interactions«. *Academy of Management Review*, 32(2), 622–640.

44 https://www.spectrumnews.org/features/deep-dive/the-missing-generation/.

45 https://apnews.com/b76e462b44964af7b431a735fb0a2c75.

46 https://www.forbes.com/sites/gusalexiou/2020/06/14/police-killing-and-criminal-exploitation-dual-threats-to-the-disabled/#39d86f6e4f0f.

47 https://www.chicagotribune.com/opinion/commentary/ct-opinion-adam-toledo-little-village-20210415-yfuxq4fz7jgtnl54bwn5w4ztw4-story.html.

48 https://namiillinois.org/half-people-killed-police-disability-report/.

49 https://www.forbes.com/sites/gusalexiou/2020/06/14/police-killing-and-criminal-exploitation-dual-threats-to-the-disabled/#c4b478c4f0fa.

50 Prahlad, A. (2017). *The Secret Life of a Black Aspie: A Memoir*. Fairbanks: University of Alaska Press, 69.

51 Dieser Twitter-Thread von Marco Rogers ist eine sehr schöne, leicht verständliche Einführung in rassische und kulturelle Unterschiede beim *real talk*. https://twitter.com/polotek/status/1353902811868618758?lang=en.

52 Deep, S., Salleh, B. M. & Othman, H. (2017). »Exploring the role of culture in communication conflicts: A qualitative study«. *Qualitative Report*, 22(4), 1186.

53 https://www.webmd.com/brain/autism/what-does-autism-mean.

54 Vom griechischen Wortstamm *allo*.

55 https://www.vulture.com/2018/05/the-st-elsewhere-finale-at-30.html#:~:text=Today%20is%20the%2030th%20anniversary,gazes%20at%20all%20day%20long.

56 Der Film wurde viel kritisiert, nicht nur von Autist:innen. Siehe zum Beispiel: https://www.indiewire.com/2021/02/music-review-sia-autism-movie-maddie-ziegler-1234615917/; https://www.rollingstone.com/movies/movie-features/sia-music-movie-review-controversy-1125125/; https://www.nytimes.com/2021/02/11/movies/sia-music-autism-backlash.html.

57 Ein kurzer Überblick über die Mängel von *Music*, zu denen auch die fehlerhafte Darstellung von Augmentic Communication gehört, findet sich unter: https://www.bitchmedia.org/article/sia-film-music-ableism-autistic-representation-film.

58 Wakabayashi, A., Baron-Cohen, S. & Wheelwright, S. (2006). »Are autistic traits an independent personality dimension? A study of the Autism-Spectrum Quotient (AQ) and the NEO-PI-R«. *Personality and Individual Differences*, 41(5), 873–883.

59 Nader-Grosbois, N. & Mazzone, S. (2014). »Emotion regulation, personality and social adjustment in children with autism spectrum disorders«. *Psychology*, 5(15), 1750.

60 Morgan, M. & Hills, P. J. (2019). »Correlations between holistic processing, Autism quotient, extraversion, and experience and the own-gender bias in face recognition«. *PloS One*, 14(7), e0209530.

61 Extrovertierte Menschen mit stark autistischen Zügen tarnen sich tendenziell weniger als introvertierte Autist:innen; siehe Robinson, E., Hull, L. & Petrides, K. V. (2020). »Big Five model and trait emotional intelligence in camouflaging behaviours in autism«. *Personality and Individual Differences*, 152, 109565.

62 Fournier, K. A., Hass, C. J., Naik, S. K., Lodha, N. & Cauraugh, J. H. (2010). »Motor coordination in autism spectrum disorders: A synthesis and metaanalysis«. *Journal of Autism and Developmental Disorders*, 40(10), 1227–1240.

63 Lane, A. E., Dennis, S. J. & Geraghty, M. E. (2011). »Brief report: Further evidence of sensory subtypes in autism«. *Journal of Autism and Developmental Disorders*, 41(6), 826–831.

64 Liu, Y., Cherkassky, V. L., Minshew, N. J. & Just, M. A. (2011). »Autonomy of lower-level perception from global processing in autism: Evidence from brain activation and functional connectivity«. *Neuropsychologia*, 49(7), 2105–2111. https://doi.org/10.1016/j.neuropsychologia.2011.04.005.

65 Dieser Thread der Autisticats fasst das Phänomen gut zusammen: https://twitter.com/autisticats/status/1343996974337564674. Archiviert unter: https://threadreaderapp.com/thread/1343993141146378241.html.

66 Mottron, L., Dawson, M., Soulieres, I., Hubert, B. & Burack, J. (2006). »Enhanced perceptual functioning in autism: An update, and eight principles of autistic perception«. *Journal of Autism and Developmental Disorders*, 36(1), 27–43.

67 https://www.queervengeance.com/post/autistic-people-party-too.

68 https://www.wcpo.com/news/insider/logan-joiner-addresses-his-fears-and-those-of-others-on-the-autism-spectrum-by-riding-and-reviewing-roller-coasters/.

69 Gargaro, B. A., Rinehart, N. J., Bradshaw, J. L., Tonge, B. J. & Sheppard, D. M. (2011). »Autism and ADHD: How far have we come in the comorbidity debate?«. *Neuroscience & Biobehavioral Reviews*, 35(5), 1081–1088.

70 Möller, H. J., Bandelow, B., Volz, H. P., Barnikol, U. B., Seifritz, E. & Kasper, S. (2016). »The relevance of ›mixed anxiety and depression‹ as a diagnostic category in clinical practice«. *European Archives of Psychiatry and Clinical Neuroscience*, 266(8), 725–736. https://doi.org/10.1007/s00406-016-0684-7.

71 https://www.sciencemag.org/news/2018/05/cold-parenting-childhood-schizophrenia-how-diagnosis-autism-has-evolved-over-time.

72 Moree, B. N. & Davis III, T. E. (2010). »Cognitive-behavioral therapy for anxiety in children diagnosed with autism spectrum disorders: Modification trends«. *Research in Autism Spectrum Disorders*, 4(3), 346–354.

73 https://medium.com/@KristenHovet/opinion-highly-sensitive-person-hsp-and-high-functioning-autism-are-the-same-in-some-cases-842821a4eb73.

74 https://kristenhovet.medium.com/opinion-highly-sensitive-person-hsp-and-high-functioning-autism-are-the-same-in-some-cases-842821a4eb73.

75 https://www.autismresearchtrust.org/news/borderline-personality-disorder-or-autism.

76 Knaak, S., Szeto, A. C., Fitch, K., Modgill, G. & Patten, S. (2015). »Stigma towards borderline personality disorder: Effectiveness and generalizability of an anti-stigma program for healthcare providers using a pre-post randomized design«. *Borderline Personality Disorder and Emotion Dysregulation*, 2(1), 1–8.

77 King, G. (2014). »Staff attitudes towards people with borderline personality disorder«. *Mental Health Practice*, 17(5).

78 Agrawal, H. R., Gunderson, J., Holmes, B. M. & Lyons-Ruth, K. (2004). »Attachment studies with borderline patients: A review«. *Harvard Review of Psychiatry*, 12(2), 94–104. https://doi.org/10.1080/10673220490447218.

79 Scott, L. N., Kim, Y., Nolf, K. A., Hallquist, M. N., Wright, A. G., Stepp, S. D., Morse, J. Q. & Pilkonis, P. A. (2013). »Preoccupied attachment and emotional dysregulation: Specific aspects of borderline personality disorder or general dimensions of personality pathology?«. *Journal of Personality Disorders*, 27(4), 473–495. https://doi.org/10.1521/pedi_2013_27_099.

80 Lai, M. C. & Baron-Cohen, S. (2015). »Identifying the lost generation of adults with autism spectrum conditions«. *Lancet Psychiatry*, 2(11):1013–27. doi:10.1016/S2215-0366(15)00277-1. PMID:26544750.

81 Baron-Cohen S. »The extreme male brain theory of autism«. Trends Cogn Sci. 2002 Jun 1;6(6):248–254. doi: 10.1016/s1364-6613(02)01904-6. PMID:12039606.

82 Sheehan, L., Nieweglowski, K. & Corrigan, P. (2016). »The stigma of personality disorders«. *Current Psychiatry Reports*, 18(1), 11.

83 https://www.nytimes.com/2021/05/24/style/adhd-online-creators-diagnosis.html.

84 Lau-Zhu, A., Fritz, A. & McLoughlin, G. (2019). »Overlaps and distinctions between attention deficit/hyperactivity disorder and autism spectrum disorder in young adulthood: Systematic review and guiding framework for EEGimaging research«. *Neuroscience and Biobehavioral Reviews*, 96, 93–115. https://doi.org/10.1016/j.neubiorev.2018.10.009.

85 Vielen ADHS-Patienten hilft die Einnahme stimulierender Medikamente. Eine differenzierte Betrachtung dieses Themas bietet Jesse Meadows' Aufsatz über kritische ADHS-Studien: https://jessemeadows.medium.com/we-need-critical-adhd-studies-now-52d4267edd54.

86 Ebenfalls von Jesse Meadows ist dieser fabelhafte Aufsatz über den Zusammenhang zwischen Autismus und ADHS: https://www.queervengeance.com/post/what-s-the-difference-between-adhd-and-autism.

87 Velasco, C. B., Hamonet, C., Baghdadli, A. & Brissot, R. (2016). »Autism Spectrum Disorders and Ehlers-Danlos Syndrome hypermobility-type: Similarities in clinical presentation«. *Cuadernos de medicina psicosomática y psiquiatria de enlace*, (118), 49–58.

88 Black, C., Kaye, J. A. & Jick, H. (2002). »Relation of childhood gastrointestinal disorders to autism: Nested case-control study using data from the UK General Practice Research Database«. *BMJ*, 325(7361), 419–421.

89 Bolton, P. F., Carcani-Rathwell, I., Hutton, J., Goode, S., Howlin, P. & Rutter, M. (2011). »Epilepsy in autism: Features and correlates«. *British Journal of Psychiatry*, 198(4), 289–294.

90 https://www.youtube.com/watch?v=GCGlhS5CF08.

91 https://www.instagram.com/myautisticpartner/.

92 https://autisticadvocacy.org/2012/10/october-2012-newsletter/.

93 https://www.iidc.indiana.edu/irca/articles/social-communication-and-language-characteristics.html. Siehe auch: Foley-Nicpon, M., Assouline, S. G. & Stinson, R. D. (2012). »Cognitive and academic distinctions between gifted students with autism and Asperger syndrome«. *Gifted Child Quarterly*, 56(2), 77–89.

94 Mehr darüber in: Price, D. (2021). *Laziness Does Not Exist*. New York: Atria Books.

Kapitel 3: Die Anatomie der Maske

1 Hume, K. (2008). »Transition Time: Helping Individuals on the Autism Spectrum Move Successfully from One Activity to Another«. *The Reporter* 13(2), 6–10.

2 Raymaker, Dora M., et al. (2020). »›Having All of Your Internal Resources Exhausted Beyond Measure and Being Left with No Clean-Up Crew‹: Defining Autistic Burnout«. *Autism in Adulthood*, 132–143. http://doi.org/10.1089/aut.2019.0079.

3 Die Annahme, das Leben, die Gefühle, Meinungen und Erfahrungen von Minderjährigen seien weniger wert als die von Erwachsenen, wird als Adultismus bezeichnet. Mehr darüber, was Adultismus ist und wie er die Misshandlung von Minderjährigen beeinflusst, findet sich in: Fletcher, A. (2015). *Facing Adultism*. Olympia, WA: CommonAction.

4 Livingston, L. A., Shah, P. & Happé, F. (2019). »Compensatory strategies below the behavioural surface in autism: A qualitative study«. *Lancet Psychiatry*, 6(9), 766–777.

5 Parish-Morris, J., Lieberman, M. Y., Cieri, C., et al. (2017). »Linguistic camouflage in girls with autism spectrum disorder«. *Molecular Autism*, 8, 48.

6 Livingston, L. A., Colvert, E., Social Relationships Study Team, Bolton, P. & Happé, F. (2019). »Good social skills despite poor theory of mind: Exploring compensation in autism spectrum disorder«. *Journal of Child Psychology and Psychiatry*, 60, 102.

7 Cage, E. & Troxell-Whitman, Z. (2019). »Understanding the reasons, contexts and costs of camouflaging for autistic adults«. *Journal of Autism and Developmental Disorders*, 49, 1899–1911.

8 Lai, M.-C., Lombardo, M. V., Ruigrok, A. N. V., et al. (2017). »Quantifying and exploring camouflaging in men and women with autism«. *Autism*, 21, 690–702.

9 Zablotsky, B., Bramlett, M. & Blumberg, S. J. (2015). »Factors associated with parental ratings of condition severity for children with autism spectrum disorder«. *Disability and Health Journal*, 8(4), 626–634. https://doi.org/10.1016/j.dhjo.2015.03.006.

10 https://sociallyanxiousadvocate.wordpress.com/2015/05/22/why-i-left-aba/.

11 https://autisticadvocacy.org/2019/05/association-for-behavior-analysis-international-endorses-torture/.

12 https://www.nbcnews.com/health/health-care/decades-long-fight-over-electric-shock-treatment-led-fda-ban-n1265546.

13 https://www.nbcnews.com/health/health-care/decades-long-fight-over-electric-shock-treatment-led-fda-ban-n1265546.

14 https://newsone.com/1844825/lillian-gomez-puts-hot-sauce-on-crayons/.

15 Lovaas, O. Ivar. *Teaching Developmentally Disabled Children: The Me Book Paperback*. April 1, 1981, 50, »Hugs.«

16 https://neurodiversityconnects.com/wp-content/uploads/2018/06/PTSD.ABA_.pdf.

17 https://madasbirdsblog.wordpress.com/2017/04/03/i-abused-children-for-a-living/?iframe=true&theme_preview=true.

18 https://southseattleemerald.com/2018/12/05/intersectionality-what-it-means-to-be-autistic-femme-and-black/.

19 Chris' Name und einige Merkmale wurden verändert, um seine Anonymität zu wahren.

20 https://truthout.org/articles/as-an-autistic-femme-i-love-greta-thunbergs-resting-autism-face/.

21 Woods, R. (2017). Exploring how the social model of disability can be reinvigorated for autism: In response to Jonathan Levitt. *Disability & Society*, 32(7), 1090–1095.

Kapitel 4: Die Folgen des Maskings

1 Bellini, S. (2006). »The development of social anxiety in adolescents with autism spectrum disorders«. *Focus on Autism and Other Developmental Disabilities*, 21(3), 138–145.

2 Lawson, R. P., Aylward, J., White, S. & Rees, G. (2015). »A striking reduction of simple loudness adaptation in autism«. *Scientific Reports*, 5(1), 1–7.

3 Takarae, Y. & Sweeney, J. (2017). »Neural hyperexcitability in autism spectrum disorders«. *Brain Sciences*, 7(10), 129.

4 Samson, F.; Mottron, L.; Soulieres, I.; & Zeffiro, T. A. (2012). »Enhanced visual functioning in autism: An ALE meta-analysis«. *Human Brain Mapping*, 33, 1553–1581.

5 Takahashi, H.; Nakahachi, T.; Komatsu, S.; Ogino, K.; Iida, Y.; & Kamio, Y. (2014). »Hyperreactivity to weak acoustic stimuli and prolonged acoustic startle latency in children with autism spectrum disorders«. *Molecular Autism*, 5, 23.

6 Jones, R. S., Quigney, C. & Huws, J. C. (2003). »First-hand accounts of sensory perceptual experiences in autism: A qualitative analysis«. *Journal of Intellectual & Developmental Disability*, 28(2), 112–121.

7 Rothwell, P. E. (2016). »Autism spectrum disorders and drug addiction: Common pathways, common molecules, distinct disorders?«. *Frontiers in Neuroscience*, 10, 20.

8 https://www.theatlantic.com/health/archive/2017/03/autism-and-addiction/518289/.

9 Rothwell, P. E. (2016). »Autism spectrum disorders and drug addiction: Common pathways, common molecules, distinct disorders?«. *Frontiers in Neuroscience*, 10, 20.

10 https://devonprice.medium.c om/the-queens-gambit-and-the-beautifully-messy-future-of-autism-on-tv-36a438f63878.

11 Brosnan, M. & Adams, S. (2020). »The Expectancies and Motivations for Heavy Episodic Drinking of Alcohol in Autistic Adults«. *Autism in Adulthood*, 2(4), 317–324.

12 Flanagan, J. C., Korte, K. J., Killeen, T. K. & Back, S. E. (2016). »Concurrent Treatment of Substance Use and PTSD«. *Current Psychiatry Reports*, 18(8), 70. https://doi.org/10.1007/s11920-016-0709-y.

13 Sze, K. M. & Wood, J. J. (2008). »Enhancing CBT for the treatment of autism spectrum disorders and concurrent anxiety«. *Behavioural and Cognitive Psychotherapy*, 36(4), 403.

14 Helverschou, S. B., Brunvold, A. R. & Arnevik, E. A. (2019). »Treating patients with co-occurring autism spectrum disorder and substance use disorder: A clinical explorative study«. *Substance Abuse: Research and Treatment*, 13, 1178221819843291. Mehr über Modifikationen der KVT (wobei diese Studie enge Grenzen hat, weil nur Kinder untersucht wurden und viele ableistische Annahmen über die sozialen Fähigkeiten von Autist:innen eingeflossen sind) findet sich in: J. J. Wood, A. Drahota, K. Sze, K. Har, A. Chiu & Langer, D. A. (2009). »Cognitive behavioral therapy for anxiety in children with autism spectrum disorders: A randomized, controlled trial«. *Journal of Child Psychology and Psychiatry*, 50: 224–234.

15 https://jessemeadows.medium.com/alcohol-an-autistic-masking-tool-8aff572ca520.

16 Dorian identifiziert sich als *Aspie* und nicht als Autist, weil die Diagnose, die sier im Alter von 24 Jahren erhielt, »Asperger-Syndrom« lautete und nicht »Autismus-Spektrum-Störung«.

17 https://www.youtube.com/watch?v=q8J59KXog1M.

18 Assouline, S. G., Nicpon, M. F. & Doobay, A. (2009). »Profoundly gifted girls and autism spectrum disorder: A psychometric case study comparison«. *Gifted Child Quarterly*, 53(2), 89–105.

19 https://www.youtube.com/watch?v=zZb0taGNLmU.

20 Hobson, H., Westwood, H., Conway, J., McEwen, F. S., Colvert, E., Catmur, C., ... & Happe, F. (2020). »Alexithymia and autism diagnostic assessments: Evidence from twins at genetic risk of autism and adults with anorexia nervosa«. *Research in Autism Spectrum Disorders*, 73, 101531.

21 Wiskerke, J., Stern, H. & Igelström, K. (2018). »Camouflaging of repetitive movements in autistic female and transgender adults«. *BioRxiv*, 412619.

22 Coombs, E., Brosnan, M., Bryant-Waugh, R. & Skevington, S. M. (2011). »An investigation into the relationship between eating disorder psychopathology and autistic symptomatology in a non-clinical sample«. *British Journal of Clinical Psychology*, 50(3), 326–338.

23 Huke, V., Turk, J., Saeidi, S., Kent, A. & Morgan, J. F. (2013). »Autism spectrum disorders in eating disorder populations: A systematic review«. *European Eating Disorders Review*, 21(5), 345–351.

24 Tchanturia, K., Dandil, Y., Li, Z., Smith, K., Leslie, M. & Byford, S. (2020). »A novel approach for autism spectrum condition patients with eating disorders: Analysis of treatment cost-savings«. *European Eating Disorders Review.*

25 Tchanturia, K., Adamson, J., Leppanen, J. & Westwood, H. (2019). »Characteristics of autism spectrum disorder in anorexia nervosa: A naturalistic study in an inpatient treatment programme«. *Autism*, 23(1), 123–130. https://doi.org/10.1177/1362361317722431.

26 Li, Z., Dandil, Y., Toloza, C., Carr, A., Oyeleye, O., Kinnaird, E. & Tchanturia, K. (2020). »Measuring Clinical Efficacy Through the Lens of Audit Data in Different Adult Eating Disorder Treatment Programmes«. *Frontiers in Psychiatry*, 11, 599945. https://doi.org/10.3389/fpsyt.2020.599945.

27 https://www.youtube.com/watch?v=6Her9P4LEEQ.

28 Zalla, T. & Sperduti, M. (2015). »The sense of agency in autism spectrum disorders: A dissociation between prospective and retrospective mechanisms?« *Frontiers in Psychology*, 6, 1278.

29 Zalla, T., Miele, D., Leboyer, M. & Metcalfe, J. (2015). »Metacognition of agency and theory of mind in adults with high functioning autism«. *Consciousness and Cognition*, 31, 126–138. doi:10.1016/j.concog.2014.11.001.

30 Schauder, K. B., Mash, L. E., Bryant, L. K. & Cascio, C. J. (2015). »Interoceptive ability and body awareness in autism spectrum disorder«. *Journal of Experimental Child Psychology*, 131, 193–200. https://doi.org/10.1016/j.jecp.2014.11.002.

31 Schauder, K. B., Mash, L. E., Bryant, L. K. & Cascio, C. J. (2015). »Interoceptive ability and body awareness in autism spectrum disorder«. *Journal of Experimental Child Psychology*, 131, 193–200.

32 https://www.spectrumnews.org/features/deep-dive/unseen-agony-dismantling-autisms-house-of-pain/.

33 https://www.spectrumnews.org/news/people-alexithymia-emotions-mystery/.

34 Poquérusse, J., Pastore, L., Dellantonio, S. & Esposito, G. (2018). »Alexithymia and Autism Spectrum Disorder: A Complex Relationship«. *Frontiers in Psychology*, 9, 1196. https://doi.org/10.3389/fpsyg.2018.01196.

35 https://www.marketwatch.com/story/most-college-grads-with-autism-cant-find-jobs-this-group-is-fixing-that-2017-04-10-5881421/.

36 Ohl, A., Grice Sheff, M., Small, S., Nguyen, J., Paskor, K. & Zanjirian, A. (2017). »Predictors of employment status among adults with Autism Spectrum Disorder«. *Work* 56(2): 345–355. doi:10.3233/WOR-172492. PMID: 28211841.

37 Romualdez, A. M., Heasman, B., Walker, Z., Davies, J. & Remington, A. (2021). »›People Might Understand Me Better‹: Diagnostic Disclosure Experiences of Autistic Individuals in the Workplace«. *Autism in Adulthood*.

38 Baldwin, S., Costley, D. & Warren, A. (2014). »Employment activities and experiences of adults with high-functioning autism and Asperger's disorder«. *Journal of Autism and Developmental Disorders*, 44(10), 2440–2449.

39 Romano, M., Truzoli, R., Osborne, L. A. & Reed, P. (2014). »The relationship between autism quotient, anxiety, and internet addiction«. *Research in Autism Spectrum Disorders*, 8(11), 1521–1526.

40 Mazurek, M. O., Engelhardt, C. R. & Clark, K. E. (2015). »Video games from the perspective of adults with autism spectrum disorder«. *Computers in Human Behavior*, 51, 122–130.

41 Mazurek, M. O. & Engelhardt, C. R. (2013). »Video game use and problem behaviors in boys with autism spectrum disorders«. *Research in Autism Spectrum Disorders*, 7(2), 316–324.

42 Griffiths, S., Allison, C., Kenny, R., Holt, R., Smith, P. & Baron-Cohen, S. (2019). »The vulnerability experiences quotient (VEQ): A study of vulnerability, mental health and life satisfaction in autistic adults«. *Autism Research*, 12(10), 1516–1528.

43 Halperin, D. A. (1982). »Group processes in cult affiliation and recruitment«. *Group*, 6(2), 13–24.

44 https://www.spectrumnews.org/features/deep-dive/radical-online-communities-and-their-toxic-allure-for-autistic-men/.

45 https://medium.com/an-injustice/detransition-as-conversion-therapy-a-survivor-speaks-out-7abd4a9782fa; https://kyschevers.medium.com/tell-amazon-to-stop-selling-pecs-anti-trans-conversion-therapy-book-7a22c308c84d.

46 Lifton, R. J. (2012). »Dr. Robert J. Lifton's eight criteria for thought reform«. Ursprünglich veröffentlicht in *Thought Reform and the Psychology of Totalism*, Kapitel 22 (2. Auflage, Chapel Hill: University of North Carolina Press, 1989) und Kapitel 15 (New York 1987).

47 Deikman, A. J. (1990). *The Wrong Way Home: Uncovering the Patterns of Cult Behavior in American Society*. Boston: Beacon Press.

48 Dawson, L. L. (2006). *Comprehending Cults: The Sociology of New Religious Movements*. Vol. 71. Oxford: Oxford University Press.

49 https://www.huffpost.com/entry/multilevel-marketing-companies-mlms-cults-similarities_l_5d49f8c2e4b09e72973df3d3.

50 Eine Beschreibung missbräuchlicher, ausbeuterischer Muster im Wissenschaftsbetrieb, besonders in Graduiertenprogrammen, findet sich in Karen Kelskeys TedX-Talk »Academia Is a Cult«: https://www.youtube.com/watch?v=ghAhEBH3MDw.

51 Wood, C. & Freeth, M. (2016). »Students' Stereotypes of Autism«. *Journal of Educational Issues*, 2(2), 131–140.

52 Walker, P. (2013). »Complex PTSD: From surviving to thriving: A guide and map for recovering from childhood trauma«. Createspace.

53 http://pete-walker.com/fourFs_TraumaTypologyComplexPTSD.htm?utm_source=yahoo&utm_medium=referral&utm_campaign=in-text-link.

54 Raymaker, D. M., et al. (2020). *Autism in Adulthood*, 2(2): 132–143. http://doi.org/10.1089/aut.2019.0079.

55 https://letsqueerthingsup.com/2019/06/01/fawning-trauma-response/.

56 https://www.healthline.com/health/mental-health/7-subtle-signs-your-trauma-response-is-people-pleasing.

57 https://www.autism-society.org/wp-content/uploads/2014/04/Domestic_Violence___Sexual_Assult_Counselors.pdf.

58 Kulesza, W. M., Cisłak, A., Vallacher, R. R., Nowak, A., Czekiel, M. & Bedynska, S. (2015). »The face of the chameleon: The experience of facial mimicry for the mimicker and the mimickee«. *Journal of Social Psychology*, 155(6), 590–604.

59 https://www.instagram.com/p/B_6IPryBG7k/.

Kapitel 5: Autismus neu denken

1 https://www.spectrumnews.org/opinion/viewpoint/stimming-therapeutic-autistic-people-deserves-acceptance/.

2 Ming, X. Brimacombe, M. & Wagner, G. (2007). »Prevalence of motor impairment in autism spectrum disorders«. *Brain Development*, 29, 565–570.

3 Kurcinka, M. S. (2015). *Raising Your Spirited Child: A Guide for Parents Whose Child Is More Intense, Sensitive, Perceptive, Persistent, and Energetic*. New York: William Morrow.

4 Waltz, M. (2009). »From changelings to crystal children: An examination of ›New Age‹ ideas about autism«. *Journal of Religion, Disability & Health*, 13(2), 114–128.

5 Freedman, B. H., Kalb, L. G., Zablotsky, B. & Stuart, E. A. (2012). »Relationship status among parents of children with autism spectrum disorders: A population-based study«. *Journal of Autism and Developmental Disorders*, 42(4), 539–548.

6 https://www.washingtonpost.com/outlook/toxic-parenting-myths-make-life-harder-for-people-with-autism-that-must-change/2019/02/25/24bd60f6-2f1b-11e9-813a-0ab2f17e305b_story.html.

7 https://www.realsocialskills.org/blog/orders-for-the-noncompliance-is-a-social-skill. Retrieved January 2021.

8 Corrigan, P. W., Rafacz, J. & Rüsch, N. (2011). »Examining a progressive model of self-stigma and its impact on people with serious mental illness«. *Psychiatry Research*, 189(3), 339–343.

9 Siehe Liao, X., Lei, X. & Li, Y. (2019). »Stigma among parents of children with autism: A literature review«. *Asian Journal of Psychiatry*, 45, 88–94. Ich habe nach gründlicher Literaturrecherche zahlreiche Studien zur Reduzierung der Selbststigmatisierung bei Menschen gefunden, die nicht selbst autistisch, sondern nur mit Autist:innen verwandt

sind. Die obige Übersichtsarbeit listet einige wegweisende Studien auf. Zum Zeitpunkt der Niederschrift finde ich keine Artikel zur Reduzierung der Selbststigmatisierung bei Autist:innen selbst.

10 Corrigan, P. W., Kosyluk, K. A. & Rüsch, N. (2013). »Reducing self-stigma by coming out proud«. *American Journal of Public Health*, 103(5), 794–800.

11 Martínez-Hidalgo, M. N., Lorenzo-Sánchez, E., García, J. J. L. & Regadera, J. J. (2018). »Social contact as a strategy for self-stigma reduction in young adults and adolescents with mental health problems«. *Psychiatry Research*, 260, 443–450.

12 Einige Forschungsergebnisse deuten darauf hin, dass autistische Menschen gute Whistleblower sind: Effektive Whistleblower ertragen es, nicht gemocht zu werden, und haben einen starken moralischen Kompass, der nicht durch sozialen Druck beeinflusst wird. Siehe dazu zum Beispiel: Anvari, F., Wenzel, M., Woodyatt, L. & Haslam, S. A. (2019). »The social psychology of whistleblowing: An integrated model«. *Organizational Psychology Review*, 9(1), 41–67.

13 Grove, R., Hoekstra, R. A., Wierda, M. & Begeer, S. (2018). »Special interests and subjective wellbeing in autistic adults«. *Autism Research*, 11(5), 766–775.

14 Dawson, M. »The Misbehaviour of the Behaviourists: Ethical Challenges to the Autism-ABA Industry«. https://www.sentex.ca/~nexus23/naa_aba.html.

15 Grove, R., Hoekstra, R. A., Wierda, M. & Begeer, S. (2018). »Special interests and subjective wellbeing in autistic adults«. *Autism Research*, 11(5), 766–775.

16 Teti, M., Cheak-Zamora, N., Lolli, B. & Maurer-Batjer, A. (2016). »Reframing autism: Young adults with autism share their strengths through photo-stories«. *Journal of Pediatric Nursing*, 31, 619–629.

17 Jordan, C. J. & Caldwell-Harris, C. L. (2012). »Understanding differences in neurotypical and autism spectrum special interests through internet forums«. *Intellectual and Developmental Disabilities*, 50(5), 391–402.

18 Konzept »Special Interest Week« und Hashtag #AutieJoy von Jersey Noah, Prompts von Jersey, mir und vielen anderen autistischen Aktivist:innen, Anleitung von mir.

19 https://poweredbylove.ca/2020/05/08/unmasking/.

20 Tabelle und Anleitung adaptiert von Heather Morgans Übung »Values-Based Integration«.

21 Haruvi-Lamdan, N., Horesh, D., Zohar, S., Kraus, M. & Golan, O. (2020). »Autism spectrum disorder and post-traumatic stress disorder: An unexplored co-occurrence of conditions«. *Autism*, 24(4), 884–898.

22 Fisher, J. (2017). *Healing the Fragmented Selves of Trauma Survivors: Overcoming Internal Self-Alienation*. New York: Taylor & Francis.

Kapitel 6: Sich ein autistisches Leben aufbauen

1 Rose, M. »Principles of Divergent Design, 1A«. https://www.instagram.com/p/CKzZOnrh_Te/.

2 Van de Cruys, S., Van der Hallen, R. & Wagemans, J. (2017). »Disentangling signal and noise in autism spectrum disorder«. *Brain and Cognition*, 112, 78–83.

3 Zazzi, H. & Faragher, R. (2018). »›Visual clutter‹ in the classroom: Voices of students with Autism Spectrum Disorder«. *International Journal of Developmental Disabilities*, 64(3), 212–224.

4 Sofern man es sich leisten kann, denn Minimalismus ist durchaus ein Luxusgut: https://forge.medium.com/minimalism-is-a-luxury-good-4488693708e5.

5 Rose, M. »Principles of Divergent Design, Part 2A«. https://www.instagram.com/p/CK4BHVjhmiR/.

6 White, R. C. & Remington, A. (2019). »Object personification in autism: This paper will be very sad if you don't read it«. *Autism*, 23(4), 1042–1045.

7 Die Unterstützung, die Gegenstände Autist:innen in Stresssituationen bringen können, wird beispielsweise hier besprochen: Taghizadeh, N., Davidson, A., Williams, K. & Story, D. (2015). »Autism spectrum disorder (ASD) and its perioperative management«. *Pediatric Anesthesia*, 25(11), 1076–1084.

8 Luke, L., Clare, I. C., Ring, H., Redley, M. & Watson, P. (2012). »Decision-making difficulties experienced by adults with autism spectrum conditions«. *Autism*, 16(6), 612–621.

9 https://algedra.com.tr/en/blog/importance-of-interior-design-for-autism.

10 https://www.vice.com/en/article/8xk854/fitted-sheets-suck.

11 https://www.discovermagazine.com/health/this-optical-illusion-could-help-to-diagnose-autism.

12 https://www.monster.com/career-advice/article/autism-hiring-initiatives-tech.

13 Baker, E. K. & Richdale, A. L. (2017). »Examining the behavioural sleep-wake rhythm in adults with autism spectrum disorder and no comorbid intellectual disability«. *Journal of Autism and Developmental Disorders*, 47(4), 1207–1222.

14 Galli-Carminati, G. M., Deriaz, N. & Bertschy, G. (2009). »Melatonin in treatment of chronic sleep disorders in adults with autism: A retrospective study«. *Swiss Medical Weekly*, 139(19–20), 293–296.

15 https://www.businessinsider.com/8-hour-workday-may-be-5-hours-too-long-research-suggests-2017-9.

16 Olsson, L. E., Gärling, T., Ettema, D., Friman, M. & Fujii, S. (2013). »Happiness and satisfaction with work commute«. *Social Indicators Research*, 111(1), 255–263.

17 Su, J. (2019). *Working Hard and Work Outcomes: The Relationship of Workaholism and Work Engagement with Job Satisfaction, Burnout, and Work Hours*. Normal: Illinois State University.

18 Sato, K., Kuroda, S. & Owan, H. (2020). »Mental health effects of long work hours, night and weekend work, and short rest periods«. *Social Science & Medicine*, 246, 112774.

19 https://www.instagram.com/_steviewrites/?hl=en.

20 Aday, M. (2011). »Special interests and mental health in autism spectrum disorders (No. D. Psych (C))«. Deakin University.

21 Kapp, S. K., Steward, R., Crane, L., Elliott, D., Elphick, C., Pellicano, E. & Russell, G. (2019). »›People should be allowed to do what they like‹: Autistic adults' views and experiences of stimming«. *Autism*, 23(7), 1782–1792.

22 Rose, M. (2020). »Neuroemergent Time: Making Time Make Sense for ADHD & Autistic People«. Martarose.com.

23 https://twitter.com/roryreckons/status/1361391295571222530.

24 http://unstrangemind.com/autistic-inertia-an-overview/.

25 Autistische Trägheit wird häufig als »gewollt« angesehen. Siehe Donnellan, A. M., Hill, D. A. & Leary, M. R. (2013). »Rethinking autism: Implications of sensory and movement differences for understanding and support«. *Frontiers in Integrative Neuroscience*, 6, 124.

26 https://autistrhi.com/2018/09/28/hacks/.

27 Sedgewick, F., Hill, V., Yates, R., Pickering, L. & Pellicano, E. (2016). »Gender differences in the social motivation and friendship experiences of autistic and non-autistic adolescents«. *Journal of Autism and Developmental Disorders*, 46(4), 1297–1306.

28 http://rebirthgarments.com/radical-visibility-zine.

29 Sasson, N. J., Faso, D. J., Nugent, J., Lovell, S., Kennedy, D. P. & Grossman, R. B. (2017). »Neurotypical Peers are Less Willing to Interact with Those with Autism Based on Thin Slice Judgments«. *Scientific Reports*, 7, 40700. https://doi Notes.

30 McAndrew, F. T. & Koehnke, S. S. (2016). »On the nature of creepiness«. *New Ideas in Psychology*, 43, 10–15.

31 Leander, N. P., Chartrand, T. L. & Bargh, J. A. (2012). »You give me the chills: Embodied reactions to inappropriate amounts of behavioral mimicry«. *Psychological Science*, 23(7), 772–779. Hinweis: Viele von John Barghs Priming-Studien haben in den letzten Jahren Replikationsversuchen nicht standgehalten. Eine Beschreibung eines gescheiterten Versuchs einer verwandten, aber unterschiedlichen Reihe von Temperatur-Priming-Studien findet sich in: Lynott, D., Corker, K. S., Wortman, J., Connell, L., Donnellan, M. B., Lucas, R. E. & O'Brien, K. (2014). »Replication of ›Experiencing physical warmth promotes interpersonal warmth‹ by Williams and Bargh« (2008). *Social Psychology*.

32 Sasson, N. J. & Morrison, K. E. (2019). »First impressions of adults with autism improve with diagnostic disclosure and increased autism knowledge of peers«. *Autism*, 23(1), 50–59.

33 Die YouTuberin Sundiata Smith hat ein Video über natürliche Haarpflege für autistische People of Color erstellt. https://www.youtube.com/watch?v=KjsnIG7kvWg.

34 https://www.instagram.com/postmodernism69/?hl=en.

Kapitel 7: Autistische Beziehungen pflegen

1 Gayol, G. N. (2004). »Codependence: A transgenerational script«. *Transactional Analysis Journal*, 34(4), 312–322.

2 Romualdez, A. M., Heasman, B., Walker, Z., Davies, J. & Remington, A. (2021). »›People Might Understand Me Better‹: Diagnostic Disclosure Experiences of Autistic Individuals in the Workplace«. *Autism in Adulthood*.

3 Sasson, N. J. & Morrison, K. E. (2019). »First impressions of adults with autism improve with diagnostic disclosure and increased autism knowledge of peers«. *Autism*, 23(1), 50–59.

4 https://www.distractify.com/p/jay-will-float-too-tiktok.

5 https://nicole.substack.com/p/a-little-bit-autistic-a-little-bit.

6 Richards, Z. & Hewstone, M. (2001). »Subtyping and subgrouping: Processes for the prevention and promotion of stereotype change«. *Personality and Social Psychology Review*, 5(1), 52–73.

7 https://letsqueerthingsup.com/2019/06/01/fawning-trauma-response/.

8 Martin, K. B., Haltigan, J. D., Ekas, N., Prince, E. B. & Messinger, D. S. (2020). »Attachment security differs by later autism spectrum disorder: A prospective study«. *Developmental Science*, 23(5), e12953.

9 Bastiaansen, J. A., Thioux, M., Nanetti, L., van der Gaag, C., Ketelaars, C., Minderaa, R. & Keysers, C. (2011). »Age-related increase in inferior frontal gyrus activity and social functioning in autism spectrum disorder«. *Biological Psychiatry*, 69(9), 832–838. doi:10.1016/j.biopsych.2010.11.007. Epub 2011 Feb 18. PMID: 21310395.

10 Lever, A. G. & Geurts, H. M. (2016). »Age-related differences in cognition across the adult lifespan in autism spectrum disorder«. *Autism Research*, 9(6), 666–676.

11 Bellini, S. (2006). »The development of social anxiety in adolescents with autism spectrum disorders«. *Focus on Autism and Other Developmental Disabilities*, 21(3), 138–145.

12 Crompton, C. J., Ropar, D., Evans-Williams, C. V., Flynn, E. G. & FletcherWatson, S. (2019). »Autistic peer-to-peer information transfer is highly effective«. *Autism*, 1362361320919286.

13 https://www.jacobinmag.com/2015/05/slow-food-artisanal-natural-preservatives/.

14 https://poweredbylove.ca/2019/08/19/why-everyone-needs-a-personal-mission-statement-and-four-steps-to-get-started-on-your-own/.

15 In Anlehnung an den obigen Blogbeitrag – Fragen und Zitat von Heather R. Morgan; zusätzliche Texte von mir.

16 Silberman, S. (2015). *NeuroTribes: The Legacy of Autism and the Future of Neurodiversity*. New York: Penguin. Kapitel 5: »Princes of the Air«.

17 http://cubmagazine.co.uk/2020/06/autistic-people-the-unspoken-creators-of-our-world/.

18 https://www.wired.com/2015/08/neurotribes-with-steve-silberman/.

19 https://www.cam.ac.uk/research/news/study-of-half-a-million-people-reveals-sex-and-job-predict-how-many-autistic-traits-you-have.

20 https://www.accessliving.org/defending-our-rights/racial-justice/community-emergency-services-and-support-act-cessa/; https://www.nprillinois.org/statehouse/2021-06-02/illinois-begins-to-build-mental-health-emergency-response-system.

21 https://www.imdb.com/title/tt2446192/.

22 Pramaggiore, M. (2015). »The taming of the bronies: Animals, autism and fandom as therapeutic performance«. *Journal of Film and Screen Media*, 9.

23 Autist:innen suchen menschliche Nähe eher nicht in emotionaler Bindung, sondern in gemeinsamem Tun: Orsmond, G. I., Shattuck, P. T., Cooper, B. P., Sterzing, P. R., Anderson, K. A. (2013). »Social participation among young adults with an autism spectrum disorder«. *Journal of Autism and Developmental Disorders*, 43(11), 2710–2719.

24 Crompton, C. J., Hallett, S., Ropar, D., Flynn, E. & Fletcher-Watson, S. (2020). »›I never realised everybody felt as happy as I do when I am around autistic people‹: A thematic analysis of autistic adults' relationships with autistic and neurotypical friends and family«. *Autism*, 24(6), 1438–1448.

25 Cresswell, L., Hinch, R. & Cage, E. (2019). »The experiences of peer relationships amongst autistic adolescents: A systematic review of the qualitative evidence«. *Research in Autism Spectrum Disorders*, 61, 45–60.

26 Eine Übersicht über die Kritikpunkte bezüglich Autism Speaks findet sich hier: https://www.washingtonpost.com/outlook/2020/02/14/biggest-autism-advocacy-group-is-still-failing-too-many-autistic-people/.

Kapitel 8: Eine neurodiverse Welt

1 Der Artikel widmet sich dem berüchtigten Erklärfilm *I Am Autism* von Autism Speaks: http://content.time.com/time/health/article/0,8599,1935959,00.html.

2 Oliver, Michael (1990). *The Politics of Disablement*. London: Macmillan Education.

3 Zur Information darüber, wie Gehörlosen systematisch der Zugang zur Gebärdensprache und zur barrierefreien Schulbildung verweigert wird, empfehle ich: Solomon, A. (2012). *Far from the Tree: Parents, Children and the Search for Identity*. New York: Simon & Schuster.

4 Der Podcast *Fat Outta Hell* berichtet immer wieder darüber, dass die meisten öffentlichen Räume für übergewichtige Menschen unzugänglich sind. So können etwa fest verschraubte Restauranttische dazu führen, dass ihnen ein Aufenthalt unmöglich ist. Das Thema, wie der Ausschluss fettleibiger Menschen aus der Forschung tiefgreifende medizinische Ungleichheit hervorbringt, wird in diesem Artikel in *Nature* behandelt: https://www.nature.com/articles/ejcn201457.

5 Uono, S. & Hietanen, J. K. (2015). »Eye contact perception in the West and East: A cross-cultural study«. *PloS One*, 10(2), e0118094, https://doi.org/10.1371/journal.pone.0118094.

6 Grinker, R. R. (2021). *In Nobody's Normal: How Culture Created the Stigma of Mental Illness*. New York: Norton, 30.

7 Esteller-Cucala, P., Maceda, I., Børglum, A. D., Demontis, D., Faraone, S. V., Cormand, B. & Lao, O. (2020). »Genomic analysis of the natural history of attention-deficit/hyperactivity disorder using Neanderthal and ancient Homo sapiens samples«. *Scientific Reports*, 10(1), 8622. https://doi.org/10.1038/s41598-020-65322-4.

8 Siehe beispielsweise: Shpigler, H. Y., Saul, M. C., Corona, F., Block, L., Ahmed, A. C., Zhao, S. D. & Robinson, G. E. (2017). »Deep evolutionary conservation of autism-related genes«. *Proceedings of the National Academy of Sciences*, 114(36), 9653–9658. Und: Ploeger, A. & Galis, F. (2011). »Evolutionary approaches to autism: An overview and integration«. *McGill Journal of Medicine*: MJM,13(2).

9 Solange die Person »für die Arbeit befähigt« ist. Dies ist eher subjektiv und bietet Raum für Diskriminierung. In vielen Stellenausschreibungen für Positionen, die an sich keine körperliche Arbeit erfordern (z. B. Verwaltungsassistent:in), heißt es dennoch, Bewerber:innen müssten beispielsweise in der Lage sein, schwere Kisten zu heben.

10 https://www.un.org/development/desa/disabilities/disability-laws-and-acts-by-country-area.html.

11 Organisiert von der verstorbenen Marca Bristo, Gründerin von Access Living Chicago. https://news.wttw.com/2019/09/09/disability-rights-community-mourns-loss-pioneer-marca-bristo.

12 https://www.americanbar.org/groups/crsj/publications/human_rights_magazine_home/human_rights_vol34_2007/summer2007/hr_summer07_hero/.

13 https://www.chicagotribune.com/news/ct-xpm-1987-05-27-8702080978-story.html.

14 Auf der Website der Chicago Transit Authority heißt es, dass 71 Prozent aller Stationen »per Aufzug oder Rampe« erreichbar seien. Das »oder« ist hier zu betonen, denn vielerorts gibt es keinen Aufzug und nur Rampen an den Eingängen, weshalb ein Zugang zu den Bahnsteigen nicht möglich ist. Siehe https://wheelchairtravel.org/chicago/public-transportation/.

15 Target und Sobey's gehören zu den bekanntesten Einzelhandelsketten, die sinnesfreundliches Einkaufen anbieten: https://www.consumeraffairs.com/news/target-store-offers-sensory-friendly-shopping-hours-for-customers-with-autism-120916.html; https://strategyonline.ca/2019/12/04/sobeys-rolls-out-sensory-friendly-shopping-nationally/.

16 https://autisticadvocacy.org/wp-content/uploads/2016/06/Autistic-Access-Needs-Notes-on-Accessibility.pdf.

17 http://ada.ashdownarch.com/?page_id=428.

18 Als Überblick darüber, wie sich diese Einstellungen vom Mittelalter bis zur Industrialisierung veränderten, empfehle ich *Madness in Civilization* von Andrew Scull und die ersten drei Kapitel von *Nobody's Normal* von Roy Grinker.

19 Mancini, T., Caricati, L. & Marletta, G. (2018). »Does contact at work extend its influence beyond prejudice? Evidence from healthcare settings«. *Journal of Social Psychology*, 158(2), 173–186.

20 Cameron, L. & Rutland, A. (2006). »Extended contact through story reading in school: Reducing children's prejudice toward the disabled«. *Journal of Social Issues*, 62 (3), 469–488.

21 Kende, J., Phalet, K., Van den Noortgate, W., Kara, A. & Fischer, R. (2018). »Equality revisited: A cultural meta-analysis of intergroup contact and prejudice«. *Social Psychological and Personality Science*, 9 (8), 887–895.

22 Am häufigsten treten Depressionen oder Angstzustände auf. Allerdings sind diese Zahlen angesichts des eingeschränkten Zugangs zu psychosozialer Versorgung mit ziemlicher Sicherheit zu tief angesetzt. https://www.nami.org/mhstats/.

23 https://mhanational.org/issues/2020/mental-health-america-access-care-data#adults_ami_no_treatment.

24 https://mhanational.org/issues/2020/mental-health-america-access-care-data#four.

25 https://www.publicsource.org/is-my-life-worth-1000-a-month-the-reality-of-feeling-undervalued-by-federal-disability-payments/.

26 https://www.specialneedsalliance.org/the-voice/what-happens-when-persons-living-with-disabilities-marry-2/.

27 https://www.ssa.gov/ssi/text-resources-ussi.htm.

28 Der Erwerbsunfähigkeitsrentenanspruch muss alle 6 bis 18 Monate überprüft werden: https://www.ssa.gov/benefits/disability/work.html#:~:text=Reviewing Notes.

29 https://www.vox.com/policy-and-politics/2017/5/30/15712160/basic-income-oecd-aei-replace-welfare-state.

30 Metzl, J. M. (2010). *The Protest Psychosis: How Schizophrenia Became a Black Disease*. Boston: Beacon Press.

31 https://psmag.com/education/america-keeps-criminalizing-autistic-children.

32 Empfängnisverhütung wird Behinderten häufig aufgezwungen: https://www.thedailybeast.com/britney-spears-forced-iud-is-common-in-conservatorships.

Schluss: Integration

1 McAdams, D. & Adler, J. M. »Autobiographical Memory and the Construction of a Narrative Identity: Theory, Research, and Clinical Implications«, in: Maddux, J. E. & Tagney, J. P. (2010). *Social Psychological Foundations of Clinical Psychology*. New York: Guilford Press.

2 Siehe McAdams, D. P., Josselson, R. E. & Lieblich, A. E. (2006*). Identity and Story: Creating Self in Narrative*. Washington, DC: American Psychological Association.

3 Adler, J. M., Kissel, E. C. & McAdams, D. P. (2006). »Emerging from the CAVE: Attributional style and the narrative study of identity in midlife adults«. *Cognitive Therapy and Research*, 30(1), 39–51.

4 McAdams, D. & Adler, J. M. »Autobiographical Memory and the Construction of a Narrative Identity: Theory, Research, and Clinical Implications« in: Maddux, J. E. & Tagney, J. P. (2010). *Social Psychological Foundations of Clinical Psychology*. New York: Guilford Press.

5 Cashin, A., Browne, G., Bradbury, J. & Mulder, A. (2013). »The effectiveness of narrative therapy with young people with autism«. *Journal of Child and Adolescent Psychiatric Nursing*, 26(1), 32–41.

6 Die meisten Untersuchungen zur narrativen Therapie bei Autist:innen befassen sich mit autistischen Kindern oder jungen Erwachsenen. Es gibt die Vermutung, dass narrative Therapie gut für Autist:innen mit hohen verbalen Fähigkeiten geeignet ist, aber möglicherweise nicht für solche, die Informationen nicht in Worten verarbeiten. Mehr dazu in: Falahi, V. & Karimisani, P. (2016). »The effectiveness of Narrative Therapy on improvement of communication and social interaction of children with autism«. *Applied Psychological Research Quarterly*, 7(2), 81–104.

7 https://poweredbylove.ca/2017/11/09/your-values-diagram/.

REGISTER

B

F

G

N

O

P

W

Y

Z

DER AUTOR

Dr. Devon Price ist Sozialpsychologe, Professor, Autor und stolzer Autist. Seine Forschungsergebnisse wurden in Fachzeitschriften wie dem *Journal of Experimental Social Psychology, Personality and Social Psychology Bulletin* und dem *Journal of Positive Psychology* veröffentlicht. Seine Artikel sind in Medien wie der *Financial Times, HuffPost, Los Angeles Times, Business Insider* sowie vielen anderen Medien erschienen. Er lebt in Chicago, wo er als Assistenzprofessor an der School of Continuing and Professional Studies der Loyola University Chicago tätig ist.